Tutte le cose sono belle
e lo diventano ancora di più
quando non abbiamo paura
di conoscerle e provarle.
L'esperienza è la vita con le ali.

Gibson

L. Bertozzi · L. Montanari · I. Mora **(Eds.)**

Architettura delle funzioni

Lo sviluppo neuromotorio del bambino fra normalità e patologia

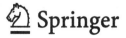 Springer

LUCIA BERTOZZI
Corso di Laurea di Fisioterapista
Università degli Studi di Bologna, sede di Cesena
Via Verzaglia, 7 - Cesena (FC)

LUISA MONTANARI
Corso di Laurea di Fisioterapista
Università degli Studi di Modena-Reggio Emilia, sede di Reggio Emilia
Via Amendola, 2 - Reggio Emilia

ISABELLA MORA
Corso di Laurea di Fisioterapista
Università degli Studi di Parma
Strada del Quartiere, 4 - Parma

Per le figure 24, 25, 50, 55, 58, 59, 61, 62, 83, 84, 86: © Comune di Reggio Emilia – Nidi e Scuole dell'Infanzia

Springer fa parte di Springer Science+Business Media

springer.com

© Springer-Verlag Italia, Milano 2002 – Ristampa senza modifiche settembre 2007 - 2011 - 2012

ISBN 978-88-470-0171-8

Progetto grafico della copertina: Simona Colombo, Milano
Fotocomposizione e impaginazione: Cerri e Galassi snc, Monte Cremasco (CR)
Stampa: Arti Grafiche Nidasio, Assago (MI)

Springer-Verlag Italia S.r.l., Via Decembrio 28, I-20137 Milano

Prefazione

Nella preparazione e nel mestiere di chi si occupa del recupero delle funzioni adattive in età evolutiva, lo sviluppo del bambino sano costituisce un insostituibile modello teorico di riferimento dal quale bisogna tuttavia sapersi opportunamente allontanare per riuscire ad essere riabilitatori onesti. È infatti sostanziale decidere, da subito, se compito della riabilitazione debba essere quello di *sostituire* nel bambino leso le condotte motorie patologiche con modalità desunte dal repertorio della normalità o piuttosto quello di *guidare* verso le soluzioni più favorevoli l'organizzazione delle funzioni deficitarie, accettandone in ogni caso la diversità ed i limiti e senza voler imporre ad ogni costo la copiatura di irraggiungibili modelli normali. Di qui il bisogno di continuare a studiare la normalità per capire meglio la patologia, nell'interesse dichiarato di andare oltre a comprendere come e perché, nonostante la lesione, il sistema nervoso del paziente continui a cercare e a trovare soluzioni idonee al bisogno interiore di adattare il mondo ai propri bisogni e desideri e alla necessità esteriore di adattare se stesso ai meccanismi ed alle regole del mondo. La frontiera fra normalità e patologia, come ogni linea di confine, permette di separare e distinguere meglio cosa sta da una parte e dall'altra ma rappresenta altrettanto il luogo dell'incontro e del confronto che avvicina sponde a volte distanti come le culture e le discipline di chi si interessa dello sviluppo del bambino sano e di chi si dedica invece a quello del bambino disabile.

Questo libro, scritto da fisioterapiste con grande esperienza di trattamento della patologia, ci aiuta ad apprezzare la normalità ed aiuta chi abitualmente si occupa di normalità a capire qualcosa dei molti perché dello sviluppo del bambino patologico. Lo spirito è quello di offrirci un materiale di lavoro abbastanza originale da farci ripensare a quanto apparentemente è già sotto gli occhi di tutti, abbastanza specifico da risultare immediatamente spendibile sia nell'ambito della educazione che in quello della rieducazione, abbastanza interessante da stimolare ulteriori approfondimenti, conferme e revisioni, in ogni caso profondamente onesto, prima di tutto verso il bambino, normale e patologico, e poi verso una disciplina, la riabilitazione dell'età evolutiva, che afflitta da troppi integralismi dettati da un mal conosciuto sviluppo del bambino sano, fatica ancora a diventare scienza.

ADRIANO FERRARI

Ringraziamenti

Si ringraziano:

– gli studenti dei Corsi di Diploma Universitario di Fisioterapista delle Università di Bologna, Modena-Reggio Emilia e Parma che ci hanno dato l'occasione di sistematizzare il materiale d'insegnamento e quello raccolto negli anni di esercizio della nostra professione per finalizzarlo ad una pubblicazione;
– i bambini degli Asili Nido e delle Scuole dell'Infanzia di Parma, Campegine, Reggio Emilia e i bambini seguiti nei Servizi di Riabilitazione Infantile per essere stati gli attori reali (foto) e virtuali (contenuti) del nostro lavoro;
– tutti i professionisti con cui abbiamo condiviso parti del nostro cammino di riabilitatori.

Si ringraziano inoltre la Direzione Nidi e Scuole dell'Infanzia e il Centro Documentazione e Ricerca Educativa del Comune di Reggio Emilia per aver gentilmente concesso l'uso delle immagini, e in particolare i fotografi del Nido "Belelli" M. Ruozzi e E. Paglia, del Nido "Arcobaleno" G. Campani, E. Sargenti e del Nido "Panda" L. Costi.

Indice

SEZIONE II
Esigenza e funzione

SEZIONE III
Sviluppo delle esigenze del bambino che cresce

SEZIONE IV
Luogo, gioco e ausili: elementi importanti nello sviluppo del bambino

Capitolo 17 Come soddisfare la funzione con l'aiuto degli ausili   220

A. Bartonek

Elenco degli autori

ALY MONIKA
Ambulatorium E. Pikler
Grunewaldstr. 82
10823 Berlin – Germany

BARTONEK ÅSA
Astrid Lindgren Hospital
Karolinska Hospital
171 76 Stockholm – Sweden

BERTOZZI LUCIA
Corso di Laurea di Fisioterapista
Università di Bologna – Sede di Cesena
Via Verzaglia 7
Cesena (FC)

BORGHINI SUSANNA
Azienda Unità Sanitaria Locale di Parma
Distretto Parma Città
Dipartimento Cure Primarie
Sezione Medicina Riabilitativa –
Età Evolutiva
Via Rimondi 8
Parma

FAGANDINI PIR GIUSEPPINA
Arcispedale S. Maria Nuova
Dipartimento Maternità e Infanzia
Viale Risorgimento 80
Reggio Emilia

FERRARI ADRIANO
Arcispedale S. Maria Nuova
U.O. di Riabilitazione Infantile 3° livello
Viale Risorgimento 80
Reggio Emilia

GHEDIN NATALINA
Servizio di Neuropsichiatria
Infantile
Ospedale di Castelfranco Veneto –
ASL 8
Via Forestuzzo
Asolo (Treviso)

MATELLI MASSIMO
Istituto di Fisiologia Umana
Università degli Studi di Parma
Plesso Biotecnologico
Via Volturno 39
Parma

MONTANARI LUISA
Corso di Laurea di Fisioterapista
Università degli studi di Modena-
Reggio Emilia
Sede di Reggio Emilia
Via Amendola 2
Reggio Emilia

Mora Isabella
Corso di Lurea di Fisioterapista
Università degli Studi di Parma
Strada del Quartiere 4
Parma

PIACENTINI MARIA A.
Scuola Materna di Campegine-
Caprara
Via Quattro Novembre
Campegine (Reggio Emilia)

Rullo Katiuscia
Arcispedale S. Maria Nuova
Servizio di Rieducazione Funzionale
Viale Risorgimento 80
Reggio Emilia

Sassatelli Federica
Servisio di Neuropsichiatria
Azienda Unità Sanitaria Locale
Via Martiri della Libertà 14
Scandiano (Reggio Emilia)

Obiettivi e scopi del lavoro

L'architettura delle funzioni - Lo sviluppo motorio del bambino tra normalità e patologia nasce come primo tentativo di dare una risposta alla domanda: "la conoscenza dell'evoluzione del bambino fa parte del *core curriculum* del fisioterapista?". In caso affermativo quali suggerimenti trarre da questa conoscenza, al fine riabilitativo del bambino e dell'adulto?

Questa esigenza è viva nell'ambito della formazione dei fisioterapisti, ma altrettanto forte sorge dal mondo degli operatori della riabilitazione.

La necessità didattica dei Corsi di Laurea di Fisioterapista di soddisfare il quesito posto, è legata alla trasformazione culturale in corso, che prevede l'individuazione di attività *caratterizzanti* la professione, che dovrà costituire il cuore della formazione.

Il lavoro che segue tenterà di individuare, nell'ambito della riabilitazione infantile, quali sono i *saperi* indispensabili alla dimensione cognitivo-professionale dello studente e quali sono gli insegnamenti che costituiranno gli strumenti concettuali e metodologici per raggiungere una *dotazione* necessaria per realizzare un trattamento riabilitativo. Questo libro ambisce ad individuare le conoscenze indispensabili alla costruzione della funzione e conseguentemente a fornire allo studente l'abilità di scoprire e formulare problemi, l'abilità di organizzare e trattare le informazioni riguardanti il problema, l'abilità di trovare idee e valutarle in relazione allo sviluppo del bambino sano e a quello patologico.

Nel campo della riabilitazione si è sempre guardato con grande interesse allo sviluppo motorio, in quanto questo ha sempre costituito un modello primario nella costruzione degli obiettivi di trattamento del bambino con Paralisi Cerebrale Infantile e a volte anche dell'adulto con patologia neurologica.

In passato, si pensava di dover sostituire il movimento normale agli schemi patologici. Nel momento in cui si è capito che la paralisi cerebrale infantile non era di per sé modificabile, tutti i metodi, che prevedevano l'inibizione del movimento patologico e la successiva introduzione dei movimenti *cosiddetti* normali, incominciarono ad essere messi in discussione.

Negli anni '80 si è diffusa fra i fisioterapisti la necessità di conoscere la grande variabilità della *normalità* e da ciò sono nati spazi in cui lo stesso terapista acquisisce un grosso patrimonio di conoscenza tramite l'osservazione di bambini sani.

Per lo stesso motivo, nella stessa epoca è stato introdotto in molte scuole regionali per Terapisti della Riabilitazione il tirocinio negli asili nido. Tali esperienze si sono rivelate utili, in quanto hanno stimolato la capacità di *osservazione* di fisioterapisti e studenti, caratteristica peculiare della professione stessa, ma non si sono mostrate di grande utilità nell'applicazione pratica in campo patologico, anzi spesso sono fuorvianti. L'incontro con la *normalità* ha dato la possibilità di scoprire come l'individuo bambino si sviluppa, cresce adattandosi all'ambiente, manifestando esigenze, trovando soluzioni in un andirivieni continuo di proposte-risposte che lo fanno diventare unico e irripetibile.

Inizialmente questo osservatorio pareva utile per fornire un modello da riprodurre o imitare, suggeriva modalità di approccio da mettere in atto e tutto ciò faceva sentire sicuri ed adeguati i terapisti nei trattamenti.

Pian piano la consapevolezza che questa fosse la base per potersi cimentare sulla paralisi si è fatta più debole e si sono delineati due percorsi: uno di rifornimento di normalità utile ad un terapista per allenarsi a scoprire e a leggere ciò che si vede da vari punti di vista (motorio, cognitivo, relazionale) e l'altro di scoperta della patologia, della storia naturale delle diverse forme, delle sue regole e del gioco che si muove in parallelo e non in sovrapposizione con la normalità.

Essere osservatori e sapersi mantenere attenti e curiosi ai processi caratterizzanti la vita dell'individuo sano, rimane comunque un ingrediente fondamentale nella formazione dello studente e in quella permanente del terapista. Deve essere perciò affiancato dall'analisi delle diverse forme cliniche e dallo studio di ciò che si può modificare e non, nelle loro storie naturali.

Si sottolinea quindi l'importanza delle due competenze che contraddistinguono i fisioterapisti, ovvero quella di saper osservare e quella di capire le regole che sottendono all'organizzazione motoria del bambino con paralisi cerebrale infantile in relazione alle sue esigenze.

Il Presidio Regionale per le disabilità infantili di Reggio Emilia, rappresenta da questo punto di vista una risorsa importante come *osservatorio* delle varie forme di paralisi cerebrale infantile, in quanto esamina bambini provenienti da tutta la regione Emilia Romagna e da tutta Italia. Gran parte delle esemplificazioni di questo lavoro provengono da questo scenario.

È importante quindi imparare la *normalità*, ma è più importante *imparare* la patologia, nel senso di osservarla e catalogarla. Conoscere la storia naturale delle diverse forme cliniche è utile per acquisire competenza rispetto alla prognosi e alla evoluzione, senza tralasciare la conoscenza delle variabili psichiche, emotive e cognitive, che condizionano tale evoluzione.

Questo libro vuole proporre a fisioterapisti e studenti un'analisi dello sviluppo motorio che va in questa direzione. Non intende creare un modello di riferimento da copiare, ma vuole sviluppare un confronto tra normalità e patologia non tanto rispetto alle tappe di sviluppo, ma alle *esigenze* che appartengono in eguale misura sia al bambino sano che al bambino patologico.

In ogni capitolo, rispetto all'*esigenza* considerata, si evidenzieranno alcune esemplificazioni di possibili soluzioni per la facilitazione della *funzione*, sia dal punto di vista fisioterapico, che da quello degli ausili.

Per concludere questa breve introduzione, si vuole sottolineare che il lavoro che segue non intende essere né un manuale, né un protocollo di lavoro; *racchiude appunti di viaggio, tracce, occasioni di ripensamento* e *spunti per l'attività di tutti i giorni del fisioterapista*, che nascono dall'esperienza di tanti anni di lavoro a contatto con bambini e adulti disabili e con i bisogni formativi di studenti e operatori.

Lo sviluppo del bambino secondo le varie scuole di pensiero

Introduzione

Parlare dello sviluppo neuromotorio del bambino significa parlare di lui in tutta la sua essenza, parlare di un essere completo, di un individuo con una personalità ben determinata; significa, quindi, definire come è, come agisce, quali competenze, quali percezioni, quali pensieri ha, come cambia e perché.

Vuol dire osservarlo ed ascoltarlo, analizzarlo, interpretarlo, giudicarlo, ma per fare questo quali sono i criteri e quali sono i modelli di riferimento che si possono considerare? Si può esprimere un giudizio senza principi e senza schemi di riferimento? Si può valutare un bambino con occhi adulti?

E se giudicare vuol dire dare valore, quale valore hanno dato la storia, la cultura, la pittura, la religione all'infanzia e al bambino, al suo essere e al suo modo di agire?

Nei capitoli che seguono tratteremo di come il bambino sia stato visto, valutato ed osservato e come sia stato, di volta in volta, rapportato all'adulto (modello adultocentrico - cap. 1), agli animali (modello etologico - cap. 2), alla maggioranza dei bambini (modello statistico - cap. 3), alle sue esigenze (modello analitico - cap. 4).

Il viaggio attraverso questi punti di vista ci darà qualche indicazione utile a non perpetuare errori e a non ripetere discriminazioni, affinché l'osservazione sia coerente ed obiettiva, libera da pregiudizi e, perché no, di stimolo alla promozione di nuove idee.

Capitolo 1
Modello adultocentrico

Lucia Bertozzi, Luisa Montanari, Isabella Mora

Premessa

Da sempre il bambino è stato visto come un piccolo uomo e pertanto un essere *meno* importante. In diverse lingue si usa dire è *roba da bambini* ogni qualvolta si vuole definire poca cosa.

In particolare prima dell'epoca moderna il bambino esisteva solo in funzione dell'uomo che doveva diventare, non aveva una connotazione propria, una propria identità.

Tale assenza di valore è stata legata ed indotta nel passato, probabilmente, dall'alta mortalità infantile: non si investiva affettivamente, culturalmente e scientificamente verso questa epoca troppo vulnerabile.

Nella storia, nell'arte e nella letteratura l'immagine dell'infanzia evolve in diversi modi, si alternano momenti di assenza di ogni rappresentazione di essa, con momenti di scoperta, di mitizzazione e di successiva perdita.

In ogni caso l'infanzia è pur sempre considerata un'epoca incompleta, una età della vita caratterizzata da una assenza della voce (dal latino infante = colui che non parla) pertanto una condizione neutrale; è un'epoca di mancanza di qualcosa che ancora non è, ma che diverrà, inizio di una storia che vive di attese e che è isolata dai suoi esiti; è un periodo di transizione di cui è facile perderne il ricordo.

I giorni nostri pur definendosi *puer-centrici* hanno trasformato il rapporto adulto/bambino in una costante pedagogica. Tutto viene concepito come educazione e come insegnamento, ma a senso unico, da coloro che hanno esperienza verso coloro che non ne hanno. Si riduce così per il bambino il comportamento spontaneo, il tempo del libero gioco, il fare tanto per fare, il dare ed avere senza fini e senza una immediata utilità, mentre aumentano i momenti organizzati. Pertanto l'infanzia, intesa come epoca di gioco sta scomparendo, sta diventando un'epoca breve interrotta e misurata, sembra quasi diventata una prerogativa del solo bambino disabile, al quale viceversa è consentito protrarla all'infinito.

Il bambino nella storia e nella religione

La storia è stata per diverso tempo la narrazione orale e scritta di grandi avvenimenti, di gesta ed imprese in cui le trame di vita delle classi marginali sono oscurate da quelle dei ceti dominanti. L'infanzia nella sua condizione afona è stata a lungo assente; solo con discipline come l'antropologia, la psicopedagogia, e la sociologia ne è emersa una definizione ed una sua descrizione. In ogni caso però, ogni rappresentazione pecca di una grande imprecisione: è scritta da adulti ed è pertanto una visione non oggettiva, ma sempre interpretata e riferita all'adulto.

Le prime ricerche storiografiche vengono svolte negli anni *sessanta* e i testi di riferimento sono le opere di Ph. Ariès, di D. Hunt, di Pinchbeck e M. Hewitt, di L. De Mause, di L.A. Pollok, la rivista *Annales*, mentre in Italia il primo testo importante è *La scoperta dell'infanzia* di L.Trisciussi.

Dalle opere citate emerge che la storia ha visto l'evoluzione del modo di vedere e pensare il bambino. Nelle culture primitive e nel mondo classico, nonostante il bambino abbia un suo ruolo sociale ed un coinvolgimento reale nella vita collettiva, egli viene considerato in una età transitoria e quindi imperfetta, che è spesso interessata da processi di *adultizzazione* precoce come nelle cerimonie di iniziazione che riguardano le armi o il sesso.

Nel cristianesimo primitivo c'è un ampio riconoscimento del valore dell'infanzia che ritroviamo anche nel rituale della chiesa e nelle immagini religiose e nella vita (presenza di sepolcri infantili nelle catacombe). In seguito, con l'editto di Costantino e la fusione del cristianesimo con la società romana, si assiste tuttavia ad un tramonto di questa idea dell'infanzia.

È soprattutto con il Medioevo che viene svalutata l'idea dell'infanzia, nella società e nella cultura riemergono le immagini antiche che sminuiscono il bambino e che lo vedono un soggetto in preda al peccato originale, esposto al male e quindi individuo da controllare, da punire e da correggere.

Nasce così quell'ideologia dell'infanzia che la inquadra in una concezione complessiva e unificante del mondo, dove tutto è riferito all'uomo adulto e sano; tutto ciò che si discosta ed è diverso, è da negare, da modificare e da correggere perché sia riportato al modello di riferimento.

Inoltre, come sostiene Postman, "il Medioevo non aveva bisogno dell'idea dell'infanzia"[1] per la prevalenza della cultura orale che assimilava e riportava tutti alla stessa dimensione sociale.

L'infanzia "è da lodarsi più per quanto lascia sperare che per quanto è"[2] dicono gli scritti del tempo.

Possiamo parlare di miopia culturale, di negazione ed incapacità da parte dell'adulto dell'epoca di vedere il bambino in una prospettiva storica e scientifica.

Tra il milleseicento e la nostra epoca assistiamo ad una evoluzione dell'idea "del sentimento dell'infanzia"[3], come la definisce Aries, assistiamo ad una scoperta, una crescita, un'espansione, poi un declino e una sua trasformazione. In quest'epoca il modello adultocentrico solo apparentemente si capovolge e raggiunge i suoi opposti in quanto il bambino viene visto come l'essere incorrotto e virtuoso che l'adulto dovrebbe imitare e verso il quale dovrebbe tendere.

Con l'invenzione della stampa e quindi con la diffusione del sapere, si inizia a porre più attenzione al bambino, nascono le prime scuole che prepareranno il

---

[1] Postman N (1984) *La scomparsa dell'infanzia (Ecologia delle età della vita)*. Armando, Roma, p 53.
[2] Cola S (1961) *Girolamo Lettera a Furia*, LIV, 12, in Le Lettere. (a cura di) Città Nova, Roma.
[3] Aries P (1999) *Padri e figli nell'Europa medievale e moderna*. Laterza, Roma.

suo ingresso nell'età adulta, in cui esisterà come individuo e avrà un proprio *status giuridico* riconosciuto.

"L'età moderna, possiamo dire, ha creato l'infanzia e ne ha diffuso la coscienza presso i vari ceti sociali, anche se poi ne ha avviato l'erosione e la tendenziale scomparsa"[4].

Nasce l'identità del bambino come essere sociale, che ben presto però induce ad una idealizzazione di esso e a mitizzazioni che si allontaneranno ancora una volta da una osservazione oggettiva e da uno studio scientifico.

Il XX secolo è stato definito il *secolo del fanciullo* e in maniera lenta e progressiva vengono riconosciute al bambino esperienze proprie, bisogni fisici, psichici, culturali e politici; il bambino diventa un cittadino del mondo a pieno titolo.

Ma il Modello adultocentrico si riaffaccia ai nostri giorni tramite l'ossessione che i mass-media trasmettono: un bambino falso ed ideologico:

"Sempre più preziosi in una società che di loro non vuole più saperne, mettendone al mondo sempre meno, e che contemporaneamente li glorifica, li pone al centro di tutto, impone loro il compito di rendere felici gli adulti, di rassicurarli, di dare un senso al futuro, oggi così incerto e oscuro"[5].

Nella società contemporanea la pubblicità ci mostra in particolare un bambino familiarizzato, contento, curato e protetto; soddisfatto se vestito, nutrito, accudito con il prodotto che la pubblicità suggerisce (Fig. 1).

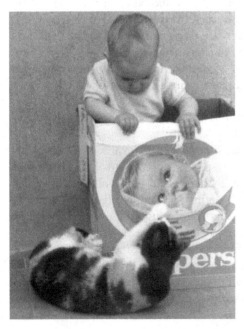

Figura 1 Il bambino e la pubblicità

[4] Trisciuzzi L, Cambi F (1989) *L'infanzia nella società moderna*. Editori Riuniti, Roma, p 33.
[5] Aspesi N (31 marzo 1987) *Quei bambini sono finti*. In la Repubblica.

Ancora una volta il corpo del bambino, come più volte nella storia, viene visto come una proiezione di quello dell'adulto, uno specchio dove l'adulto stesso possa vedersi e compiacersi.

La pubblicità ci mostra il bambino secondo il modello consumistico, lo *adultizza* o lo mostra indifeso rispetto ai desideri dell'adulto.

L'immagine del bambino è ancora priva di autonomia, è come gli adulti la desiderano, dipendente, tranquilla, senza angosce e problemi, senza diversificazioni.

"Viene mostrato come oggi, nonostante vi sia un notevole interesse verso l'infanzia, tale interesse sia rivolto ancor più all'organizzazione del divenire, ovvero alle modalità attraverso le quali il bambino diventerà produttivo, piuttosto che al suo essere"[6].

Nella religione assistiamo a fenomeni di *adultizzazione* precoce, come è possibile notare in alcuni passi del Vangelo. Può essere significativo l'episodio di Gesù al tempio: a dodici anni Gesù rimase per tre giorni nel tempio di Gerusalemme a parlare con i dottori, all'insaputa dei genitori.

Quando gli stessi lo trovarono e gli chiesero spiegazioni Gesù rispose: "Perché mi cercavate? Non sapevate che io debbo occuparmi delle cose del Padre mio?"[7].

Un altro esempio di questo fenomeno nella religione cattolica è quello dei cosiddetti *santi bambini* come Bernardette di Lourdes e i pastorelli di Fatima.

Anche nella religione Buddista possiamo trovare esempi di attribuzione di alta responsabilità e elevati compiti morali a bambini: il sacerdote supremo tibetano, il Dalai-Lama, viene scelto ed investito in questo ruolo ancora fanciullo.

Il bambino nell'arte

Così come nella storia anche nell'arte ci sono lunghi periodi di negazione, di indifferenza nei confronti dell'infanzia sia biologica che sociale.

Il bambino compare, in maniera se pur limitata, nel periodo 4000-3000 a.C. nella pittura e scultura Egiziana e Caldaica, dove viene raffigurato come un adulto di proporzioni più piccole.

L'arte per questi popoli non è fine a se stessa, ma è l'espressione del bisogno di adorazione e di commemorazione di dei e defunti; pertanto il bambino è rappresentato in qualità di figlio degli stessi re o dei. Per questo motivo le sue sembianze si allontanano da quelle reali e riproducono quelle di un adulto per non sminuire un ruolo così elevato.

Per i Greci l'arte ha lo scopo di divertire e commuovere gli uomini e non di accontentare dei e defunti. Il fanciullo viene perciò ritratto come amorino, angioletto, bambino Gesù, o principino per far leva sui sentimenti che tali raffigurazioni possono produrre.

---

[6] Censi A (1996) *La costruzione sociale dell'infanzia*. Franco Angeli, Milano.
[7] (Luca 2, 41-50).

Ritroviamo il bambino nell'arte sacra, ma prima del milletrecento le immagini tradizionali del bambino Gesù ne mettevano in evidenza la natura divina raffigurandolo come un uomo in miniatura.

L'arte cristiana trasfigura, infatti, la realtà fisica e naturale nella direzione di un linguaggio simbolico allusivo delle realtà spirituali.

In questa visione il bambino, per poter raffigurare Gesù, viene sostituito con una immagine di bambino-adulto molto semplificata ed impersonale.

Spesso in questa iconografia il bambino eleva la mano con un gesto benedicente, rafforzando così la sua natura divina e il suo distacco dall'età infantile (Fig. 2).

Solo dopo il milletrecento sono frequenti le figurazioni in cui il bambino ha atteggiamenti tipici dell'infanzia come il succhiare il seno, il dormire e il giocare.

Dopo il millequattrocento si ha un'attenzione maggiore verso i caratteri specifici dell'età infantile.

Il bambino viene ritratto nella sua naturalezza e nella sua diversità anche se ancora non ha un ruolo centrale nella pittura, ancora satura di idealismo e centrata su temi religiosi, mitologici e storici.

Spetta al milleseicento l'inizio di una riproduzione dell'infanzia polimorfa e

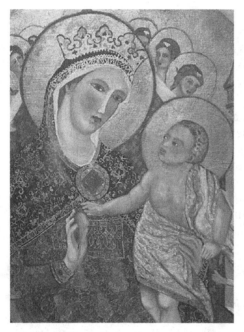

Figura 2 Particolare, Madonna e Bambino – L Bertozzi

complessa, descrivendone un modello culturale, scoprendone l'immagine e soprattutto l'idea di essa che ha l'adulto.

Nel millesettecento fioriscono le rappresentazioni del fanciullo.

Il bambino viene utilizzato nelle scenografie d'ambiente del naturalismo come pastorello, contadino o pescatore, nelle scenografie con valenza realistica del verismo, come l'emblema della povertà e del degrado.

Accanto a questa arte celebrativa che segnala una mitizzazione dell'infanzia, in Giappone con una stampa di Utamaro, che fa parte di un gruppo di artisti post-impressionisti, si creano le premesse di un nuovo tipo di raffigurazione del bambino come *l'antigrazioso* che sarà accolto anche da altri artisti come Rousseau e Klee.

Nel mondo incantato dell'arte moderna le rappresentazioni del bambino si fanno rare, non è più elemento ricorrente, ma diventa un tutt'uno con la sensibilità del singolo artista e da ciò nascono riproduzioni che ricordano le immagini del passato di bambino-adulto o di un adulto in miniatura come in Leger o in Chagall, o le immagini di bambini avvizziti quasi invecchiati come in Kokoscka o ritratti che fanno emergere il sentimento della malinconia dell'infanzia come in Modigliani, quasi a testimonianza che l'infanzia sta scomparendo.

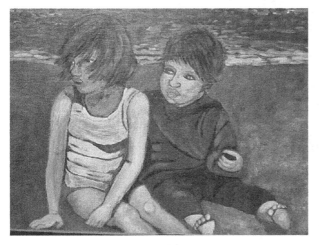

Figura 3 Bambini sulla spiaggia – L Bertozzi

Il bambino nella letteratura

Il bambino diventa protagonista della letteratura solo dopo l'ottocento.

In questo periodo viene evidenziata la natura estetica dell'infanzia utilizzata per portare una carica di novità e per suscitare sentimenti caritatevoli nei lettori.

È oggetto di rappresentazione il bambino campagnolo, sporco malmesso, in tristi condizioni, ma sempre *angelicato* in una condizione sociale che viene quasi sempre riscattata.

Dall'altro viene descritto un bambino terribile, indomabile crudele soprattutto con gli adulti, che viene sempre corretto con pesantissime punizioni esemplari, filone che ha inizio con *Pierino Porcospino* (1847) di Heinrich Hoffman. Entrambe le visioni riproducono l'infanzia in modo incompleto e deformato e unidirezionale: dall'adulto per l'adulto borghese dell'epoca. Un'inversione di tendenza la incontriamo tra l'otto e il novecento, dove fioriscono le descrizioni decadenti dell'infanzia. Giovanni Pascoli nel *Fanciullino* vede nel bambino l'innocenza perduta e il luogo di regressione, Rainer Maria Rilke nelle *Elegie duinesi* lo interpreta come il luogo della nostalgia; Thomas Mann nei *Buddenbrook* come una età di tormento. Segue un periodo in cui l'infanzia è mitizzata, utilizzata e sfruttata per fini letterari.

"Questo mito dell'infanzia tocca il culmine per estensione e per intensità proprio nel novecento. In letteratura il richiamo alle esperienze infantili diviene determinante. Si sviluppano i romanzi d'infanzia "[8].

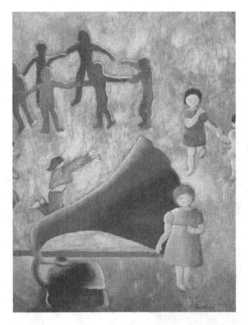

Figura 4 Il sogno – L Bertozzi

---

[8] Trisciuzzi L, Cambi F (1989) *L'infanzia nella società moderna*. Editori Riuniti, Roma.

L'infanzia nella letteratura moderna ha un ruolo importante per orientare la ricerca dello scrittore, diventa per esso un andare verso le origini, un modo per afferrare parte della sua identità.

Nascono così le opere di Marcel Proust dove il ritorno all'infanzia diviene un'esperienza indispensabile per compiere la ricerca del tempo perduto, *L'Isola di Arturo* di Elsa Morante e *L'Agostino* di Alberto Moravia, dove si respira il passaggio traumatico tra infanzia e maturità, *La Storia* di Elsa Morante, dove il bambino rappresenta la vittima inconsapevole della storia e per questo simbolo di purezza e di autenticità.

Ma tutto questo cosa ci dice del bambino? Rimane sempre il dubbio che non vi sia una vera soggettività in ogni osservazione ed interpretazione, ma sia sempre una omologazione al mondo adulto e una visione comunque adultocentrica.

Oggi infine, non mancano gli esempi in cui i bambini sono descritti nella loro condizione di adultizzazione precoce "Sono diventati fluorescenti hanno scarpe da ginnastica che luccicano quando loro schizzano via nella notte, i walkman gli fanno teste da mosche e sordità da vecchietti, parkinsoneggiano come veri roker, accorciano zazzere e gonne nella speranza di allungarsi, mangiano granaglie a colazione e rancio yankee a mezzogiorno, smadonnano come a noi era proibito fare e si sparano film che a noi era vietato vedere"[9].

Il bambino nella medicina

I riferimenti alla pediatria prima dell'ottocento sono scarsi.

Qualche notizia proviene da popoli antichi quali i Sumeri e gli Assiro-Babilonesi.

Sorano di Efeso (medico vissuto all'epoca dell'imperatore Traiano) parla di problemi di alimentazione e di igiene dei neonati, dà indicazione di come lavarli, fasciarli e svezzarli.

I medici arabi Rhazès (865-923) e Avicenna (980-1037) nei loro scritti dedicano attenzione alla medicina del bambino.

Ma a parte qualche esempio isolato, l'assistenza al bambino malato fino ai primi del milleottocento non è distinta da quella dell'adulto, ogni intervento e provvedimento viene eseguito utilizzando gli stessi parametri, anche se su scala ridotta.

Inoltre non sempre ed ovunque è diffusa l'abitudine di curare il bambino malato, infatti si legge in L. Trisciuzzi che il governo Austro-Ungarico aveva dovuto promulgare nel 1804 un editto che prevedeva punizioni nei confronti di chi non portava i bambini ammalati dal medico.

L'illuminismo, come già emerso dai paragrafi precedenti, portando l'attenzione verso il bambino, che, comunque, vive ancora in condizioni socio economiche ed igieniche sfavorevoli (nel trentennio 1860-1890 il 47% dei morti in Italia ha età inferiore ai cinque anni) crea le premesse per l'avvio di una adeguata assistenza medica all'infanzia.

---

[9] Pennac D (1998) *Signori bambini*. Canguri/Feltrinelli, Milano.

Nel 1802 viene aperto a Parigi il primo ospedale del mondo per bambini: *L'Hôpital des Enfants malades* con una capienza di 300 letti.

Poco dopo dalla ostetricia, che fino ad allora si era occupata delle affezioni del neonato e dalla medicina generale che prendeva in cura il bambino allo stesso modo dell'adulto, nasce la pediatria come disciplina specialistica. Negli ultimi decenni del milleottocento vengono istituite le prime cattedre universitarie e successivamente si sviluppano le scuole di specializzazione.

Fioriscono in questa epoca testi e lavori specifici e dettagliati.

Nascono inoltre due superspecializzazioni della pediatria: la neonatologia e la perinatologia. La prima si occupa della salute neonato e la seconda del feto.

Ma anche con l'introduzione di scienze specifiche, tutte centrate sull'infante, per molto tempo il neonato anche nella dimensione medica viene considerato a lungo un essere incompleto "un essere decerebrato dotato di riflessi" (Fleschig).

Permangono per molto tempo il modello geometrico e quello della mielinizzazione progressiva dai quali emerge una stretta corrispondenza tra struttura e funzione, escludendo ogni contenuto plastico al divenire (età dello sviluppo). In questa ottica lo sviluppo della struttura diventa l'elemento indispensabile per lo sviluppo della funzione, deducendone che il bambino non è in grado di svolgere alcuna attività perché non si è ancora completato il processo di mielinizzazione.

In conclusione si può affermare che i modelli centrati sull'adulto e quelli che vedono il bambino come portatore di carenze da colmare con lo sviluppo, sono modelli soverchianti e predominanti. Nonostante i tanti tentativi puer-centrici, essi tendono sempre a riaffiorare e a condizionare ogni giudizio ed ogni valutazione sulle esperienze e sulle capacità del bambino, misurandone il percorso compiuto, in attesa che diventi qualcosa di diverso da sé e colmi finalmente le sue mancanze, che diventi finalmente adulto.

Per saperne di più

Aries P (1999) Padri e figli nell'Europa medievale e moderna. Laterza, Roma
Trisciuzzi L, Cambi F (1989) L'infanzia nella società moderna. Editori Riuniti, Roma

CAPITOLO 2

Modello etologico

LUCIA BERTOZZI, LUISA MONTANARI, ISABELLA MORA

Premessa

Lo studio degli animali può essere di aiuto nella comprensione dell'essere umano? Rapportare il cucciolo d'uomo agli altri cuccioli viventi può aprire nuovi orizzonti per l'interpretazione dei comportamenti del bambino?

Può essere utile perché gli animali assomigliano all'uomo, ma permettono di affrontare i problemi in maniera semplificata e isolata?

Può essere utile perché sono diversi e pertanto è possibile un confronto? (Fig. 5).

Nelle pagine che seguono individueremo alcune caratteristiche dello sviluppo di alcune specie animali facendo qualche riferimento all'etologia, ovvero

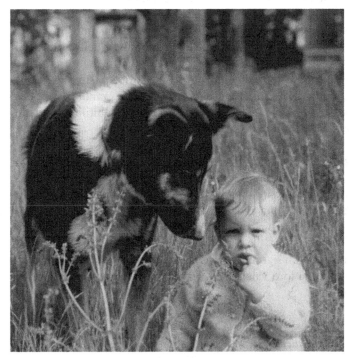

Figura 5 Cucciolo d'uomo e cucciolo di cane

allo studio comparato dei loro comportamenti. Tali studi si basano sul fatto che il modo di agire di tutti gli organismi è regolato da leggi determinabili e prevedibili; gli animali maturano nel corso del loro sviluppo giovanile un repertorio fondamentale di moduli comportamentali che si evolvono sulla base di programmi di sviluppo ereditati filogeneticamente. L'analisi comparata del comportamento spiega perché un certo organismo si comporta in un modo anziché in un altro. È importante chiedersi, quindi, in quale misura e in quale modo gli adattamenti filogenetici determinano il comportamento del piccolo d'uomo. L'uomo come ogni mammifero ha molte doti predisposte, ma ha anche una infinità di capacità apprese. Vi sono tuttavia adattamenti filogenetici che hanno avuto influenza sulla percezione, sul pensiero, su alcune sequenze motorie, su alcune risposte, sulle motivazioni e sulle stesse capacità di apprendere.

Per esempio con l'evoluzione delle cure parentali sono nati gli strumenti comportamentali per la socievolezza, l'amore ed i legami interpersonali che hanno aperto la strada alla vita sociale.

Facendo attenzione a non cadere in banali esemplificazioni, ma considerando che il comportamento animale si presta meglio di quello umano allo studio dell'analisi oggettiva, essendo impossibile quella soggettiva, possiamo vedere l'affinità di alcuni comportamenti presenti nel mondo animale con quelli dell'uomo, come la gelosia, il gioco, le cure verso la prole.

Queste vaste analogie tra i sistemi comportamentali dell'uomo e di alcune specie animali, ci permettono di affermare che entrambi sono stati selezionati geneticamente in modo convergente da una stessa pressione selettiva.

Nell'uomo è difficile capire quale essa sia e quale comportamento abbia un significato discriminatorio: la gelosia, il gioco, l'aggressività hanno un valore selettivo positivo? Nell'oca selvatica Konrad Lorenz parlando dell'aggressività dice "Vantaggioso per la specie può essere considerato il fatto che un maschio risoluto combattendo conquisti un luogo propizio alla cova e un'area altrettanto idonea all'allevamento della prole... gioca però a sfavore il grandioso dispendio di energie delle dispute costanti con i cospecifici e non da ultimo i pericoli documentabili che le lotte tra rivali comportano"[10].

Nell'uomo è possibile arrivare ad analoghe conclusioni?

E quali osservazioni fare per altre attività, come il gioco per esempio che è un comportamento osservato non solo fra i giovani mammiferi, ma anche fra alcuni uccelli e alcuni pesci. Diversi etologi vedono in esso l'attività necessaria a consumare energie in eccesso, ma anche la funzione di esplorazione attraverso la quale i giovani imparerebbero a conoscere l'ambiente esterno, oppure l'esercizio della destrezza che li educa alla sopravvivenza.

È un'attività quindi con un significato di conservazione della specie, oltretutto mantenuta anche per la loro valenza di piacere che sembra essere rilevante nelle specie più evolute.

---

[10] Lorenz K (1988) *Io sono qui tu dove sei*. Arnoldo Mondatori Editore.

Il bambino come cucciolo

Ci sono animali il cui comportamento è in gran parte istintivo, nascono completi di tutte le funzioni per la sopravvivenza.

Ci sono animali invece che devono acquisire gran parte del loro comportamento per apprendimento e quindi necessitano di cure parentali prolungate e dipendono durante questa fase *educazionale* dai propri genitori. Ciò è presente anche negli animali più semplici, ad esempio lo scorpione porta i piccoli aggrappati al dorso a lungo, finché non sono indipendenti.

Molti uccelli necessitano di un periodo di educazione per impressione (imprinting), ovvero sono segnati dalle prime esperienze e da chi li accudisce per primo, fissando in questo modo la specie, aggiungendo così un elemento discriminante ad un comportamento originario non selettivo.

Inoltre gli stessi piccoli di uccello, non avendo potuto svilupparsi completamente nell'uovo in quanto questo non contiene riserve sufficienti di nutrimento, nascono immaturi ed inetti ed hanno necessità di essere alimentati ed addestrati per il volo o per il nuoto (Figg. 6, 7).

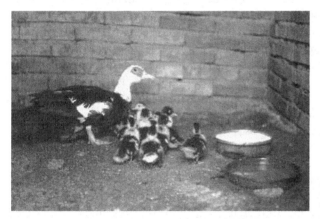

Figura 6 Addestramento al procurarsi il cibo

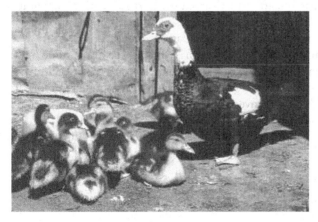

Figura 7 Imprinting

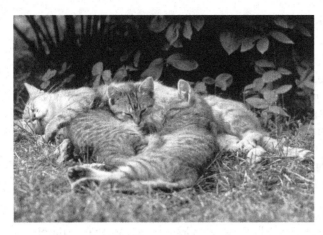

Figura 8 I primi contatti

Anche la maggior parte dei mammiferi ha bisogno di un periodo di maturazione dopo la nascita, tale periodo varia da una specie all'altra.

I marsupiali partoriscono cuccioli ad uno stadio molto primitivo di sviluppo, alla nascita la madre li depone nella tasca che contiene le mammelle e li tiene al caldo nutriti e protetti fintanto che non saranno in grado di arrangiarsi da soli.

I mammiferi placentati, presentando placente diverse che variano nella struttura e nella funzionalità, hanno tempi di incubazione e di gestazione diversificati e pertanto i loro neonati raggiungono stadi di maturazione e di sviluppo differenti.

I roditori, gli insettivori, i carnivori cacciatori, i mammiferi volanti concepiscono esseri prematuri, spesso nudi e ciechi in cucciolate numerose.

Nelle prime settimane di vita i cuccioli vengono accuditi, riscaldati dalla madre o da entrambi i genitori, addestrati alla caccia e fatti giocare. I gatti appena nati non sono in grado di urinare e defecare senza l'aiuto della mamma, durante i primi giorni riescono a farlo solo grazie alle leccate e alle stimolazioni materne senza le quali morirebbero (Fig. 8).

Il travaglio degli animali mammiferi è relativamente breve ed è in genere insufficiente ad attivare apparati fondamentali come quello genitale, urinario e gastrointestinale e in parte quello respiratorio. I genitori attivano tali apparati tramite il *leccamento* indotto da una serie di comportamenti e di reazioni agli odori, all'umidità, alla temperatura ed indotto dall'esperienza.

Diversamente in alcuni mammiferi le madri svolgono in altro modo una azione importante per la funzione della respirazione: le otarie della California partoriscono in terra ma immergono i neonati in acqua per stimolare in loro il primo atto respiratorio, le focene invece nascono in acqua ma vengono sospinte in superficie dai genitori per lo stesso motivo.

I mammiferi di grandi dimensioni, quelli marini, quelli dotati di zoccoli, o altri piccoli mammiferi come le lepri hanno una gestazione lunga, sono spesso monotoci o partoriscono pochi cuccioli già maturi e capaci in poche ore di muoversi da soli.

Gli elefanti hanno una gestazione di ventidue mesi, le balene grandi di un anno, le cavalle di undici mesi, le mucche di nove. Le giraffe nascono dopo un periodo di gestazione di quindici mesi, sono alte già due metri e pesano quarantacinque Kg, alla seconda settimana di vita possono già integrare la dieta lattea con erba, dopo poco tempo sanno tenere il passo del branco.

I cuccioli che si sviluppano fino ad uno stadio avanzato nell'utero materno, sono in grado di affrontare le difficoltà anche a poche ore dalla nascita.

In questi casi i piccoli vengono solo per brevi periodi curati, puliti e leccati. Non necessitano di addestramento, in alcuni casi devono solo apprendere come fare per trovare il capezzolo materno per nutrirsi. I piccoli cercano d'istinto l'angolo formato dalle zampe della madre con il ventre, ma devono imparare a cercare l'angolo delle zampe posteriori e non quello delle anteriori; in questo sono indirizzati dalla madre, in poche ore però, diventano autosufficienti.

Le scimmie antropomorfe nascono immature, la durata media di gestazione nel gorilla è superiore ai nove mesi, nello scimpanzé è di otto, ma il loro sviluppo è più rapido di quello dell'uomo di circa uno-due terzi.

È importante chiedersi come mai alcune specie partoriscono neonati inetti ed altre neonati già completamente abili. Non sempre ciò è correlato alla complessità del comportamento di un animale e non è un fenomeno presente solo nelle specie più evolute. Abbiamo visto che anche animali relativamente semplici necessitano di un lungo apprendistato.

Perché l'uomo nasce così immaturo nonostante la lunga gestazione ed impiega un periodo così lungo per diventare indipendente?

Ciò dipende da diversi fattori ma sicuramente è importante l'esigenza di quella determinata specie.

Cure parentali prolungate assicurano il proseguimento della specie, aiutano il cucciolo a superare le difficoltà iniziali della vita. Inoltre il rapporto intimo protratto con i genitori inciderà su quello che sarà il comportamento dell'adulto, favorirà la conoscenza fra generazioni, l'insorgere di tradizioni e quindi di abitudini apprese. Le funzioni modulari apprese prevalgono su quelle geneticamente determinate e diviene perciò maggiore l'adattabilità del soggetto al contesto.

Tanto più il cucciolo è inetto tanto più tempo dovrà passare con i suoi genitori per imparare così più cose da loro. L'uomo è fra i mammiferi colui che ha la prole considerata più inabile e che deve apprendere gran parte dei suoi comportamenti. Sicuramente avere un periodo lungo di sviluppo è proficuo per la specie.

Tutti gli animali che si spostano in branco alla ricerca di acqua e cibo come gli gnu, le antilopi, le zebre, gli elefanti e le giraffe, partoriscono cuccioli che in poco tempo sono pronti a seguirli.

In questi mammiferi è sicuramente più economica e funzionale una gravidanza lunga ed un addestramento breve che non comprometta o rallenti l'esodo del branco e la ricerca di cibo.

Nell'uomo quando si verifica l'esigenza dello spostamento, come nelle popolazioni nomadi, essa viene facilmente soddisfatta anche se il cucciolo d'uomo non può spostarsi da solo, perché comunque è facilmente trasportabile visto che cresce più lentamente rispetto a qualsiasi altra specie. I bambini infatti raddoppiano di peso in circa ventisei settimane e raggiungono il peso dell'adulto in 18 anni, mentre per esempio le foche grigie raddoppiano il peso in una settimana e mezzo e lo triplicano in tre, nutrendosi solo di latte materno, o le balenottere azzurre, che alla nascita misurano otto metri, dopo sette mesi diventano diciassette metri e moltiplicano di sette volte il peso iniziale, sempre nutrendosi di solo latte materno.

Nel bambino è possibile quindi una sorta di esterogestazione: può essere trasportato sul dorso come si osserva nelle popolazioni di eschimesi Netsilik; viene sistemato nella parte posteriore del giaccone di pelliccia (*attiggi*) della madre, in modo tale da avere la pancia e il torace contro la schiena della stessa in una posizione quasi seduta con le gambe che ne circondano la vita o sulla schiena del padre nell'equivalente del *madai cinese*.

Una stessa unità simbiotica si ritrova nei marsupiali e nelle scimmie, che possono partorire neonati non abili e addestrarli gradatamente grazie alla possibilità di mantenerli aggrappati a loro.

Come per gli animali in cui il tempo è scandito in stagioni (letargo o migrazioni) ed è possibile la sospensione delle attività e la sosta, per le marmotte o per gli orsi che partoriscono alla fine dell'estate per poi passare tutto l'inverno con la cucciolata in letargo nel nido di famiglia o per gli uccelli che si riproducono in primavera e quindi hanno a disposizione tutta l'estate per addestrare i cuccioli prima delle stagioni fredde, così gli uomini possono permettersi di accudire i loro piccoli ed addestrarli per tempi lunghi.

È altamente vantaggioso imparare gradatamente perché conduce a comportamenti sempre più complessi e raffinati, ma ciò viene mantenuto nel corso della filogenesi solo quando garantisce la sopravivenza della specie.

Erroneamente il bambino è considerato il cucciolo più inabile e non autonomo, infatti se per autonomia si intende la capacità di assolvere alle proprie esigenze il bambino alla pari del puledro mette in atto delle funzioni per assolverle già nei primi giorni di vita. Il puledro è in grado di seguire la madre a poche ore dalla nascita, il bambino è in grado di comunicare i propri bisogni all'adulto, il quale può decodificarli e soddisfarli (Figg. 9, 10).

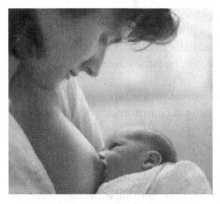

Figura 9 L'accudimento del bambino

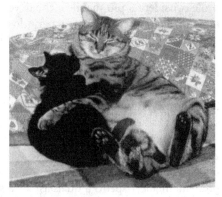

Figura 10 L'accudimento fra animali

Si può ipotizzare pertanto che nell'uomo *l'accudimento* si protragga a lungo in quanto esso è attivato dalla necessità di sapere. "La lunga infanzia dell'uomo serve all'apprendimento, a riempire la riserva della memoria con tutti i beni di tradizione accumulata, compreso il linguaggio"[11].

Infatti il linguaggio stesso non è scritto integralmente nel codice genetico, l'esposizione al linguaggio è la condizione indispensabile per l'apprendimento dello stesso. Se il bambino non è esposto alla *parola detta* la possibilità di acquisirlo è compromessa "contrariamente a quanto affermato da un'antica tradizione, l'uomo non è, da questo punto di vista *l'animale che ha il linguaggio* ma, piuttosto l'animale che ne è privo e deve perciò riceverlo dal di fuori[12].

L'elemento chiave è quindi la trasmissione della tradizione, che ha come fondamento l'acquisizione del linguaggio.

È importante mantenere tempi adeguati per l'infanzia dove non prevalga il vizio pedagogico di voler a tutti costi insegnare *tutto* in maniera preordinata, ma dove il bagaglio delle usanze venga trasmesso in maniera spontanea e non organizzata.

Per saperne di più

Konrad L (1991) L'altra faccia dello specchio. Gli Adelphi, Milano
Casale P (1999) Il comportamento animale: istinto, apprendimento, società. Arnoldo Mondatori, Milano

---

[11] Lorenz K (1991) *L'altra faccia dello specchio.* Gli Adelphi, Milano.
[12] Agamben G (1978) *Infanzia e storia: distruzione dell'esperienza e origine della storia.* Einaudi, Torino.

Capitolo 3

Modello statistico: le scale

Lucia Bertozzi, Luisa Montanari, Isabella Mora

Premessa

Il modello più in uso ai fini di una valutazione dello sviluppo del bambino è quello statistico ovvero delle scale di valutazione, fra le quali vogliamo ricordare quella di Aicardi, di Brazelton, dei Bobath, di S.A. Dargassies, di Denver, di Doman, di Gesell, di Illingworth, di Levitt, di Milani e Gidoni, di Morales, della Morosini, di Prechtl e Beintema, di Thomas e di Vojta. A questo modello si ispirano inoltre anche gli screening di sviluppo ed i modelli educativi di Piaget e di Vygotskij.

Attraverso le scale il bambino viene confrontato con altri bambini della stessa età, condizione sociale, cultura ed educazione.

È un modello che propone una gerarchia di acquisizioni, secondo le quali il bambino evolve percorrendo tappe che si susseguono in un ordine stabilito.

Ogni tappa successiva rappresenta uno scalino superiore rispetto alla precedente, non solo in senso temporale, ma anche in senso di maturazione neurologica: lo *strisciamento* è superiore al *rotolamento*, il *gattonamento* è superiore allo *strisciamento*, l'*andatura plantigrada* è superiore al *gattonamento*, il *cammino* è superiore all'*andatura plantigrada*.

Questo concetto è il comune denominatore di tutte le scale ed acquisisce significato gerarchico, infatti in nessuna scala si invertono i termini considerando per esempio il *gattonamento* superiore al *cammino*.

Vengono classificati così in ordine di comparsa i comportamenti dei bambini e vengono riferiti come caratteristici di una determina età.

Tale modello presuppone l'esistenza di una forma generale di sviluppo che si riproduce in maniera pressoché identica in ognuno. Le differenze evolutive e le caratteristiche individuali non sono rilevanti e si apprezzano solo con l'età adulta.

Secondo Arnold Gesell l'ordine di successione dei comportamenti motori è costante ed uguale per tutti, solo il ritmo con cui i comportamenti si susseguono differisce da caso a caso. Secondo Renè Zazzo ogni bambino cresce seguendo un proprio orario, una propria velocità, un proprio ritmo, ma per tutti sono le stesse ore che si susseguono, nello stesso ordine.

Il primo studio così strutturato risale al 1916 ed è stato elaborato dal Dott. Simon Th. con l'articolo *Les deux premières annèes de l'enfant* apparso nel *Bulletin de la societè Alfred Binet*

Il trattato contiene prove per valutare l'udito, la vista, la posizione della testa, la posizione seduta ed il linguaggio, rappresenta l'inizio di questo percorso alla ricerca di un'analisi e di una misurazione dei comportamenti del bambino.

Seguono ad essa i lavori di diversi autori alcuni dei quali sono stati citati all'inizio del capitolo.

Nelle pagine che seguono esamineremo le quattro scale che, a nostro parere, più di altre hanno segnato ed influenzato la storia della valutazione dello sviluppo: la scala di Gesell, la scala di Milani Comparetti e Gidoni, la scala di Thomas e quella di Brazelton.

La scala di Gesell

Le prime produzioni statistiche sono state approntate da ricercatori americani, fra cui si distingue Arnold Gesell (1880-1961), che con il libro pubblicato nel 1926 "*La crescita mentale del bambino prima dell'età scolare. Schizzo psicologico dello sviluppo normale, dalla nascita ai sei anni, comprendente un sistema di diagnosi mentale*" mette a punto la prima scala significativa di sviluppo del bambino.

Gesell con i suoi collaboratori ha studiato per quindici anni centinaia di bambini in età prescolare mosso dal desiderio di conoscere la natura e i bisogni dell'infanzia e di creare uno strumento in grado di misurare capacità e progressi dei bambini.

È giunto all'elaborazione di una scala studiando le caratteristiche del movimento e della coordinazione, le capacità di adattamento educativo, il linguaggio, la comprensione, le reazioni verso gli altri, gli adattamenti alla vita famigliare e ai gruppi sociali dei bambini.

L'autore osserva che lo sviluppo non è uguale in tutti i bambini, ma in ognuno di essi ha un proprio stile e un proprio ritmo, con pause, regressioni o balzi in avanti. Gesell studia gruppi di cinquanta bambini attraverso riprese cinematografiche che riproducono il loro comportamento, osservandoli a due a due, paragonando così i loro movimenti e le loro reazioni in circostanze ben definite.

Analizza i comportamenti e la loro evoluzione raggruppandoli in quattro aree: comportamento posturale e motorio, comportamento adattivo con oggetti e coordinazione oculomotoria, linguaggio, comportamento personale e sociale in particolare durante i pasti, l'igiene ed i giochi.

Supportato da collaboratori dell'Università di Yale raccoglie una ricca documentazione che viene pubblicata in un "*Atlante dello sviluppo del bambino*" che gli consentirà di definire il suo strumento diagnostico e statistico.

Con tale scala individua un "quoziente evolutivo" che secondo lo stesso Gesell consiste in una valutazione alquanto *gretta* del comportamento infantile.

Vengono riportate di seguito le osservazioni della sola area del comportamento motorio e posturale nell'epoca che va dalla nascita ai ventuno mesi di età:

1 mese: Il lattante sveglio è di solito supino nella posizione del riflesso tonico asimmetrico dal lato preferito. Questo atteggiamento domina la sua vita da sveglio fino ai tre mesi. Qualche volta il neonato erompe in risposte brusche con il capo sulla mediana ed estensione dei quattro arti. Talvolta sbatte le braccia in alto con movimenti più o meno simmetrici di "mulino a vento".

Se l'esaminatore ruota la testa del bambino per portarla sulla linea mediana, egli la solleva, sino a portare il mento a 2 o 3 centimetri dal piano, rimanendo in questa posizione per pochissimo tempo. Seduto il neonato cade in avanti con il tronco in cifosi.

2 mesi   In posizione seduta la testa oscilla dall'avanti all'indietro.

3 mesi   Da prono il bambino solleva la testa con il mento a sette centimetri dal piano di appoggio che è sugli avambracci a gomiti flessi. Le anche sono a contatto del tavolo, le ginocchia flesse.

Seduto ha la schiena ancora uniformemente curva, la testa è proiettata in avanti con delle oscillazioni laterali.

3 mesi   Il riflesso tonico asimmetrico del collo sta perdendo d'importanza.
e mezzo   La testa del bambino è più mobile e più spesso sulla mediana. I movimenti degli arti superiori ed inferiori sono in gran parte in relazione o anche controllati dalla posizione del capo e degli occhi. I muscoli degli occhi hanno fatto progressi e i muscoli della postura e della prensione diventano obbedienti a questi. Tenuto in posizione eretta, il bambino estende le gambe alternativamente e sostiene una parte del suo peso. Da prono il bambino è capace di portare la testa in posizione eretta, secondo un asse perpendicolare al piano. L'appoggio è sugli avambracci con un arto più flesso e l'altro più esteso, per cui l'equilibrio è instabile con tendenza a rotolare sul fianco. Gli arti inferiori sono semiflessi o estesi. Il capo, quando il bambino è seduto, è pressoché eretto, leggermente proiettato in avanti, non oscilla più. Il bambino può restare seduto quindici minuti sostenuto da cuscini.

4 mesi   Se tenuto in piedi, il bambino sa sostenere per un momento gran par-
e mezzo   te del suo peso. Fa adeguati movimenti compensatori quando è sollevato dalla posizione supina a quella seduta; se è sostenuto tiene la testa eretta quando si inclina in avanti.

5 mesi   In posizione prona, il bambino si tiene su con le braccia estese. Tiene
e mezzo   la testa eretta e la ruota.

6 mesi   L'avvicinamento prensorio agli oggetti diventa meno bilaterale. Il pol-
e mezzo   lice partecipa alla presa. Trasferisce uno oggetto da una mano all'altra, poi ancora alla prima. Questo è un notevole progresso rispetto alla bilateralità dei tre mesi e mezzo. Gli accomodamenti degli occhi sono ad un grado più avanzato della competenza delle mani. Senza sostegno posteriore, può sostenersi da solo appoggiandosi con le mani in avanti, può lo stesso raddrizzarsi per brevi istanti.

7 mesi   Se tenuto in piedi, il bambino sa sostenere tutto il suo peso per
e mezzo   qualche attimo; seduto si tiene ritto un minuto ma è instabile.

8 mesi   Se viene tenuto sotto le braccia, il bambino può sostenere il peso del proprio corpo sulla punta dei piedi e mantenere un atteggiamento eretto, sebbene tenda a curvarsi in avanti all'altezza delle anche. Sta a "gatto", ma non va avanti. Si tiene seduto dieci minuti senza appoggio, può sporgersi in avanti per afferrare un oggetto, poi si raddrizza, ma ha la tendenza a proiettarsi brutalmente all'indietro.

9 mesi   Non sta volentieri supino; sa tirarsi in piedi aggrappato a qualcosa. La posizione seduta è stabile. Sa girarsi di lato, inclinarsi, recuperare l'equilibrio. Passa dalla posizione seduta a quella prona e viceversa. Quando è prono retrocede, s'inginocchia e striscia. Indice e pollice presentano un'estensione ed una mobilità tutte particolari: le facce volari si oppongono.

10 mesi   Sa avanzare a gatto con movimenti sincroni di arti superiori ed inferiori.

11 mesi   Sa sollevare un piede, mentre sostiene il peso sull'altro, cammina usando un sostegno. Da seduto è capace di pivottare su se stesso per cercare qualcosa dietro di sé. Sa abbassarsi dalla posizione eretta a quella seduta.

11 mesi e mezzo   Sa avanzare a quattro zampe su mani e piedi (elefante).

12 mesi   Va spesso a gattoni in maniera rapida. Può strisciare sulle mani e sulle ginocchia e su tutte e quattro le estremità al modo dei plantigradi, malgrado l'abilità dello strisciare, ha l'impulso insopprimibile di alzarsi in piedi e, una volta assunta la posizione plantigrada, è quasi capace di stare eretto da solo. Si tira su da solo, ma raggiunge l'equilibrio indipendente solo quattro settimane dopo. Incrocia lateralmente quando si tiene ad un sostegno; cammina, ma non senza sostegno. La prensione è fine, agile, precisa. Lascia andare quasi volontariamente. La componente flessoria dell'afferramento è compensata dalla componente inibitrice estensoria del rilasciamento; lascia andare una palla, lanciandola.

15 mesi   Sa raggiungere la posizione in piedi completamente da solo.

18 mesi   Cammina a piccoli passi, sa camminare all'indietro e lateralmente. Comincia una specie di corsa, anche se ancora molto rigida. Sa sedersi su una seggiolina, sa arrampicarsi su una sedia normale. Sa salire le scale con l'aiuto di qualcuno. Le discende senza aiuto picchiando in terra ad ogni gradino e strisciando all'indietro. Sa gettare una palla.

20 mesi   I passi sono uniformi per quanto riguarda: altezza, larghezza, lunghezza e ritmo. La stabilità è maggiore.

21 mesi   Comincia a correre; sale le scale tenendosi alla ringhiera e le discende tenuto per mano.

La scala di Thomas

Andrè Thomas e Saint – Anne Dergassies nel 1952 pubblicano a Parigi il libro *"Etudes neurologique sur le nouveau né et le jeune nourisson"* che esamina l'evoluzione della motilità partendo dagli automatismi neonatali, dalla marcia automatica fino alla marcia appresa e libera. Thomas traccia quindi alcune tappe di evoluzione della motilità, in ognuna delle quali è messo in evidenza il ruolo del sistema nervoso centrale, partendo dal presupposto che tutti i neonati di costituzione normale, che abbiano subito un parto eutocico, sono apparentemente simili, anche se non completamente uguali. Lo stesso autore ha constatato nella prima decade di vita risposte costanti e risposte possibili. Costanti e quindi non soggette a variazione sono: i riflessi osteotendinei e alcuni riflessi cutanei. Possibili le risposte che dipendono dallo stato del soggetto come la sazietà o il sonno.

Seguono le osservazioni del primo anno di vita:

8 ore	Il neonato smette di gesticolare al rumore di una porta che si chiude e poi riprende.
20 ore	La proiezione di un oggetto luminoso davanti agli occhi determina la chiusura delle palpebre.
3° giorno	Cerca avidamente il seno della madre.
7° giorno	Portato sulle braccia della madre si gira verso di lei sia a destra che a sinistra.
15° giorno	In posizione prona la testa si solleva. La parte anteriore del tronco è mantenuta sui pugni chiusi che appoggiano su un piano.
17° giorno	Segue con gli occhi un'arancia sia a destra che a sinistra.
21° giorno	Si gira alla voce della madre e fissa gli occhi su di lei. Lo sguardo si fissa su un oggetto che presenta caratteristiche particolari.
30° giorno	Sorride alla vista della madre ed all'ascolto della sua voce ruotando rapidamente gli occhi e la testa verso di lei.
5ª settimana	Lo sguardo diviene più preciso. Mantiene fissa la testa con sforzo. Durante il sonno l'ipertonia si manifesta ancora per l'atteggiamento delle braccia in flessione. Nel sonno profondo gli arti superiori sono più rilassati.
6ª settimana	Prende il panno con entrambe le mani e lo porta alla bocca.
7ª settimana	Segue con il capo e gli occhi i movimenti della madre. Un fazzoletto posato sul viso del bambino scatena un'attività motoria intensa e generalizzata fino alla parziale eliminazione del fazzoletto dal viso.
2 mesi	Si rende conto della propria mano capitata per caso nel suo campo visivo. Appare il riflesso di convergenza con uno strabismo frequente per tutti gli oggetti ravvicinati. Più tardi entrambe le mani vengono riconosciute e messe a contatto tra loro mentre gli arti inferiori vengono immobilizzati per lo sforzo. Introduzione del pollice in bocca. La testa viene mantenuta ancora con oscillazioni.
3 mesi	Si succhia il pollice di una mano e con l'altra afferra gli oggetti. Tiene in mano un oggetto senza agitarlo o portarlo davanti agli occhi, lo passa nell'altra mano quindi lo porta alla bocca con entrambe le mani. Tratto a sedere lotta con la testa ed il tronco per mantenersi per qualche secondo in questa posizione. In posizione eretta sostiene i piedi per qualche secondo appoggiandosi male sulle punte e sul bordo esterno. Non produce nessun movimento di cammino, il tronco è inclinato in avanti, diritto, senza lordosi, il capo è stabile e diritto. In posizione supina se gli si agitano le dita di fronte, le fissa, agita i pugni con un movimento complesso d'imitazione con sincinesia. Da prono, raddrizza il capo, incurva il tronco; gli arti inferiori sono fissati e tutta l'attività motoria è concentrata sugli arti superiori che gli danno appoggio e gli permettono di prendere un oggetto. Gioca a coprirsi e a scoprirsi il viso con le coperte afferrate con entrambe le mani.
6 mesi e mezzo	Comincia a guardare nella direzione del padre. Tirato a sedere mantiene la posizione per qualche secondo. Passa gli oggetti da

una mano all'altra, ma non sa lasciarli volontariamente. Cerca il
suo gioco perduto e riconosce il suo biberon.

7 mesi e mezzo	Lascia volontariamente un oggetto per prenderne un altro. Vocalizza con la madre e le sorride.
8 mesi e mezzo	Sta seduto da solo. Rotola da supino a prono. Compaiono i paracaduti laterali. Fa ciao con la mano. Ripete papà e mamma.
10 mesi	Si alza da solo e mantiene la stazione eretta con un appoggio.
11 mesi	Va a quattro zampe e mantiene da solo la stazione eretta per qualche secondo.
12-13 mesi	Cammina da solo con una guardia alta. Il suo vocabolario si arricchisce. S'interessa alle immagini che indica con l'indice: valore del simbolo.

La scala di Milani Comparetti – Gidoni

Milani Comparetti ha messo a punto un tipo di valutazione in grado di stimare l'interazione fra il comportamento spontaneo e le reazioni evocate nei primi due anni di vita.

Il test elaborato è stato realizzato su una popolazione di 318 bambini frequentanti il consultorio pediatrico dell'O.N.M.I. di Firenze negli anni settanta.

I presupposti neurofisiologici che sono alla base di questo test traggono origine dal concetto di "diadicasia".

Tale concetto stabilisce che nel S.N.C. esiste una organizzazione funzionale della motricità, secondo la quale moduli di movimento interagiscono competitivamente fra loro per la costruzione di uno schema di movimento sempre più complesso e fine. L'evoluzione di tale sistema poggia sul fatto che determinati riflessi svolgono un'azione di organizzatori della motricità, per un periodo di tempo nel quale ognuno di essi diventa dominante su tutto il sistema. Non è importante perciò, in un esame valutativo, l'evocabilità di un riflesso quanto l'esame della sua capacità di interagire con gli altri per la costruzione dello schema.

È rilevante quindi riconoscere il rapporto esistente fra struttura riflessa e funzione e la dominanza del riflesso sul sistema. Cronologicamente è significativo il momento in cui il pattern riflesso inizia o cessa la sua funzione di organizzatore della motricità.

La funzione principalmente esaminata dagli autori è quella statica che si struttura nel primo anno di vita. Vengono individuati come principali organizzatori le reazioni di raddrizzamento, di paracadute e di equilibrio.

In particolare le reazioni di raddrizzamento vengono esaminate in base alla loro importanza per il raggiungimento della statica e vengono suddivise in:
- *raddrizzamento del capo nello spazio* – estensione del capo;
- *raddrizzamento sagittale della colonna* – estensione del capo e delle anche in sospensione ventrale;
- *raddrizzamento derotativo della colonna* – tendenza a ripristinare l'allineamento della colonna in seguito alla rotazione, lungo l'asse corporeo, di un suo segmento (capo, cingolo pelvico o scapolare);

– *raddrizzamento del corpo sul piano* – reazione a catena di tutti i riflessi di raddrizzamento.

Vengono anche valutate le reazioni arcaiche o recessive importanti per la loro
interferenza con la funzione statica: il riflesso di prensione, il riflesso di Moro, il
riflesso tonico del collo, il riflesso asimmetrico del collo. Queste reazioni sono
importanti perché diventano il pattern organizzatore della motricità di un dato
periodo dello sviluppo.

Oltre a queste osservazioni viene fatta una valutazione motoscopica di impo-
stazione comportamentistica, delle attività spontanee del bambino, sia posturali (del capo e del corpo), che motorie (l'alzarsi in piedi da supino e la locomozione) secondo la scala modificata di Koupernik (Tab. 1).

Tabella 1 Scala di valutazione di Milani Comparetti – Gidoni

La scala di Brazelton

La scala di valutazione del comportamento di Brazelton (Neonatal Behavioral Assessment Scale = NBAS) si differenzia dalle precedenti in quanto nasce come strumento per descrivere la ricchezza del comportamento del neonato durante i primissimi giorni di vita.

La sua prima pubblicazione risale al 1973, ma Brazelton inizia la sua ricerca negli anni cinquanta quando esistevano ben poche descrizioni dei comportamenti del bambino che era considerato, come dice lo stesso autore, un contenitore passivo di stimoli provenienti dall'ambiente.

Lo studio si rivolge essenzialmente al neonato sano che viene concepito come essere sociale già in grado di interagire con le persone e con l'ambiente.

La NBAS nasce per facilitare la relazione fra bambino e colui che lo accudisce; è uno studio indirizzato principalmente ai genitori al fine di aumentare la loro consapevolezza sulle capacità del proprio bambino e le loro competenze, di promuovere la salute del bambino e di prevenire i disturbi relazionali. Solo in un secondo momento la NBAS nelle sue varie elaborazioni ed edizioni è diventata anche uno strumento ad uso clinico specialistico.

La scheda nell'ultima versione (Brazelton – Nugent) è composta da 28 item comportamentali e 18 item relativi ai riflessi, raggruppati in "pacchetti" secondo una coerenza ed una unità concettuale.

Tali pacchetti sono:
- *Decremento di risposta*: include gli item che studiano la capacità del bambino di escludere gli stimoli disturbanti, si effettua durante il sonno.
- *Motorio-orale*: comprende item relativi a risposte riflesse poco disturbanti come i riflessi plantari, il rooting, la suzione e il riflesso della gabella.
- *Del tronco*: contiene gli item che osservano il comportamento del bambino quando è svestito e manipolato, la deviazione tonica del capo e degli occhi, il grasp, la manovra di trazione a sedere, le reazioni di piazzamento, di sostegno e di Galant, la marcia automatica e lo strisciamento riflesso.
- *Vestibolare*: comprende gli item che esaminano riflessi disturbanti per il bambino quali il riflesso di difesa, il tonico del collo ed il riflesso di Moro.
- *Sociale-interattivo*: contiene tutti gli item relativi all'orientamento ed è strettamente legato allo stato del bambino.

Ogni pacchetto che comprende item disturbanti comprende anche item di *coccolabilità* e *consolabilità*, che rappresentano gli elementi più originali e innovativi della scala stessa.

I 28 item comportamentali sono valutati con un punteggio di nove punti mentre i riflessi con tre.

Il punteggio medio è indice di normalità.

La media è riferita ad un neonato nato a termine del peso di kg. 3,200, di razza bianca, il cui punteggio Apgar, non sia meno di sette al primo minuto, otto al quinto e otto al quindicesimo minuto dal parto, che non abbia avuto bisogno di particolari cure e che abbia avuto una vita intrauterina normale, inoltre è importante che la madre non abbia assunto barbiturici o altri sedativi.

L'esame si svolge in una qualsiasi giornata dalla nascita fino ai 2 mesi di età a metà tra i due pasti, in una stanza tranquilla, debolmente illuminata, con una temperatura adeguata e a distanza da pratiche mediche dolorose o da qualsiasi altro stimolo ambientale disturbante.

La NBAS considera valida la prova che abbia ottenuto la risposta migliore. Brazelton introduce, infatti, il concetto della *best performance* e quello della *flessibilità dell'esaminatore* ovvero della capacità dell'operatore di fare emergere la miglior prestazione offrendo le condizioni ideali perché si realizzi. Altro elemento importante per Brazelton è lo *stato del bambino** e la sua labilità, come già descritto da Prechtl e Beintema nel 1960, che va dettagliatamente registrato durante l'esame del comportamento del bambino (Tab. 2).

*	*Stato 1*	Occhi chiusi, respiro regolare, assenza di movimento.
	Stato 2	Occhi chiusi, respiro irregolare, assenza di movimento.
	Stato 3	Occhi aperti, nessun movimento grossolano e spontaneo.
	Stato 4	Occhi aperti, presenza di movimenti grossolani e spontanei.
	Stato 5	Occhi aperti o chiusi con pianto.
	Stato 6	Stato diverso dai precedenti.

Tabella 2 Scheda per la valutazione del comportamento del neonato secondo TB Brazelton, JK Nugent

	Comportamento del neonato									note
Decremento di risposta	9	8	7	6	5	4	3	2	1	
alla luce										
al sonaglio										
al campanello										
alla stimolazione tattile del piede										
Orientamento	9	8	7	6	5	4	3	2	1	
Animato visivo										
Animato uditivo										
Animato visivo ed uditivo										
Inanimato visivo										
Inanimato uditivo										
Inanimato visivo ed uditivo										
Attenzione										
Sistema motorio	9	8	7	6	5	4	3	2	1	
Tono generale										
Maturità motoria										
Manovra di trazione a sedere										
Movimenti di difesa										
Livello di attività										

Organizzazione stati	9	8	7	6	5	4	3	2	1	note
Stato di massima agitazione										
Rapidità di cambiamento di stato										
Irritabilità										
Labilità degli stati										

Regolazione stati	9	8	7	6	5	4	3	2	1	
Coccolabilità										
Consolabilità										
Capacità di calmarsi da solo										
Mano alla bocca										

Sistema neurovegetativo	9	8	7	6	5	4	3	2	1	
Tremori										
Sussulti										
Labilità del colorito cutaneo										
Sorrisi										

Item supplementari	9	8	7	6	5	4	3	2	1	
Qualità dell'attenzione										
Costo dell'attenzione										
Facilitazioni dell'esaminatore										
Irritabilità generale										
Energia e resistenza										
Regolazione degli stati										
Risposta emotiva dell'esaminatore										

Risposte riflesse	0	1	2	3	asimm	note
Prensione plantare						
Babinski						
Clono della caviglia						
R. dei punti cardinali (rooting)						
Suzione						
Riflesso della glabella						
Movimenti passivi - braccia						
Movimenti passivi - gambe						
Prensione palmare						
Reazione di piazzamento						
Reazione di sostegno						
Marcia automatica						
Strisciamento riflesso						
R. incurvam. tronco (Galant)						
Deviazione tonica capo ed occhi						
Nistagmo						
Riflesso tonico asimm. del collo						
Riflesso di Moro						

Conclusioni

Confrontando le scale di Gesell, Thomas e quella di Milani e Gidoni (omogenee come popolazione di bambini osservati) in comportamenti come il controllo del capo, la posizione seduta, il rotolo e lo striscio, gli spostamenti orizzontale e verticale come si vede nella Tabella 3 e allargando l'analisi alle scale (non riportate in questo capitolo) di Aicardi, dei Bobath, di S.A. Dargassies, di Denver, di Doman, di Illingworth, di Levitt, di Morales, della Morosini, di Prechtl e Beintema e di Vojta per un'unica attività quale lo striscio come è ben visibile nella Tabella 4 emergono alcune osservazioni:

– Le scale di sviluppo non sono tutte uguali, tutte ammettono più o meno la stessa sequenza di acquisizioni, ma le collocano in epoche differenti dello sviluppo diventando elementi disorientanti piuttosto che riferimenti.
– Tutte le scale concepiscono lo sviluppo del bambino come simmetrico, mentre in realtà è facile osservare che l'asimmetria fa parte degli schemi di sviluppo normale.
– Alcune scale includono postura o modalità di spostamento privilegiate ed altre no (es. andatura sul sedere). Alcune modalità non vengono citate da nessuna di esse.
– In nessuno studio viene menzionato il perché il bambino svolge una determinata attività e cosa è necessario apprendere per ognuna di essa.
– Alcune attività non vengono descritte dettagliatamente in tutte le loro variabili.

In relazione a questo ultimo punto, per renderlo più esplicativo, ci sembra utile usare uno studio tramite riprese video in cui è stata esaminata l'attività dello *striscio* di bambini di età compresa fra i tre e i quindici mesi, presso gli asili nido del Comune di Parma per verificarne le modalità con le quali veniva eseguito.

Emerge una varietà nell'esecuzione che può essere sintetizzata nella Tabella 5.

Come si può facilmente dedurre dalla tabella sono diversi i comportamenti che non vengono riportati in nessun lavoro. Esistono perciò bambini che seguono strategie di sviluppo del tutto personali e assai distanti dalle *pietre miliari* decretate dalle scale.

In conclusione si ritiene che non può essere ritenuta valida l'ipotesi secondo la quale deve esistere una modalità di sviluppo uguale per tutti.

Le scale permangono comunque un ottimo strumento per creare una competenza di giudizio e un riferimento generale, ma non si prestano a valutare il singolo bambino in termini di normalità o anormalità.

I modelli esaminati in questi primi capitoli ci offrono notizie importanti sul bambino, ma non esauriscono il bisogno di conoscenze ed informazioni soprattutto per coloro che si occupano di riabilitazione e devono delineare un progetto riabilitativo delle funzioni motorie che tenga conto delle esigenze di un particolare soggetto e non della media di essi.

Tabella 3 Controllo del capo, posizione seduta, rotolo e striscio, spostamenti orizzontale e verticale nelle scale di Gesell, Thomas di Milani e Gidoni

SCALA DI GESELL	SCALA DI THOMAS	SCALA DI MILANI E GIDONI
CONTROLLO DEL CAPO		
A 1 mese da prono solleva il mento di 2-3 cm. dal piano, ma mantiene la posizione per poco tempo. A 2 mesi seduto la testa oscilla dall'avanti all'indietro. A 3 mesi da prono solleva il mento di 7 cm. dal piano di appoggio. Da seduto il capo viene proiettato in avanti con oscillazioni sul piano frontale. A 3 mesi e mezzo perde importanza il riflesso tonico asimmetrico del collo e proprio per questo il capo viene mantenuto più spesso in linea mediana. Da prono la testa si alza in posizione perpendicolare al tavolo. Da seduto il capo è pressoché eretto, leggermente proiettato in avanti. A 4 mesi e mezzo il capo presenta adeguati movimenti compensatori quando il bambino viene sollevato dalla posizione supina e seduta. Se il bambino è sostenuto tiene la testa eretta quando si inclina in avanti. A 5 mesi e mezzo tiene la testa eretta e la ruota da prono.	A 15 giorni da prono solleva il capo. A 6 settimane lo mantiene fisso a fatica. A 7 settimane da supino ha movimenti di rotazione e di estensione del capo. A 3 mesi il capo è eretto e sicuro. A 5 mesi tirato a sedere non si aiuta, ma una volta seduto cerca di reggere capo e tronco. Messo eretto il capo è stabile e diritto.	Alla fine del 1° mese c'è il raddrizzamento del capo nello spazio. A partire dal 2° mese comincia l'acquisizione posturale verticale del capo nello spazio che diviene completamente matura al 4° mese. Al 5° mese il bambino solleva il capo da supino. Alla trazione il capo ciondola tra il 3° -4° mese Al 4° mese il capo è in linea con il tronco e dopo il 5 mese precede il tronco.
POSIZIONE SEDUTA		
Ad 1 mese il neonato cade in avanti con il tronco in cifosi. A 2 mesi la testa oscilla dall'avanti all'indietro. A 3 mesi ha la schiena ancora uniformemente curva. A 3 mesi e mezzo il bambino può restare seduto quindici minuti sostenuto da cuscini. A 6 mesi e mezzo senza sostegno posteriore, può sostenersi da solo appoggiandosi con le mani in avanti, può lo stesso raddrizzarsi per brevi istanti. A 7 mesi e mezzo si tiene ritto un minuto ma è instabile A 8 mesi si tiene seduto dieci minuti senza appoggio, può sporgersi in avanti per afferrare un oggetto, poi si raddrizza, ma ha la tendenza a proiettarsi brutalmente all'indietro. A 9 mesi la posizione seduta è indefinitamente stabile. A 11 mesi da seduto è capace di pivottare su se stesso per cercare qualcosa dietro di sé.	A 6 mesi e mezzo tirato a sedere mantiene la posizione per qualche secondo. A 8 mesi e mezzo sta seduto da solo.	Ad 1 mese il neonato cade in avanti con il tronco in cifosi. A 4 mesi il tratto lombare è in cifosi A 6 mesi è sbilanciato in avanti con appoggio anteriore. Iniziano ad essere presenti i paracaduti di lato A 7 mesi siede senza sostegno, iniziano ad esserci reazioni di equilibrio da seduto, iniziano ad essere presenti i paracaduti in avanti. A 8 mesi la funzione diviene più matura ed è più stabile e le mani sono libere da funzioni di appoggio. Le reazioni di equilibrio da seduto sono mature. A 9 mesi iniziano ad essere presenti i paracaduti in dietro.
STRISCIO E ROTOLO		
A 4 mesi c'è la prima manifestazione del *rotolo*. A 4 mesi e mezzo viene utilizzato funzionalmente. A 7 mesi inizia lo *striscio*.	A 8 mesi e mezzo rotola da supino a prono. Non prende in esame lo *striscio*.	A 4 mesi di età il bambino inizia a rotolare. Inizia ad esserci la reazione di raddrizzamento derotativa. Non prende in esame lo *striscio*.
ANDATURA QUADRUPEDICA E AD ELEFANTE		
A 8 mesi sta *a gatto*, ma non va avanti. A 10 mesi sa avanzare *a gatto* con movimenti sincroni di braccia e gambe. A 11 mesi e mezzo sa avanzare su mani e piedi (elefante).	A 11 mesi va a *quattro zampe*.	A 7 mesi inizia a stare in posizione *quadrupedica*. A 8 mesi inizia la locomozione *quadrupedica*. A 8 mesi iniziano ad esserci le reazioni di equilibrio in *quadrupedica* che saranno mature a 12 mesi. A 10 mesi compare la posizione a *plantigrado* o elefante A 12 mesi lo spostamento a *plantigrado*.
ANDATURA VERTICALE		
A 18 mesi cammina a piccoli passi, sa camminare all'indietro e lateralmente.	A 12-13 mesi cammina da solo con una *guardia alta*.	A 12 mesi deambulazione con *guardia alta*. A 14 mesi con *guardia media*. A 17 mesi con *guardia abbassata*.

Tabella 4 L'attività di strisciamento secondo le scale di valutazione di Aicardi, dei Bobath, di Dargassies, di Denver, di Doman, di Illingworth, di Levitt, di Morales, della Morosini, di Prechtl e Beintema e di Vojta

SCALA	ATTIVITÀ DI STRISCIAMENTO
BOBATH	A 7 – 8 mesi prono: si spinge indietro o in avanti facendo uso delle braccia. Striscia.
DOMAN	Nel secondo stadio (generalmente a circa 5 mesi) il bambino impara che muovendo braccia e gambe in un determinato modo, con lo stomaco premuto contro il pavimento, può spostarsi da un punto A ad un punto B. Questo spostamento è chiamato "striscio" (crawling).
GESELL	A 7 mesi inizia lo striscio.
ILLINGWORTH	A 9 mesi il bambino si sposta sull'addome con l'aiuto delle mani.
LEVITT	A 7 mesi e mezzo inizia lo striscio in avanti con movimenti a rana. A 8 mesi e mezzo il bambino si trascina sulle natiche. A 10 mesi e mezzo raggiunge lo strisciamento con movimenti reciproci degli arti.
MORALES	Lo strisciamento non è maturo prima dei 9 mesi.
MOROSINI	Riporta che A.A. prevedono nel primo trimestre un avanzamento contemporaneo di due arti omolaterali con rotazione del capo dallo stesso lato e al 3°- 4° mese e mezzo uno spostamento con schema crociato con capo sollevato dal piano.
PRECHTL E BEINTEMA	Osservano movimenti tipo strisciare a carponi, spontanei o con rinforzo, nel neonato
VOJTA	Dal 4° al 7°- 8° mese in posizione prona passaggio dal movimento di spostamento di passo in avanti dell'arto inferiore facciale alla marcia a foca
AICARDI, BRAZELTON, DARGASSIES, DENVER, MILANI, THOMAS	Non prendono in esame questa tappa.

Tabella 5 Modalità di esecuzione dell'attività di strisciamento in bambini di età compresa fra i tre e i quindici mesi

STRISCIAMENTO					
RETROPULSIVO	Spinta ad una mano				
	Spinta a due mani	Simultaneamente			
		Alternativamente			
PROPULSIVO	Con appoggio del bacino	Utilizza tutti quattro gli arti	Bilaterale simmetrico crociato	Appoggia tutto l'arto inferiore	
				Appoggia un segmento dell'arto inferiore	
			A rana	Arti inferiori contemporaneamente	
	A tre punti: utilizza due arti superiori più di uno inferiore, l'altro funge da timone				
	A foca: utilizza solo gli arti superiori				
	Con sollevamento del bacino	Bilaterale simmetrico crociato con sollevamento del bacino e propulsione distale			
		A bruco			
		Striscimento rotolato			
		A lepre			

Per saperne di più

Puoi trovare le scale di Brazelton, dei Bobath, di Dargassies, di Doman, di Gesell, di Illingworth, della Levitt, di Milani e Gidoni, di Morales, della Morosini, di Prechtl e Beintema, e di Vojta nei seguenti testi:

Doman G (1975) Che cosa fare per il vostro bambino cerebroleso. Armando Editore, Roma

Dargassies SSA (1979) Lo sviluppo neurologico del neonato a termine e del prematuro. Masson, Milano

Bobath B, Bobath K (1977) Lo sviluppo motorio nei diversi tipi di paralisi cerebrale. Ghedini, Milano

Brazelton TB, Nugent JK (1997) La scala di valutazione del comportamento del neonato. Ed. Italiana Rapisardi G (a cura di) Masson, Milano

Gesell A (1950) I primi cinque anni della vita. Astrolabio, Roma

Illingworth RS (1986) Normalità e patologia dello sviluppo infantile. Masson, Milano

Levitt S (1977) Treatment of cerebral palsy and motor delay. Blackwell Scientific Publications

Morales RC (1976) Trattamento precoce delle lesioni neurologiche con stimolazioni riflesse e punti motori. Verduci, Roma

Morosini C (1978) Neurolesioni dell'età evolutiva. Piccin, Padova

Prechtl H, Beintema D (1977) L'esame neurologico del neonato a termine. Casa Editrice Ambrosiana

Vojta V (1980) I disturbi motori di origine cerebrale nella prima infanzia. Diagnosi e terapia precoci. Piccin, Padova

Capitolo 4
Modello analitico

Adriano Ferrari

A differenza del modello adultometrico, che in definitiva considera il bambino un essere inferiore, incompleto o comunque imperfetto, e del modello statistico, che abbattendo il valore della diversità finisce per compromettere il concetto stesso di individualità, il modello analitico consente di affrontare in chiave positiva e certamente più onesta la valutazione delle capacità del bambino in ogni periodo della sua vita. Per dirla con Milani "Il neonato non deve essere considerato un portatore di carenze da colmare (modello adultometrico), un abbozzo di uomo che faticosamente si arrampica lungo le scale accidentate delle tappe evolutive (modello statistico), ma come un individuo che esprime nei suoi comportamenti il massimo di autonomia possibile per ciascun momento considerato". Dietro alla parola *comportamenti* è facile ravvisare, per trasparenza, lo sviluppo delle funzioni adattive; cerchiamo invece di capire cosa significhi riconoscere al bambino una propria autonomia, dal momento che il cucciolo dell'uomo è stato da sempre considerato un inetto, anche nei confronti dei piccoli degli altri animali.

Per funzione intendiamo una soluzione operativa messa in atto dal sistema nervoso per poter soddisfare un determinato bisogno. La locomozione, la manipolazione, la comunicazione, ecc. sono funzioni. Conquistare lo spazio, modificare la realtà del mondo che ci circonda, ricevere e trasmettere informazioni interagendo con gli altri, sono i bisogni che vengono rispettivamente assolti da queste funzioni. L'aggettivo adattivo, sapientemente proposto da Sabbadini, delimita e chiarisce ulteriormente il concetto di funzione come di una soluzione adatta all'attore (quel bambino), adeguata al contesto (l'ambiente e la comunità in cui egli vive) ed idonea allo scopo che questi si propone di assolvere, migliorando l'originaria definizione di Anokin che per primo aveva chiamato funzione "l'unità integrativa centro-periferia strutturata dal sistema nervoso per soddisfare un determinato bisogno biologico".

In teoria, perché si possa sviluppare una funzione occorre prima di tutto che l'individuo raggiunga la consapevolezza di dover dare soluzione ad un preciso bisogno, ad una chiara esigenza o ad un forte desiderio, a patto naturalmente che esso risulti realizzabile. Occorrono poi risorse disponibili (repertorio), determinazione a cercare fino a trovare la soluzione più idonea allo scopo, occasioni per sperimentare la sua efficacia e modelli offerti dal contesto cui potersi ispirare. Ma non tutte le funzioni hanno bisogno di questa complessa combinazione di fattori per potersi sviluppare. Alcune funzioni, in genere destinate alla sopravvivenza o a fornire risposte immediate in caso di necessità improvvise, sono *geneticamente programmate* e risultano perciò sostanzialmente identiche fra un individuo e l'altro. Tutte le altre funzioni, definite *modulari*, vengono invece apprese ed adattate progressivamente da ciascuna persona in funzione delle proprie caratteristiche, delle condizioni imposte dall'ambiente in cui vive e dei modelli operativi a cui viene esposto. La stessa funzione *apprendimento*, che può essere considerata la madre di tutte le funzioni, è a sua volta una funzione geneticamente programmata destinata a farci conquistare quanto geneticamente non previsto (Milani).

Limitandoci ad esplorarne l'aspetto motorio, lo sviluppo del bambino può essere visto dalla parte delle funzioni (pietre miliari) che via via si susseguono in relazione al fattore tempo (crescita) o dalla parte dei bisogni a cui ciascun soggetto cerca di fornire una soluzione, oppure, meglio ancora, dalla parte degli appuntamenti, epoche in cui ciascun individuo, raggiunta la consapevolezza di un bisogno, deve saper realizzare almeno una funzione in grado di assolverlo adeguatamente. Non si può dunque giudicare la validità di una funzione senza considerare lo scopo che essa si propone di adempiere e l'appuntamento biologico che giustifica il valore di quel bisogno in quella determinata fase dello sviluppo.

Funzioni geneticamente programmate

L'uccello che spicca il suo primo volo dal nido non può imparare a volare in quel momento, deve già saper volare; l'anatroccolo che segue la madre tuffandosi nello stagno, non può imparare a nuotare in quel momento, deve già saper nuotare; il vitellino che poche ore dopo la nascita segue la madre nei suoi spostamenti alla ricerca del cibo, non impara a camminare in quel momento, ma sa già camminare. L'appuntamento della funzione in questo caso è legato da un lato al bisogno e dall'altro alla maturazione delle strutture operativamente deputate alla realizzazione della prestazione. Se le ali non sono abbastanza forti per sostenerlo, non è concessa al volotto una seconda occasione per riprovare. Altrettanto vale per le zampe del vitellino o dell'anatroccolo. Lo sanno bene anche i predatori che aspettano pazientemente i cuccioli troppo impulsivi. Là dove la fragilità delle funzioni possedute dall'individuo mette a dura prova la possibilità della sua sopravvivenza, la natura si affida strategicamente al numero dei soggetti generati contemporaneamente a difesa della conservazione della specie. Basta pensare a quanto avviene per i pesci.

La forza delle funzioni geneticamente programmate è rappresentata dalla loro pronta disponibilità e dalla loro immediata efficacia. Per questo esse sono determinanti nel garantire la sopravvivenza del soggetto in caso di bisogni impellenti. Il loro principale limite è invece rappresentato dall'assenza di modificabilità, specie in relazione alle caratteristiche del contesto ed alle esperienze man mano acquisite. Anche nell'uomo è riconoscibile l'esistenza di funzioni geneticamente programmate, attive specie durante la vita fetale ed al momento del parto. In seguito le funzioni apprese acquistano un'importanza sempre maggiore rispetto a quelle geneticamente programmate che restano comunque attive per tutta la vita nei comportamenti che eseguiamo per istinto.

Funzioni modulari

Le funzioni modulari vengono costruite partendo da ingredienti aspecifici, appunto i moduli, che vengono assemblati in funzione dello scopo cercato, delle caratteristiche del contesto (fisico e sociale) e delle peculiarità dell'attore. Sono per eccellenza funzioni adattive. Leggere, scrivere, andare in bicicletta, suonare uno strumento sono funzioni modulari. Lo svantaggio di non essere immediatamente disponibili e prontamente efficaci è compensato in loro dall'estrema adattabilità, poiché vengono costruite tenendo conto contemporaneamente delle caratteristiche dell'attore, dello scopo, dell'ambiente fisico e dell'ambito sociale. L'uomo ha conquistato la terra perché basandosi sulla sua capacità di apprendimento ha saputo sviluppare, più di qualunque altro animale, funzioni modulari. Non a caso egli è il solo animale capace di vivere in qualunque luogo del pianeta. Solo il gatto ed il cane, affidandosi però alle sue cure, hanno saputo fare altrettanto.

Mentre le funzioni geneticamente programmate non possono che essere estremamente simili, se non identiche, fra individuo ed individuo, le funzioni modulari possono essere estremamente diverse da soggetto a soggetto, senza per questo compromettere la loro efficacia. Comincia così a delinearsi una possibile autonomia del bambino che non necessariamente deve essere confrontato coi comportamenti propri dell'adulto o con quelli della maggioranza dei suoi coetanei per poter essere giudicato un essere competente.

La ricapitolazione ontogenetica della filogenesi

All'inizio del secolo scorso Haeckel, un neurobiologo che studiava lo sviluppo dell'uomo comparandolo a quello delle altre specie animali, aveva osservato che la genesi di ciascun individuo (ontogenesi) ricapitolava nei primi stadi evolutivi la strada seguita della sua specie (filogenesi) per giungere dalla comparsa della vita sulla terra fino ai giorni nostri. Già Darwin era stato duramente criticato da alcuni scienziati e soprattutto da molti religiosi del suo tempo per la teoria dell'evoluzione. L'affermazione "l'uomo deriva dalla scimmia" che i suoi denigratori gli attribuirono, in realtà suonava in origine ben diversamente: se i progenitori dell'uomo fossero ancora viventi, dovremmo classificarli fra le scimmie, pur non appartenendo a nessuna delle specie di scimmie attualmente conosciute.

Haeckel si è spinto ancora più indietro, ipotizzando per l'uomo prima dello stadio dei primati (le scimmie arboricole), lo stadio dei mammiferi terrestri, quello degli anfibi, ed infine quello dei pesci. Esistono numerose evidenze biologiche che sostengono la validità della legge della ricapitolazione ontogenetica della filogenesi. Nel corso dello sviluppo embrionale compaiono organi rudimentali analoghi a quelli delle specie animali *attraversate* (tasche branchiali ai lati del collo e occasionali malformazioni caratterizzate dalla fusione degli arti inferiori a formare un'unica pinna come nei pesci, mani e piedi palmati come negli anfibi, catene mammarie soprannumerarie e porzioni rudimentali di coda come nei grandi mammiferi terrestri). La somiglianza con i primati è ancora talmente evidente che non ha certo bisogno di dimostrazioni e legittima l'appellativo di "scimmia nuda" con cui, in modo un po' denigratorio, è stato spesso definito l'uomo. Se lo stadio dei pesci e quello degli anfibi possono giustamente essere considerati *arcaici*, non altrettanto si può dire dei nostri trascorsi fra i mammiferi: la struttura del rachide ancor oggi più adatta a fungere da trave piuttosto che da colonna, la centrazione dell'anca, massima in posizione di flessione e leggera abduzione delle cosce piuttosto che di estensione ed adduzione, e soprattutto la distribuzione metamerica dell'innervazione spinale, per effetto della quale la parte più distante dalla faccia risulta essere il podice anziché il piede, confermano in modo inequivocabile la validità della legge di Haeckel.

La specie uomo, nel corso della sua lunga evoluzione, ha dovuto sapersi progressivamente trasformare in senso adattivo per poter sopravvivere in ambienti man mano diversi, facendo il pesce ai tempi del grande mare, l'anfibio delle paludi costiere all'emergere delle prime terre, il mammifero quadrupede all'estendersi della terraferma, la scimmia al comparire della vegetazione arborea, per ridiscendere infine, del tutto recentemente, sul suolo movendosi sulle sole zampe posteriori (homo erectus) per dedicare quelle anteriori interamente ad una nuova straordinaria attività funzionale: la manipolazione (homo habilis). Le funzioni e le strutture sviluppate e perfezionate nel corso della evoluzione della specie sono state trasmesse in eredità alle generazioni successive come abilità (funzioni geneticamente programmate) o come predisposizione (funzioni modulari).

Analizzando in dettaglio, secondo il principio della ricapitolazione ontogenetica della filogenesi, le trasformazioni subite dalla funzione locomotoria nell'uomo, è facile ammettere il susseguirsi, durante lo sviluppo di ciascun individuo, di prestazioni organizzate attorno alla mobilità dell'asse corporeo come nel rotolamento e nello strisciamento (pesci ed anfibi), attorno alla reazione di sostegno sui quattro arti come nell'andatura quadrupedica (mammiferi) ed attorno all'afferramento a scopo di sostegno e di sollevamento antigravitario (*brachiazione dei primati*). Questa sequenza ordinata di prestazioni locomotorie (rotolare, strisciare, gattonare, aggrapparsi e spostarsi eretti afferrati a qualche cosa, camminare poi a mani libere, ecc.) ripropone l'ordinato succedersi delle attività locomotorie del lattante affermato, procedendo secondo una logica descrittiva e statistica, dalle scale ordinali di sviluppo, a partire da quella elaborata da Gesell. Lo sviluppo motorio può dunque essere paragonato ad una linea ferroviaria dove i convogli possono viaggiare a diversa velocità (precocità o ritardo), ma le stazioni si susseguono comunque sempre nel medesimo ordine (Zazzo).

I comportamenti motori definiti rotolamento, strisciamento, gattonamento, ecc. che osserviamo dopo la nascita sono davvero espressione di una funzione geneticamente programmata, eredità di altre vite trascorse in altri ambienti dai nostri progenitori, oppure tutta la ricapitolazione della filogenesi è da ricollocare all'interno della vita intrauterina e le funzioni che osserviamo dopo la nascita sono in realtà già funzioni modulari?

La paralisi cerebrale infantile, la rieducazione motoria e la teoria generale dello sviluppo

La paralisi cerebrale infantile è stata ed è tuttora considerata da alcuni autori come una condizione di rallentamento, regressione o arresto dello sviluppo motorio (turba della postura e del movimento), in cui è possibile riconoscere in chiave patologica il riemergere di schemi primitivi ed arcaici, cioè filogeneticamente precedenti gli attuali.

Ne consegue, secondo logica, che il compito della rieducazione neuromotoria dovrebbe essere quello di *forzare* il sistema nervoso del soggetto a riprendere il percorso teorico dello sviluppo motorio riproponendogli *secondo il loro ordine ideale* le diverse prestazioni che egli avrebbe dovuto progressivamente acquisire se non fosse stato ostacolato dalla lesione subita. Le tappe dello sviluppo proposte dai metodi di rieducazione motoria di matrice neuroevolutiva (Doman - Delacato, Bobath, ecc.), le famose *pietre miliari*, sarebbero dunque una eccezionale facilitazione per guidare i processi di recupero del cervello del bambino con paralisi cerebrale perché farebbero leva su funzioni geneticamente programmate. A questo punto, decidere se la ricapitolazione ontogenetica della filogenesi abbia a che vedere o meno direttamente con lo sviluppo delle funzioni adattive della vita di relazione diventa una questione di fondamentale importanza anche per giustificare la legittimità di certe proposte rieducative.

La vita di relazione e lo sviluppo delle funzioni adattive

Le funzioni geneticamente programmate esauriscono la loro importanza con la nascita e l'espletamento dei primi atti psicofisici poiché presuppongono una costanza delle condizioni ambientali che non può essere assicurata a lungo al di fuori dell'utero.

La vita di relazione comporta infatti il variare continuo delle caratteristiche contestuali, del comportamento degli adulti (a loro volta influenzati dal mutare delle regole della società) e dei coetanei (modelli ispiratori), delle opportunità concesse dai familiari e delle occasioni fornite dall'ambiente. Per poter essere competenti, le funzioni della vita di relazione devono necessariamente essere funzioni modulari. L'equazione esigenza – funzione, che contempla per principio numerose variabili, è la matrice dei modelli di comportamento adattivo che ciascun individuo deve saper opportunamente sviluppare al momento giusto della propria vita. Ogni bambino è sottoposto agli stessi bisogni, ma non è obbligato a sviluppare in risposta la stessa funzione, anche se è facilmente osservabile come alcune soluzioni siano statisticamente talmente frequenti da essere state assunte come norma. Per dimostrare la validità del modello proposto, ciò che conta veramente non è l'esistenza di soluzioni *comuni* o *consuete* per la loro facile reperibilità, ma la possibilità di rinvenire strategie *insolite* che meglio si adattano, per quell'individuo, quell'ambiente e quello scopo, a dare risposta a quel bisogno. Il giudizio di competenza della funzione non può in altre parole tener conto della frequenza, della forma o della collocazione temporale della attività esplorata, ma della sua capacità di dar risposta a quel bisogno che il quel momento del suo sviluppo è significativo per quel bambino.

Il modello analitico premia dunque le differenze che gli altri modelli hanno condannato e permette di esprimere un giudizio di vera competenza di una funzione quando il bambino esprime nei suoi comportamenti "il massimo di autonomia possibile per il momento considerato" (Milani). Non importa che il bambino impari a rotolare, a strisciare, a gattonare e via di seguito rigidamente nell'ordine considerato e perfezionando opportunamente ciascuna prestazione prima di passare alla successiva. L'importante è che la soluzione adottata sia adatta all'attore, idonea allo scopo ed adeguata al contesto, anche se insolita, bizzarra o non rispettosa della gerarchia delle tappe evolutive, come avviene per chi impara a gattonare solo dopo essersi messo in piedi ed aver già imparato a camminare in modo funzionalmente efficace.

Le ricadute sul piano riabilitativo di questa posizione concettuale sono immediatamente evidenti: è un errore costringere il bambino con paralisi cerebrale a percorrere una dopo l'altra, imitandole, tutte le tappe del così detto sviluppo normale. Bisogna invece chiedersi quali siano le esigenze cui in quel momento del suo sviluppo egli deve cercare di dare risposta e quale sia la soluzione adattiva più idonea a questo scopo compatibile con il suo repertorio, coerente con il suo modo di procedere, accettabile dal suo contesto, giustificata dal risultato prodotto: in sostanza quale sia l'architettura migliore possibile della funzione progettata per lo scopo considerato.

Architettura della funzione

Confrontiamo fra loro, a titolo esplorativo, le diverse forme di locomozione che il bambino può adottare prima di raggiungere la stazione eretta ed il cammino.

Il rotolamento rappresenta un movimento di massa eseguito lungo l'asse corporeo, comporta pochissima attività antigravitaria e poco equilibrio, essendo la superficie di appoggio estremamente vasta ed il baricentro mantenuto nel punto più basso possibile. Anche il meccanismo di propulsione richiesto può essere considerato semplice potendo combinare estensione e torsione. Solo la *liberazione* degli arti superiori, che possono restare imprigionati sotto il torace, comporta lo sviluppo di movimenti più raffinati. È l'assenza di questi movimenti che può separare, anche a lungo, la capacità di girarsi da quella di rotolare. Il vero punto debole di questa prestazione motoria, se utilizzata come forma di locomozione, è rappresentato dall'impossibilità di mantenere un orientamento nello spazio ed una direzione nell'avanzamento, essendo impossibile dare continuità alle mire visive. Anche quando il bambino ha compiuto un giro completo, gli oggetti di primo piano e lo sfondo non possono ripresentarsi ai suoi occhi con le caratteristiche precedenti, essendo cambiate in modo discontinuo le loro dimensioni e la loro posizione nello spazio.

Lo strisciamento rappresenta in questo senso un sicuro progresso, poiché viene assicurata la continuità della direzione di avanzamento e la costanza della rappresentazione delle mire visive dello spazio. I suoi punti deboli sono caratterizzati dall'attrito radente anziché da quello volvente proprio del rotolamento, e dall'impegno di fornire propulsione al corpo coordinando l'azione dei quattro arti, che ancora non sostengono il corpo, e quindi non sono in grado di movimenti guidati dalla reazione segnapassi, ma già devono differenziarsi fra azioni di spinta richieste agli inferiori e di trazione ricercate ai superiori.

Queste difficoltà possono essere superate con il passaggio all'andatura quadrupedica, dove scompaiono gli attriti esterni (le mani e le ginocchia sono ferme al suolo mentre il corpo si sposta su di loro), tutti quattro gli arti svolgono una azione di sostegno e sono possibili movimenti alternati e reciproci, governati dai generatori di azione posti nel midollo spinale. Lo sguardo può restare fisso sulla meta e quindi orientamento e direzione non incontrano difficoltà. Una volta sollevato il corpo, l'azione antigravitaria è favorita dal fatto che il baricentro si sposta in avanti mantenendosi ad altezza costante e che le articolazioni intermedie sono estese (al gomito ed anche al ginocchio nel caso dello schema plantigrado). Principale punto negativo, comune alle altre soluzioni analizzate, l'impossibilità di conciliare a livello degli arti superiori la funzione di sostegno con quella di afferramento e manipolazione. Per trovare una soluzione adeguata anche a questa necessità dobbiamo aspettare la stazione eretta, con i problemi di equilibrio che la caratterizzano, o considerare l'andatura sul sedere (shuffling). Quest'ultima modalità di spostamento orizzontale, che la maggior parte delle scale di sviluppo ignora del tutto, permette di ridurre lo sforzo antigravitario sostenuto dai quattro arti trasferendolo al tronco, di mantenere il contatto visivo con l'oggetto e quindi l'orientamento e la direzione, di limitare gli attriti al suolo alla sola regione del podice, di garantire un buon equilibrio perché la base di appoggio è abbastanza larga ed il baricentro considerevolmente basso, di favorire la funzione dei telerecettori poiché il capo resta sempre eretto, di facilitare la reazione di sostegno e la catena dei raddrizzamenti poiché i labirinti si trovano nella loro posizione ideale, di contenere la fatica muscolare necessaria alla propulsione e soprattutto di concedere agli arti superiori la possibilità di essere impiegati per compiti di afferramento, trasporto e manipolazione. L'andatura sul sedere è senza dubbio la migliore soluzione adottabile di fronte al bisogno di spostarsi orizzontalmente sul terreno. Esige tuttavia grande capacità di controllo simultaneo dal momento che due funzioni complesse come la locomozione e la manipolazione possono essere esercitate nello stesso tempo. I bambini che adottano questa modalità di spostamento prima di mettersi in piedi, non lo fanno generalmente troppo presto e finiscono per *ritardare* successivamente anche la stessa acquisizione della stazione eretta e del cammino. Dovremmo chiederci perché i bambini che adottano questa modalità di locomozione orizzontale debbano essere giudicati incapaci e condannati ad apprendere il gattonamento come espressione rassicurante di recupero motorio. È quanto avviene assai sovente ai bambini con sindrome di Down.

Ma cosa può indurre il sistema nervoso del bambino ad orientarsi verso una soluzione piuttosto che verso l'altra e cosa avviene, in particolare, in condizioni patologiche centrali o periferiche?

Se un bambino nasce senza braccia, nessuno si scandalizza a vederlo spostarsi sul sedere poiché è evidente che le altre modalità di locomozione orizzontale risulterebbero impossibili (gattonamento) o poco efficaci (strisciamento), naturalmente a patto di considerare lo sviluppo di questa abilità come una funzione modulare. Se si trattasse invece di una funzione geneticamente programmata, non avremmo alternative in grado di supplire la sua mancanza. Dunque parametri biologici come forza muscolare, resistenza, ampiezza articolare, sviluppo dei segmenti, peso del capo e del tronco possono concorrere ad influenzare le scelte del sistema nervoso. Nel bambino affetto da sindrome di Down, la lassità legamentosa esercita a questo proposito un ruolo determinante. Ricordiamoci di questo principio anche quando ci prendiamo cura di pazienti affetti da malattie neuromuscolari e da sindromi genetiche i quali possono non essere in grado di acquisire una forma di locomozione orizzontale se vengono condannati a stare sdraiati, ma che possono mostrare sorprendenti capacità se vengono forzatamente portati in posizione seduta o in stazione eretta. Occorre infatti meno forza muscolare a stare in piedi ed a camminare di quanta ne richiedono rotolare, strisciare e gattonare. La prova del nove di questa affermazione è offerta dalle sindromi evolutive, dove le diverse forme di locomozione citate vengono progressivamente perdute nell'ordine imposto dalla forza muscolare richiesta per la loro esecuzione.

Accanto alle caratteristiche strutturali dell'apparato locomotore, dobbiamo però saper considerare anche le caratteristiche proprie del sistema nervoso, almeno in relazione agli aspetti motori, percettivi e cognitivi.

Gli aspetti motori sono i più semplici da analizzare. In primo luogo va considerata la dotazione di moduli motori. Per facilitare la comprensione, possiamo paragonate i moduli motori alle lettere dell'alfabeto. Da sole non significherebbero nulla, ma messe assieme permettono la costruzione delle parole, cioè dei movimenti. Va da sé che tanto minore è la dotazione di moduli motori (repertorio), tanto minore sarà la possibilità di costruire funzioni.

Le lettere dell'alfabeto posseggono altre caratteristiche. Innanzi tutto è possibile distinguere le vocali dalle consonanti. In termini motori dovremmo parlare di posture e di gesti. Se prevalgono le vocali, il movimento risulterà troppo vincolato a configurazioni obbligate come avviene nei bambini spastici; se vi sono troppe consonanti, il movimento si rivelerà invece eccessivamente variabile, come avviene nei bambini discinetici. Come succede con le lettere dell'alfabeto, che possono essere usate maiuscole o minuscole, alcuni moduli possono dominare sugli antagonisti a livello della interazione competitiva di cui parlava Milani. Ne consegue una ridotta libertà di scelta fra schemi opposti, con prevalenza degli schemi forti su quelli deboli. Occorre ancora considerare le combinazioni obbligate. Alcune lettere si combinano esclusivamente con definite altre, come la h o la q. Così alcuni movimenti si sposano indissolubilmente solo con altri, limitando il numero delle variabili possibili. Un chiaro esempio è offerto dall'adduzione e dalla rotazione interna che accompagnano preferibilmente i movimenti di flessione a livello dell'anca. Non sempre tuttavia questa limitazione risulta svantaggiosa: basta pensare alle sinergie che altro non sono che combinazioni obbligate di movimenti funzionalmente combinati tra loro. Va infine considerata la presenza inquinante di lettere di un alfabeto alieno, quello della motricità patologica, che possono da sole compromettere la qualità del risultato raggiungibile, riducendo l'adattabilità della funzione. Tanto più prepotenti sono gli schemi patologici e tanto minore è il loro numero, tanto maggiore sarà la stereotipia delle soluzioni motorie prodotte. Ad un livello un po' superiore a quello delle lettere dell'alfabeto governate dalla grammatica, collochiamo la sintassi, ovvero le regole con cui le diverse parole devono combinarsi fra loro per costruire frasi di senso compiuto (soggetto, verbo, predicato, ecc.). Per prassia, in senso motorio, intendiamo la somma delle istruzioni necessarie per passare da un progetto ad un prodotto, ovvero l'organizzazione sequenziale dei movimenti necessari per raggiungere un definito risultato. Paradossalmente un soggetto disprattico migliora l'esito delle proprie azioni nella misura in cui è capace di ridurre il repertorio dei moduli che possiede. Come nel gioco del puzzle, dove la mancanza di istruzioni rende la difficoltà del compito proporzionale al numero dei moduli di cui è composta la figura.

Un po' più complesso è analizzare gli aspetti percettivi che possono influenzare le abilità motorie del bambino. Innanzitutto va considerata la capacità stessa di raccogliere informazioni, che può essere condizionata dalla riduzione o dalla perdita della sensibilità. Per il controllo motorio sono fondamentali il senso di movimento, il senso di posizione, la pressione, il tatto, il dolore, la temperatura. A queste informazioni sensitive vanno aggiunte le informazioni sensoriali fornite dalla vista, dall'udito, dai labirinti. Senza informazioni sensitive e sensoriali adeguate, il cervello non è in grado di esercitare un adeguato controllo motorio. Ma la presenza di informazioni per così dire grezze non è di per sé condizione sufficiente per garantire un completo ed adeguato controllo del movimento. Occorre considerare l'attenzione che il soggetto rivolge al segnale, o la tolleranza che possiede rispetto all'informazione raccolta. La mancanza di attenzione, o negligenza, e l'intolleranza verso alcune informazioni legate alla instabilità, alla profondità ed al vuoto, bastano da sole ad indurre il paziente a rinunciare a scelte motorie, e quindi ad attività, per altro possibili dal punto di vista esecutivo. Le informazioni raccolte vengono continuamente confrontate fra loro ai fini della costruzione di una configurazione percettiva (Berthoz) ed anche a questo livello sono possibili errori e distorsioni. L'illusione è, ad esempio, un errore interpretativo di informazioni per altro reali, come dire che uno più uno fa undici anziché due; le allucinazioni sono invece percezioni senza materia, sogni ad occhi aperti, fantasie della mente che crede di aver sentito o visto cose inesistenti e si comporta motoriamente di conseguenza.

Restano ancora da considerare gli aspetti cognitivi. Prima di tutto occorre ricordare che il motore che porta alla costruzione delle funzioni è la consapevolezza che il soggetto ha di avere un'esigenza e la sua determinazione a trovare una soluzione in grado di assolverla. Chiamiamola motivazione. Senza motivazione non vi è alcuna possibilità di costruzione di abilità motorie sia spontaneamente che attraverso la terapia rieducativa. È ancora il cognitivo a decidere se la soluzione approntata rispetto al bisogno ispiratore sia "buona abbastanza" da essere accettata o necessiti di un ulteriore perfezionamento. Lo sviluppo di ciascuna funzione non prosegue infatti indefinitamente verso una condizione ideale (best performance), ma si arresta più o meno bruscamente a livello di quel buono abbastanza che ciascun individuo stabilisce per se stesso, per i risultati cui ambisce, per le difficoltà che incontra, per le soddisfazioni che prova. La grafia di molti di noi, me compreso, costituisce una dimostrazione sufficientemente chiara di questo concetto.

La competenza di una funzione non è tuttavia il prodotto esclusivo dell'equazione bisogno – risposta, essa è influenzata anche dalle regole formali che la società in cui viviamo ci impone di rispettare (contestualità) e da considerazioni del tutto personali (consonanza), che fanno sì che certe prestazioni, per quanto efficaci, vengano comunque inibite perché considerate inadeguate rispetto all'immagine di abilità che ciascuno di noi vuol far conoscere agli altri. Andare a gatto all'asilo nido può essere ancora un modo adeguato di spostarsi, farlo alla scuola elementare diviene una prestazione assolutamente inaccettabile. Sapendo di essere stonati, molti di noi rinunciano a cantare, o rinunciano a parlare una lingua straniera, quando il livello della padronanza delle parole non soddisfa la complessità delle idee che intendiamo esprimere.

Al termine dell'analisi dei fattori che possono influenzare la competenza della funzione vanno considerati anche i cosiddetti aspetti contestuali, rappresentati dalle possibilità offerte dall'ambiente e dalle occasioni concesse dalla comunità di esercitare quella determinata attività. Perché un bambino impari a mangiare da solo non occorre solo che egli senta lo stimolo della fame (esigenza), che sia motivato ad imparare a mangiare, che sappia usare le mani e la bocca, ecc. Occorre anche che vi sia in giro qualche cosa di buono da mangiare (ambiente) e che gli adulti gli permettano di imparare a farlo, sciupando se il caso anche un po' di cibo prima di aver trovato la soluzione giusta (funzione).

Per questo Milani ci raccomandava che prima di giudicare una funzione come inadeguata, deficitaria o del tutto mancante, fossimo ben sicuri di aver offerto al bambino tutte le opportunità e le occasioni necessarie per poterla apprendere, perché le nostre manchevolezze non vengano ingiustamente considerate suoi difetti.

Per saperne di più

Anokin PK, Bernstein N, Sokolov EN (1973) Neurofisiologia e cibernetica (Mecacci L Eds) Ubaldini, Roma

Berthoz A (1998) Il senso del movimento. Mc Graw-Hill, Milano

Bobath B, Bobath K (1976) Lo sviluppo motorio nei diversi tipi di paralisi cerebrale. Libreria Scientifica già Ghedini, Milano

Doman G (1975) Che cosa fare per il vostro bambino cerebroleso. Armando Armando, Roma

Ferrari A (1996) I disturbi neuromotori nei primi tre anni di vita: criteri per una valutazione funzionale. In: Brunati E, Fazzi E, Ioghà D, Piazza F Lo sviluppo neuropsichico nei primi tre anni di vita. Strategie di osservazione ed intervento. Armando Armando, Roma, pp. 183-193

Milani Comparetti A (1982) Semeiotica neuroevolutiva. Prospettive in Pediatria, 48; 305,314

Milani Comparetti A, Gidoni EA (1976) Dalla parte del neonato, proposte per una competenza prognostica. Neuropsichiatria infantile 75:5-18

Sabbadini G, Bovini P, Pezzarossa B, Pierro MM (1978) Paralisi cerebrale e condizioni affini. Il Pensiero Scientifico, Roma

Sabbadini G, Pierro MM, Ferrari A (1982) La riabilitazione in età evolutiva. Bulzoni, Roma

Introduzione

Gli scritti che seguiranno hanno fondamentale importanza per la comprensione delle sessioni successive. Parleremo delle esigenze dell'individuo, del significato dei bisogni nella filosofia, nella psicologia, nella psicanalisi, di come le stesse esigenze biologiche siano espresse e soddisfatte in modo differente in diverse culture e di come i bisogni secondari siano influenzati dal contesto sociale e culturale (cap. 5).

Affronteremo la nascita della funzione in termini neurofisiologici (cap. 6) dalle antiche concezioni ippocratiche alle scoperte della neurofisiologia moderna.

Ciò che sta alla base del nostro agire dovrebbe essere sempre motivo di interesse e curiosità culturale. A maggior ragione per chi lavora in campo riabilitativo la conoscenza di come opera la nostra struttura cerebrale deve costituire l'impalcatura sulla quale costruire le conoscenze successive.

Il nostro cervello è un grande architetto, ha la capacità di ideare e progettare una costruzione così complessa come l'essere umano e allo stesso tempo di farla funzionare, in relazione alle esigenze, nel modo più efficace possibile. Per noi fisioterapisti è indispensabile comprenderne i meccanismi per essere più preparati nel riconoscimento e nella valutazione dei processi adattivi.

Entreremo poi più specificatamente a trattare di quelli che sono gli elementi fondamentali nella costruzione dello sviluppo del bambino (cap. 7): le fondamenta, le basi e l'impalcatura che permetteranno la messa a punto di un edificio così complesso come l'individuo bambino.

Capitolo 5
Che cos'è un'esigenza

Lucia Bertozzi, Luisa Montanari, Isabella Mora

Che cos'è un'esigenza

L'esigenza o il bisogno è quella condizione nella quale l'individuo ha mancanza di qualcosa di essenziale per il proprio benessere; è il desiderio di eliminare o prevenire una sensazione di dolore o di procurarsi una sensazione di piacere. Nell'uomo può avere aspetti fisiologici e psicologici ed indurre alla risoluzione di problemi per l'appagamento di essi.

Da un punto di vista semantico è difficile scindere l'esigenza, il bisogno, il motivo o la motivazione, che in alcuni contesti sono utilizzati quasi come sinonimi ed in altri hanno una connotazione propria e differenziata. Per esemplificare questi concetti ricorriamo alla convenzionale, un po' fittizia, suddivisione dei bisogni in primari e secondari.

Sono considerati primari i bisogni cosiddetti biologici, come la fame, la sete, il sonno, l'evacuazione, la termoregolazione, il bisogno di ossigeno, ecc., che sono trasmessi geneticamente e che si sviluppano in modo autonomo in qualsiasi condizione ambientale: la loro soddisfazione si rende necessaria per la sopravvivenza dell'individuo e della specie (Fig. 11).

Sono considerate secondarie le tensioni che variano da individuo ad individuo, che sono apprese e che derivano dall'ambiente sociale nel quale l'individuo cresce. In uno stesso individuo i bisogni possono variare nel tempo e naturalmente cambiare durante lo sviluppo e la crescita.

I bisogni secondari possono essere reali, ovvero manifestazioni della personalità del soggetto stesso, oppure indotti, cioè determinati da un'influenza più superficiale dell'ambiente e da circostanze esterne.

Possono infatti derivare dal desiderio di imitazione, dall'influenza della pubblicità, dall'invenzione e dall'offerta di nuovi prodotti ammalianti.

La suddivisione in primari e secondari può avere solo una valenza didattica in quanto difficilmente un bisogno è così catalogabile; ad esempio il bisogno di stimolazione tattile, senza essere considerato in senso stretto biologico, sembra determinante per la sopravvivenza, come lo dimostrano molti studi svolti sia su animali che bambini (Fig. 12).

È ampiamente dimostrato che nei mammiferi la stimolazione cutanea è importante per un sano sviluppo; studi sui ratti dimostrano che essa esercita, nella prima infanzia, una influenza benefica sul sistema immunitario, determinando una maggior resistenza alle infezioni e alle malattie nonché una influenza sull'accrescimento e una maggior efficienza funzionale di tutti gli apparati corporei.

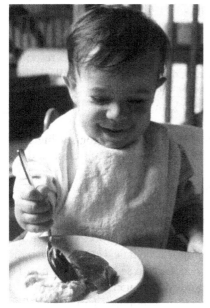 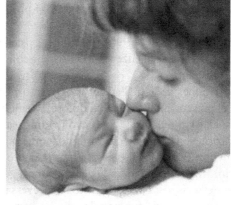

Figura 11 Che bello mangiare!   **Figura 12** Stimolazione tattile

Eppure, tale bisogno di contatto viene espresso e soddisfatto in maniera diversa da cultura a cultura e sembra che sia in parte appreso. È possibile osservare in alcune popolazioni contatti prolungati come negli eschimesi Netsilik, dove il bambino viene tenuto sulla schiena fino a quando non impara a camminare ed in altre, dove i contatti sono limitati a pochi momenti della giornata.

Nella popolazione africana dei Mondugumor la madre allatta il bimbo in piedi, in una posizione scomoda e solo per il tempo necessario per il pasto.

Nella popolazione dei Dusum del Borneo settentrionale l'esperienza tattile è stata sostituita da surrogati di natura linguistica, gestuale e posturale. Fra i Dusum, per esempio, non è prevista nessuna forma tattile di saluto, inoltre ogni bambino, nel primo anno di vita, non può essere toccato da nessuno, se non dalla madre.

In conclusione possiamo dire che un bisogno primario o secondario, trasmesso geneticamente o appreso, reale o fittizio che sia, produce sempre nell'individuo sano adulto o nell'infante una motivazione, ovvero una spinta, una pulsione che determina un'azione, un comportamento, un cambiamento dell'ambiente interno dell'individuo stesso o dell'ambiente esterno ad esso. Grossman distingue queste pressioni in motivazioni omeostatiche e non omeostatiche. Secondo l'autore le prime sono create dai bisogni primari, suscitate ed estinte da modificazioni dell'ambiente interno; le seconde sono conseguenti ai bisogni secondari, suscitate ed estinte da modificazioni dell'ambiente esterno.

Per molti autori il comportamento umano è il risultato di un problem solving posto da un bisogno, inteso quindi come mancanza o problema.

La filosofia razionalista si contrappone all'idea, che i comportamenti derivino dai bisogni, conferendo all'uomo il carattere della razionalità e della responsabilità, per cui il suo agire è dettato esclusivamente dalla volontà e dalla ragione e non certo da pulsioni più o meno istintive.

Diversamente hanno affrontato il problema alcune correnti della biologia e della psicologia.

Bowlby (1907-1990), psichiatra, psicoanalista e psicopedagogista inglese, ritiene che le esigenze siano indispensabili alla sopravvivenza e alla crescita dell'individuo.

Hobbes vede nell'edonismo, ovvero nella spasmodica e competitiva ricerca del piacere e nella fuga dal dolore, i principi motivazionali dell'uomo.

Darwin nella sua teoria evoluzionistica, interpreta quella stessa spinta motivazionale che nasce dal bisogno, come parte essenziale del processo di adattamento. Secondo lo stesso, il mutamento comportamentale (*la variazione*) si rinforza e si tramanda da generazione a generazione solo se ha dato esiti positivi nella risposta ai bisogni stessi, viceversa tende ad estinguersi.

La psicologia funzionale, che ha come massimo esponente James, vede l'istinto alla base del comportamento e la motivazione come condizione per il processo di adattamento.

La psicanalisi infine pensa che energie inconsce, forze irrazionali insite nella natura umana, spingano e determinino il comportamento dell'uomo. Il "modello idraulico" di Freud rappresenta metaforicamente questo gioco degli istinti, che vede il ripristino dell'equilibrio energetico mentale in relazione alla soddisfazione dei bisogni.

Hull (1884-1952), psicologo americano, neobehaviorista spiega che una condizione di bisogno crea uno stato di tensione (*drive*) nell'organismo che stimola ad agire.

Secondo lo stesso il comportamento di un individuo è inizialmente casuale, un tentativo per prove ed errori, che porterà alla ricerca di ciò che è necessario per ridurre la condizione di bisogno (*need reduction*). La *need reduction* crea di conseguenza una riduzione del *drive*.

Sempre secondo Hall i comportamenti che hanno portato velocemente ad una riduzione del bisogno vengono appresi più rapidamente (*legge dell'effetto*).

Bisogni e cultura: massificazione e diversità

I bisogni, la soddisfazione di essi, le priorità che acquistano sono strettamente correlati alle culture umane. I bisogni *primari*, sono presenti in qualsiasi individuo di qualsiasi parte del mondo, che li avverte in maniera fisiologica; sono perciò, indipendenti dalla cultura, ma le risposte che le varie popolazioni danno ad essi sono diverse.

I comportamenti che derivano dalla soddisfazione dei bisogni *primari* hanno modalità o sfumature difformi. Il bisogno di nutrirsi, di difendersi, di man-

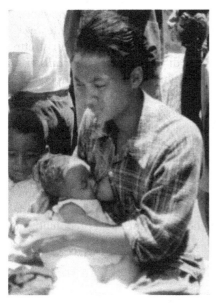

Figura 13 Mercato di Tananarive: mamma che allatta

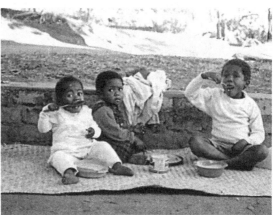

Figura 14 Bambini che pranzano a Tongarivo – Tananarive

tenere la temperatura corporea ecc. sono soddisfatti in maniera disuguale a seconda del tipo di vita che la popolazione conduce, dal tipo di aggregazione che ha, dall'ambiente in cui vive, dal clima, dai gusti, dallo stile, dal temperamento e dalla religione della popolazione stessa (Figg. 13, 14).

I bisogni *secondari* ad esempio l'arte, il gioco, lo svago, il bisogno di appartenenza ad un gruppo sociale e altre forme di piacere, la produzione di benessere e tutto ciò che è correlato alla sfera sociale e spirituale è strettamente legato alla cultura in quanto *puro* prodotto di essa. La storia della nostra specie è sempre stata caratterizzata da una enorme diversità di comportamenti derivanti dalla diversità di risposte ai bisogni primari e dalla variabilità di quelli secondari.

A questo proposito, oggi ci troviamo di fronte a tensioni che vanno dall'e-
spressione di necessità *massificate*, a manifestazioni di esigenze altamente *diversificate* a causa dell'incontro di popolazioni di culture diverse in uno ristretto
spazio geografico. Assistiamo ad una alternanza di *globalizzazione* e *localismi*.

Da un lato, i bisogni appaiono uniformi ed uguali e sembrano superare le
caratteristiche individuali e culturali a causa della eccessiva circolazione di
informazioni, idee, immaginari, ideologie e rappresentazioni del mondo; d'altro lato, fioriscono esigenze nuove come conseguenza del fenomeno delle emi-
grazioni. Oggi seicento milioni di individui si spostano per motivi economici,
politici, per evitare conflitti o per altro, creando l'incontro di culture diverse e il
sovrapporsi di bisogni ed esigenze.

Come conseguenza della *globalizzazione* e della diffusione rapida di informazioni, i *media* penetrano indifferentemente nel villaggio africano, nell'azienda
canadese e nella scuola italiana, ecc., imponendosi con messaggi prepotenti che
inducono a necessità (Fig. 15).

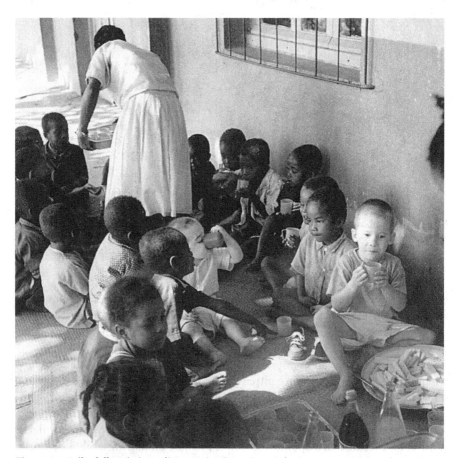

Figura 15 Asilo della missione di Ampasimajera: Coca cola e aranciata a merenda

I bisogni sembrano essersi uniformati, in quanto nasce prima la modalità o lo strumento per soddisfarli, poi il bisogno stesso.

Nelle società moderne in un tempo assai breve è avvenuto questo mutamento importante: bisogni e desideri hanno assunto caratteristiche senza precedenti nella storia, ovvero sono arrivati a coincidere in parte, con i prodotti e i servizi: è la società stessa che li crea e che li modella.

Ciò che è in commercio e diffuso, diventa un'esigenza per tutti gli abitanti del mondo, si forma una dipendenza nei confronti di prodotti messi in produzione e, considerandone il ricambio rapido (ad esempio nei supermercati americani compaiono annualmente 1500 prodotti nuovi), i desideri e i bisogni indotti che ne derivano sono spesso vacui e informi.

Questa alta intensità di merci spesso paralizza la creazione autonoma di valori e può condurre alla standardizzazione del comportamento umano. Il bambino in particolare è uno dei principali protagonisti di questo gioco bisogni/prodotti, infatti gli occhi attenti dell'industria hanno individuato in lui una inesauribile fonte di profitto.

Come conseguenza il mondo appare amalgamato e le varie culture sembrano differire solo per pochi residui di stili d'azione tradizionale. Così il comportamento di un ragazzino newyorkese appare quasi completamente assimilato a quello di uno cinese o a quello di un europeo (Fig. 16).

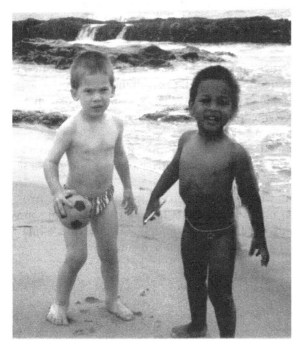

Figura 16 Bambini che giocano a Manakara

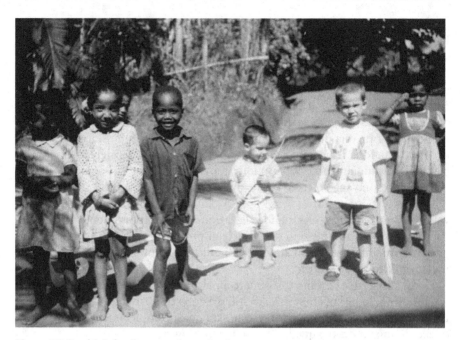

Figura 17 Bambini che giocano a Ampasimajera

Quindi nell'analisi delle necessità dell'individuo ed in particolare del bambino è importante considerare questi due fattori: il diffondersi delle nuove tecnologie delle comunicazioni e le migrazioni, come elementi della nostra contemporaneità che inducono, ad un continuo incontro/scontro di uniformità e differenza (Fig. 17).

Ponendoci in questa prospettiva proponiamo, tramite questo testo, lo studio del bambino che incontriamo nei nostri servizi, considerando volta per volta, uguaglianza e difformità, costatando comunque che, nonostante la massificazione di pensiero e di comportamenti, ancora oggi permangono le differenze individuali e culturali. Possiamo ancora dire:

"Ogni uomo è, sotto certi aspetti simile ad ogni altro uomo, sotto certi aspetti solo ai membri del gruppo con cui vive e sotto altri ancora è simile solo a se stesso"[13].

La complessità del bambino che incontriamo, la sua unicità percettivo-motoria, socio-affettiva, il suo modo di leggere la realtà e i suoi bisogni sono ancora l'espressione di una individualità che va comunque riconosciuta e valorizzata e di questa si parlerà a lungo negli altri capitoli del testo.

---

[13] Kluckhohn C, Murray HA (1953) *Personality in nature, society and culture*. New York, University Press.

A maggior ragione dovremmo porre attenzione alla diversità culturale, quando questa produrrà necessità difformi, tenendo conto che qualche volta queste sono evidenti, ma spesso non sono palesemente manifeste (Figg. 18, 19).

La differenza culturale non si manifesta solo attraverso segni facilmente riconoscibili e spesso si allontana dalle nostre categorie conoscitive. All'interno quindi dell'osservazione del bambino, porremo attenzione in particolar modo ai suoi processi cognitivi perché questi ricalcano la cultura di appartenenza e difficilmente sono contaminabili dai processi di standardizzazione.

Ad esempio il bambino che proviene da una cultura prevalentemente orale, come la maggior parte di quelle africane, avrà la necessità di comunicare e pensare tramite immagini ed esempi che fanno ricorso a linguaggi iconici, di favole e miti; avrà particolari capacità sensorio-percettive e abilità sofisticate di comunicazione non verbale.

Il bambino che proviene da una cultura scritta, come quella occidentale, avrà la necessità di utilizzare modalità di pensiero logiche-astratte, preferirà la comunicazione verbale, sarà meno consapevole dei messaggi di tipo non verbale.

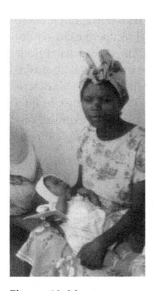 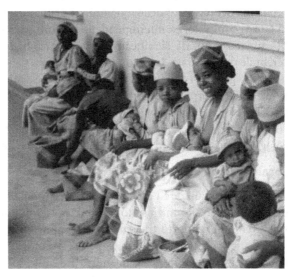

Figura 18 Mamma presso l'ospedale di Ampasimajera

Figura 19 Mamme presso l'ospedale di Ampasimajera

Per saperne di più

Belluanti M, Grossi G, Viglongo E (1995) Mass Media e società multietnica. Anabasi, Piacenza

CAPITOLO 6
Che cos'è una funzione

MASSIMO MATELLI

Premessa

Il danno del sistema nervoso centrale spesso produce alterazioni permanenti o perdita di funzioni comportamentali, ma spesso si assiste, in particolari circostanze, ad un cospicuo grado di recupero funzionale. In alcuni casi, vi è un ritorno a livelli normali o quasi normali di prestazioni anche dopo perdite estese di tessuto cerebrale. Tuttavia non ci sono opinioni univoche riguardo alla natura e alle cause di tale recupero e, di conseguenza, al loro significato nella comprensione dell'organizzazione e dell'attività del sistema nervoso nell'organismo intatto. Due sono le ragioni principali della mancanza di un approccio unitario al problema del recupero delle funzioni. La prima ragione risiede nel gran numero di fattori complessi ed interdipendenti che influenzano il recupero e che rendono difficile avanzare significative interpretazioni sulla funzione della regione cerebrale danneggiata. La seconda ragione è più generale e riguarda la confusione spesso generata dall'uso di termini ambigui se non proprio errati nella descrizione e nell'interpretazione delle operazioni svolte dal sistema nervoso. In questo capitolo, partendo dall'evoluzione del pensiero filosofico e scientifico, cercherò di ripercorrere brevemente le tappe fondamentali della discussione tra psicologi e neurobiologi sul tema della localizzazione delle funzioni.

Localizzazione delle funzioni

I tentativi di analizzare i complessi processi mentali come una funzione di aree discrete del cervello iniziarono in un passato lontano. Forse la fonte più antica riguardante il rapporto tra cervello e comportamento risale all'incirca al 3500 a.c. ed è rappresentata da un papiro egiziano, noto come papiro di Edwin Smith, nel quale si ipotizza un nesso tra sintomi motori e regione cerebrale danneggiata da una frattura comminuta del cranio. Per Ippocrate il cervello è l'organo umano più potente e la Scuola Ippocratica osserva strette correlazioni tra ferite craniche e disturbi motori oltre a rilevare una coesistenza stretta tra disturbi motori del lato destro del corpo e disturbi del linguaggio. Al contrario di Aristotele che attribuiva al cervello una funzione di spugna refrigerante del calore prodotto dal cuore, Galeno riteneva che l'attività mentale fosse localizzabile nel cervello e ne attribuì alcune funzioni a specifiche zone cerebrali. L'affermazione che i nervi motori e sensitivi originerebbero rispettivamente dalle parti anteriori e posteriori dell'encefalo rappresenta una primitiva forma di localizzazione. Tuttavia Galeno pensava che il cervello fosse la sede dell'anima in quanto sede nei ventricoli del *pneuma*. Nel Medio Evo i naturalisti ed i filosofi si convinsero ancor più che le attività mentali fossero localizzabili non tanto nel tessuto cerebrale quanto nei ventricoli cerebrali. Nel Seicento, Vesalio (1514-1564) e Varolio (1543-1575) furono i primi anatomisti che si rifiutarono di attribuire ai ventricoli funzioni psichiche considerandoli semplicemente delle cavità comuni tanto all'uomo come agli animali. Il filosofo francese René Descartes (1596-1650) si separò dalla tradizione medioevale di localizzazione ventricolare, riproponendo una struttura cerebrale, la ghiandola pineale (epifisi), come sede della terza parte dell'anima platonica, l'anima razionale. Descartes giunse a tale convincimento principalmente attraverso la speculazione e non in seguito ad una osservazione anatomica accurata. L'influenza sul pensiero pre-scientifico di Descartes fu tuttavia più profonda. Infatti, egli introdusse il concetto del corpo come macchina (res extensa) controllato da un'anima razionale ed indivisibile (res cogitans), cioè dalla mente.

Da questi concetti si svilupperanno poi diverse teorie soprattutto filosofiche che porteranno al convincimento che il cervello possa sì controllare il corpo ma solo per quanto concerne gli aspetti più semplici di analisi degli stimoli sensoriali e di controllo dei vari muscoli. L'attività mentale che caratterizza la specie umana e che comprende i sentimenti ed il pensiero sarebbe sotto il controllo dell'anima che, per sua stessa definizione, è immateriale e quindi non oggetto dell'esperienza dei nostri sensi né, tantomeno, localizzabile in un organo. La spiritualità dell'anima e la sua indipendenza dal cervello furono il dogma centrale che doveva essere difeso poiché da esso derivano temi spinosi quali l'immortalità dell'anima, e, per estensione, la moralità, l'ordine sociale e perfino l'esistenza di Dio.

I localizzazionisti

All'inizio del XIX secolo un noto anatomista tedesco, Franz Josef Gall (1758-1828), inventore della cranioscopia o, come altri la definirono, della frenologia, introdusse l'idea che la corteccia cerebrale fosse la sede della mente e che fosse costituita da organi specifici. Ciascun organo o area corticale presiedeva ad una diversa "facoltà" mentale e, se essa era particolarmente ben sviluppata, portava alla formazione di una prominenza nella corrispondente regione del cranio. Gall credeva che esistessero 26 o 27 facoltà in altrettante distinte regioni corticali basando la sua classificazione delle facoltà mentali sull'analisi del comportamento dei soggetti e rilevandone le caratteristiche craniometriche mediante la palpazione del cranio. In questo modo furono create le mappe "frenologiche" che rappresentano un tentativo di proiettare, senza solide basi empiriche, a livello corticale la "psicologia delle facoltà" in auge a quel tempo. La frenologia non sopravvisse alla revisione scientifica successiva ma il concetto di localizzazione introdotto da Gall, seppur formulato in termini diversi, rimane ancor oggi valido.

Il tentativo di distinguere zone funzionali differenti della corteccia cerebrale sulla base di cambiamenti del comportamento ha un grande sviluppo nella neurologia clinica francese del primo quarto del XIX secolo. Jean Baptiste Bouillard (1776-1881) che studiò le paralisi ed i disturbi del linguaggio in pazienti con lesioni cerebrali sosteneva come principio euristico essenziale l'origine corticale dei disturbi motori e la localizzabilità dei "centri" corticali del movimento sulla base della correlazione anatomo-clinica fra paralisi e danno cerebrale localizzato. Pur essendo convinto dell'esistenza di "centri" specifici del linguaggio in aree specifiche del cervello egli non riuscì a dimostrare la propria ipotesi. Si può ritenere che il 1861 sia la vera nascita dell'indagine scientifica dei processi cerebrali, quando il giovane anatomista Jean Paul Broca (1824-1880) descrisse il cervello di un paziente che era degente da molti anni nell'ospedale della Salpetrière con un disturbo della produzione del linguaggio ma senza paralisi dei muscoli della fonazione e dimostrò che nel cervello di questo paziente era lesa la parte posteriore della circonvoluzione frontale inferiore di sinistra. Questo disturbo noto con il termine di afasia motoria o afasia di Broca fu il primo disturbo delle funzioni superiori ad essere correlata con un danno discreto del cervello e pose una pietra miliare per una nuova teoria delle localizzazioni cerebrali. Grazie all'azione trainante dei clinici che correlavano le lesioni corticali con i disturbi cognitivi, un solo decennio fu sufficiente per mettere in evidenza la produttività delle scoperte di Broca. Nel 1873, lo psichiatra tedesco Carl Wernicke (1848-1904) descrisse alcuni pazienti che presentavano l'incapacità di comprendere il linguaggio in assenza di disturbi del linguaggio parlato e correlò tali disturbi con una lesione della corteccia del giro temporale superiore sinistro. Nasceva cosi un nuovo "centro" del linguaggio: l'area di Wernicke. La scoperta del fatto che forme complesse dell'attività mentale potevano essere ritenute funzioni di aree limitate e definibili della corteccia cerebrale, o in altre parole essere localizzate ad aree corticali fece nascere entusiasmi senza precedenti nella scienza neurologica portando ad una vasta raccolta di dati che dimostravano come altri processi mentali complessi fossero il risultato dell'attività di singole aree della corteccia cerebrale. Questo grande interesse per la localizzazione diretta delle funzioni cognitive portò, nel breve volgere di alcuni anni (gli "splendidi anni Settanta") all'identificazione di un "centro per i concetti", un "centro" per la scrittura, la lettura, il calcolo matematico e di un "centro per l'orientamento nello spazio".

Se le indagini cliniche di Broca e della scuola neurologica francese avevano consentito di gettare una sfida alla teoria olistica del cervello, questo modello era rimasto "dominante" nella neurofisiologia fino agli anni Settanta. La dimostrazione sperimentale da parte di Gustav Theodor Fritsch (1838-1891) ed Edouard Hitzig (1838-1907) che, quando stimolate elettricamente, alcune aree della corteccia cerebrale producevano movimenti, mentre altre non davano risultati evidenti, ebbe per la neurofisiologia lo stesso impatto che ebbe la scoperta di Broca per la neurologia. La stimolazione elettrica diventò quindi un metodo complementare alle lesioni per dimostrare il ruolo di una data struttura neurale per una data funzione: la lesione, indagata con metodo clinico, la fa scomparire, la stimolazione ne provoca sperimentalmente la manifestazione. Lesione e stimolazione furono appunto i due metodi di indagine sperimentale che David Ferrier (1843-1928), a partire dal 1873, utilizzò per elaborare la prima "cartografia corticale" nei primati non umani che avrà una grande influenza anche sulla neurologia e sulla nascente neurochirurgia della fine dell'Ottocento.

Il ragionamento anatomo-clinico dei neurologi francesi dell'Ottocento e dei "localizzazionisti rigorosi" era fondamentalmente basato sul fatto che le alterazioni del comportamento rilevate nei loro pazienti erano correlabili direttamente con il danno corticale: se una data funzione è persa essa è "rappresentata" o localizzata nella parte di corteccia lesa. Sul versante della neurologia sperimentale tale ragionamento si traduce nello studiare cosa non è in grado di fare il cervello senza una sua parte.

Gli antilocalizzazionisti

Uno dei più strenui oppositori delle teorie localizzazioniste di Gall e che, più di ogni altro, contribuì alla demolizione della frenologia, fu il fisiologo francese Pierre Flourens (1794-1867). Egli, studiando soprattutto i piccioni, concluse che gli emisferi cerebrali erano la sede dell'intelligenza e delle sensazioni, che l'attività motoria era propria del cervelletto e che nel bulbo risiedevano i centri vitali. Nell'analizzare i risultati dei suoi esperimenti bisogna considerare che le tecniche usate erano ancora particolarmente rozze, che le osservazioni erano superficiali e che, lavorando essenzialmente sugli uccelli la cui fisiologia corticale è ancora oggi poco conosciuta, ogni generalizzazione sul funzionamento del cervello di animali superiori è sicuramente discutibile.

Nonostante questi limiti, Flourens è generalmente considerato l'antesignano della teoria olistica del cervello che vede la corteccia cerebrale come un unico organo responsabile delle attività intellettuali e che dominò il pensiero scientifico prima del degli "splendidi anni Settanta". Tre importanti personalità scientifiche hanno sostenuto, pur con differenti interpretazioni, la teoria olistica del cevello: Goltz, von Monakov e Lashley.

Nel 1881, nonostante molti dati sulla localizzazione delle aree motorie negli animali e nell'uomo fossero ormai acquisiti, Friedrich Leopold Goltz (1834-1902) guida la schiera di coloro che sostengono che il cervello operi come un tutto, sostenendo che il metodo della stimolazione elettrica non sia utile per lo studio delle funzioni del cervello e ritenendo il "vecchio" metodo dell'ablazione molto più affidabile. Infatti dopo decorticazione bilaterale i cani operati da Goltz non mostravano alcuna apprezzabile modificazione delle loro capacità motorie e sensoriali: gli animali conservavano il senso dell'olfatto non erano né ciechi né sordi ma solamente "idioti"; assenti erano pure i disturbi del movimento. Goltz conclude la propria relazione affermando: "in questi cervelli nulla dei centri sensitivi o motori di Ferrier era rimasto intatto. Ciò prova senza la minima ombra di dubbio che la teoria di Ferrier era completamente sbagliata". La posizione di Goltz rappresenta una posizione di retroguardia poiché le sue teorie che difendevano, sia l'inaccessibilità della corteccia cerebrale all'indagine sperimentale, sia il non coinvolgimento dei "centri superiori" nella funzione motoria, erano basate su dati sperimentali sostanzialmente errati. Famoso rimane lo scontro pubblico tra Ferrier e Goltz al 7° Congresso Medico Internazionale, che si tenne a Londra nel 1881, alla fine del quale la commissione giudicatrice, designata a dirimere la controversia, rilevò che il cervello del cane operato da Goltz non presentava quelle estese lesioni che il professore di fisiologia da Strasburgo riteneva di aver prodotto.

Constantin von Monakow (1853-1930) introdusse un nuovo elemento nel problema della localizzazione corticale, sottolineando l'importanza del fattore temporale ed introducendo il concetto di *localizzazione cronogenica* di funzioni come il movimento ed il linguaggio che risultavano distinte come localizzazione spaziale dei sintomi. Monakow riteneva che durante lo sviluppo del cervello si formassero "strati cronologici" piuttosto che "strati spaziali" e che la corteccia funzionasse non per attività di regioni circoscritte bensì grazie all'interazione di diverse aree corticali tra loro collegate. L'elemento temporale venne ulteriormente approfondito nella sua teoria della *diaschisi* o shock nervoso transitorio che riprendeva il concetto di Goltz della inibizione per irritazione. I sintomi immediati conseguenti ad una lesione cerebrale non sarebbero causati esclusivamente dal tessuto leso ma sarebbero il risultato di un effetto secondario e distribuito, la diaschisi, che sopprimerebbe transitoriamente l'attività di regioni anche lontane dall'area traumatizzata. Non tutti i sintomi precoci possono essere attribuiti all'edema, a riduzioni del flusso ematico ed a modificazioni metaboliche locali che si verificano essenzialmente nelle vicinanze della lesione. Anche aree spazialmente distanti ma anatomicamente connesse con l'area danneggiata sarebbero coinvolte in un transitorio blocco funzionale. Monakow sottolineava quindi la differenza tra sintomi precoci attribuibili alla disattivazione funzionale di più regioni cerebrali tra loro collegate e sintomi residui correlabili più direttamente al tessuto nervoso perso. L'importanza della teoria di von Monakow risiede nell'avere introdotto concetti che posero le basi per affrontare scientificamente il problema del recupero funzionale e che trasformarono la neurologia in una vera scienza biologica in grado cioè di fornire un contributo sostanziale alla conoscenza dell'organizzazione funzionale del sistema nervoso centrale.

Correlata alle teorie antilocalizzazioniste di Glotz e von Monakow e da esse direttamente sviluppata è la teoria della equipotenzialità della corteccia cerebrale proposta dal fisiologo americano Karl Spencer Lashley (1980-1958). Lashley riteneva che, all'interno di una data regione del cervello, una funzione fosse ugualmente mediata da tutto il tessuto della regione stessa. Pertanto se una particolare struttura veniva parzialmente danneggiata, la parte rimasta intatta di tale regione avrebbe continuato a mediare un determinato comportamento. Pertanto gli effetti di una lesione dipenderebbero più dalla quantità del tessuto danneggiato (effetto massa) all'interno di una struttura cerebrale che dalla specifica substruttura distrutta.

Le teorie antilocalizzazioniste, pur con differenti posizioni concettuali, possono essere così sintetizzate: poiché i neuroni sono collegati in una rete diffusa ci si può solo aspettare che le funzioni del cervello siano distribuite e non certo localizzabili. Dal punto di vista della neurologia sperimentale tale convincimento si traduce nello studiare non tanto cosa il cervello non sia in grado di fare quanto piuttosto ciò che il cervello può ancora fare senza una sua parte.

Ridefinizione del concetto di "funzione"

Per affrontare correttamente il problema della localizzazione corticale dell'attività mentale il primo passo deve essere un riesame dei concetti di base e, primo fra tutti, il concetto di "funzione". Per quei ricercatori che hanno esaminato il problema di localizzazione di una funzione elementare mediante stimolazione elettrica o lesione di aree corticali discrete, il termine funzione significava *funzione di un particolare tessuto*. Interpretazione indiscutibilmente logica. È perfettamente naturale considerare che la secrezione gastrica sia una funzione dello stomaco o che la secrezione dell'adrenalina sia una funzione della midollare del surrene. È altresì logico ritenere che la rilevazione della luce sia una funzione delle cellule fotosensibili della retina o che la generazione di impulsi motori sia funzione della scarica delle cellule di Betz della corteccia agranulare frontale. Tutte queste funzioni sono precisamente localizzabili. Tuttavia tale definizione non comprende tutti i significati del termine funzione. Come osservava il fisiologo russo Anochin (1949), quando si parla di "funzione respiratoria" tale termine non può essere riferito ad un singolo tessuto né ad un singolo apparato. Lo scopo ultimo della respirazione è la diffusione attraverso le pareti degli alveoli polmonari di ossigeno e di anidride carbonica. Affinché tale scopo sia raggiunto è necessario un complesso apparato muscolare, comprendente il diaframma ed i muscoli intercostali, in grado di aumentare e diminuire i diametri principali della gabbia toracica ed un più complesso sistema di strutture nervose di controllo distribuite non solo a vari livelli del tronco dell'encefalo ma anche nel diencefalo e perfino nella corteccia cerebrale. Dov'è quindi possibile localizzare la funzione respiratoria? Nel polmone, nei muscoli o nel cervello? È ovvio che il processo nel suo insieme viene realizzato non come una semplice funzione ma come un *completo sistema funzionale*. Questo concetto di una funzione come di un intero sistema funzionale si discosta nettamente da quello di una funzione di un particolare tessuto. Poiché i processi autonomi (la respirazione ne è un esempio) e somatici sono organizzati come sistemi funzionali complessi, a maggior ragione, tale definizione si può applicare alle complesse funzioni del comportamento. Ne deriva, logicamente, che la localizzazione ad una singola regione cerebrale non è più proponibile e porta inevitabilmente verso posizioni antilocalizzazionistiche.

Più utile dal punto di vista teorico è la distinzione tra mezzo e fine. Con il termine fine si indica il processo che porta al raggiungimento di un determinato scopo. Nell'esempio precedentemente illustrato, il fine della funzione respiratoria è quello di scambiare i gas. Il termine mezzo, invece, non si riferisce al prodotto finale di un particolare processo, ma definisce i meccanismi o le operazioni attraverso le quali un dato fine è ottenuto. Lo scambio dei gas è ottenuto grazie all'attività dei muscoli respiratori ed in virtù della circolazione di sangue nel letto alveolo-capillare. È tuttavia necessario sottolineare che non esistono relazioni rigide o necessarie tra fine e mezzo; un particolare fine può essere ottenuto attraverso mezzi diversi e mezzi identici possono, in differenti contesti, portare a fini completamente differenti. Se il muscolo diaframma smette di funzionare, la funzione respiratoria non risulta abolita perché si verifica un aumento dell'attività dei muscoli intercostali che rappresentano un diverso mezzo attraverso il quale il fine viene comunque raggiunto. Tra i mezzi che consentono gli scambi gassosi, i muscoli espiratori giocano un ruolo senza dubbio importante, tuttavia, essi rappresentano un mezzo impiegato anche in altre funzioni. Infatti, l'aria espirata, passando attraverso gli organi fonatori, consente la produzione del linguaggio.

Mentre i mezzi o, se si vuole, le funzioni semplici possono essere localizzate abbastanza precisamente in regioni discrete del cervello, i fini o, secondo Luria, i sistemi funzionali complessi non possono trovare una localizzazione singola. Il vantaggio di questa distinzione risiede nel fatto che si svincolano i termini da implicazioni psicologiche e fisiologiche.

La psicologia cognitiva si è da sempre occupata dei processi mentali che portano ad abilità quali la percezione, la memoria, l'apprendimento, il linguaggio e quindi a funzioni complesse di ordine superiore, trascurando la sensazione ed il movimento considerate funzioni relativamente semplici. La neurofisologia, viceversa, ha studiato per molto tempo i meccanismi neurali alla base dell'attività riflessa, dei sistemi sensoriali e dei sistemi motori, scelta principalmente dettata dai limitati mezzi tecnici disponibili. Tuttavia, il confine tra la psicologia cognitiva e la neurobiologia è arbitrario, non imposto da differenze intrinseche alle varie discipline ma semplicemente dalla nostra ignoranza.

L'architettura corticale e la localizzazione delle funzioni

Il lavoro di Ramon y Cajal (1852-1934), dei suoi allievi e di altri neuroistologi, che definirono l'organizzazione di base della corteccia cerebrale, rese possibile il passo successivo rappresentato dall'analisi sistematica delle variazioni di tale organizzazione in termini di architettonica cellulare (citorchitettonica) o di architettonica delle fibre (mieloarchitettonica).

Le origini dello studio citoarchitettonico della corteccia cerebrale possono essere fatte risalire alle osservazioni di Berlin (1833-1897) e di Meynert (1833-1892) ed a quelle di Betz (1834-1894) e Lewis (1847-1929), ciascuno dei quali dedusse che le cellule piramidali giganti e la regione corticale che le conteneva erano correlate alla funzione motoria.

Lo studio sistematico della citoarchitettonica e della mieloarchitettonica inizia nel 1903 quando i tre maggiori studiosi di questa disciplina, Campbell (1868-1937) in Inghilterra, e Brodmann (1868-1918) ed i Vogt (Oscar Vogt, 1870-1959 e Cecile Vogt, 1875-1962) in Germania pubblicarono le prime relazioni del loro lavoro.

Purtroppo, le mappe citoarchitettoniche furono interpretate, talvolta dagli stessi ricercatori, come la dimostrazione che la corteccia cerebrale fosse costituita da un mosaico di "organi" discreti, reminiscenti le mappe frenologiche. A differenza di queste, le mappe architettoniche si giovavano però di una più solida base anatomica e di importanti correlazioni funzionali. Il declino di interesse scientifico negli studi morfologici fu decretato, in parte, dall'eccessivo entusiasmo nell'attribuire ad ogni minima differenza morfologica il ruolo di "centro" funzionale, in parte da studi fisiologici che negavano a differenze anatomiche ogni correlazione funzionale.

Nonostante un lungo periodo di disinteresse negli anni a cavallo della seconda guerra mondiale, lo studio dell'architettonica corticale continua ancora oggi anche se su basi teoriche differenti ed utilizzando diverse tecniche di ricerca. L'architettonica corticale è oggi studiata con approcci metodologici multipli dove, accanto alle differenze istologiche, vengono anche analizzate le diverse connessioni con altre aree corticali e/o con strutture sottocorticali, studiate le proprietà neurofisiologiche dei neuroni e valutata la composizione neurochimica delle regioni corticali. Una data area corticale è considerata tale se è possibile dimostrarne non solo le differenze morfologiche, ma anche le connessioni specifiche e le proprietà neuronali peculiari. La visione moderna del significato funzionale delle differenze architettoniche della corteccia cerebrale è che questa ha la possibilità di svolgere operazioni diverse. La citoarchitettonica classica ci ha mostrato che la densità cellulare di uno o più strati è diversa da area ad area e, talvolta, alcune aree hanno uno strato molto più rappresentato di altre o, addirittura, sono prive di uno strato cellulare. Tali differenze si riflettono sulle connessioni reciproche (intrinseche) degli elementi nervosi che popolano gli strati di una data area corticale. Se le connessioni intrinseche fossero sempre costanti in tutta la corteccia cerebrale ciò non dovrebbe produrre differenze architettoniche. Una situazione analoga si verifica a livello della corteccia cerebellare che risulta citoarchitettonicamente estremamente omogenea e dove, grazie alla minore complessità dei circuiti intrinseci, è stato possibile dimostrare che questi sono sempre uguali indipendentemente dalla zona corticale esaminata. Tuttavia è dato incontrovertibile che regioni diverse della corteccia cerebellare svolgano funzioni diverse e ciò in virtù non tanto della capacità di elaborare l'informazione in maniera diversa, quanto di applicare le stesse operazioni ad informazioni di natura diversa che dipendono dal particolare tipo di afferenze ad una data regione cerebellare. Nella corteccia cerebrale la situazione è resa più complessa, ma al tempo stesso più flessibile, dal fatto che le differenti aree citoarchitettoniche possono elaborare non solo informazioni di natura diversa ma anche informazioni della stessa natura in maniera differente.

Anche la correlazione tra proprietà funzionali e caratteristiche architettoniche generali della corteccia cerebrale sviluppatasi alla fine del XIX secolo necessita di una revisione critica. L'assunto di base comunemente accettato in quegli anni era che esistesse una corrispondenza tra funzioni psicologiche e regioni corticali. Poiché la sensazione, la percezione ed il movimento erano considerate funzioni psicologiche distinte, esse dovevano risiedere in aree corticali differenti. Le sensazioni erano elaborate dalle aree sensoriali primarie (visiva, uditiva e somatosensoriale) che condividevano la caratteristica di essere, citoarchitettonicamente, una corteccia eterotipica granulare con uno strato ricevente (IV strato) particolarmente sviluppato. Analogamente, il controllo del movimento era attribuito alla corteccia eterotipica agranulare dotata di uno strato efferente molto sviluppato (V strato), ma priva del IV strato. Infine l'integrazione delle informazioni relative alle varie modalità sensoriali, necessaria alla costruzione del percetto era attribuito alle aree cosiddette associative dei lobi parietale, temporale e frontale che presentavano la comune caratteristica citoarchitettonica di avere tutti gli strati cellulari ugualmente rappresentati (cortecce omotipiche).

Le differenze citoarchitettoniche sono oggi interpretate non come la base morfologica di specifiche funzioni psicologiche, ma come circuiti operazionali alla base di processi fisiologici che possono svolgere un ruolo importante sia in funzioni elementari sia in funzioni complesse.

In questa visione moderna l'informazione proveniente dagli organi di senso non fornisce una descrizione unica degli stimoli (percetto), piuttosto si formano nel cervello descrizioni sensoriali multiple attraverso un'analisi in parallelo dell'informazione afferente. In altre parole, gli eventi, gli oggetti e la loro posizione nello spazio vengono analizzati più e più volte allo scopo di elaborare le diverse risposte motorie che uno stimolo può evocare. Sembra, oggi, che lo scopo primario dei circuiti corticali non sia quello di conoscere il mondo esterno attraverso la formazione di percetti, quanto di interagire con esso. Solo secondariamente, dall'attività di molteplici circuiti sensorimotori emerge il fenomeno percettivo.

Questa organizzazione è particolarmente evidente in animali dotati di un sistema nervoso meno evoluto ma è condivisa anche dai primati (Milner e Goodale, 1995). In questa specie i principi organizzativi risultano parzialmente oscurati dalla presenza di mappe corticali particolarmente vaste e complesse, primariamente dedicate ad un'analisi raffinata delle caratteristiche sensoriali. Durante l'evoluzione quindi il sistema organizzativo di base non sembra cambiare, aumenta solo la capacità discriminativa degli animali più evoluti che sono capaci di comportamenti più complessi. Le mappe sensoriali non sono assolutamente la prova che queste strutture siano l'unica base neurale della percezione.

Un esempio potrà chiarire meglio questa ipotesi e ci aiuterà a capire anche perché il concetto di "centro", inteso come regione cerebrale in grado di svolgere una data funzione psicologica, non è più attualmente proponibile. Classicamente si riteneva che nella corteccia "associativa" parietale esistesse un "centro dello spazio", una regione cioè in grado di analizzare in dettaglio ed integrare informazioni di natura visiva, uditiva, propriocettiva e vestibolare allo scopo di fornire una rappresentazione unitaria dello spazio che ci circonda. La codifica dello spazio così ottenuta verrebbe poi utilizzata per organizzare la nostra attività motoria in maniera adeguata alle diverse situazioni comportamentali, utilizzando, di volta in volta, l'informazione spaziale per guidare gli occhi nell'esplorazione del campo visivo, per consentire gli spostamenti nell'ambiente (navigazione spaziale), per guidare la mano nel raggiungere oggetti nello spazio o anche per descrivere una scena verbalmente. Questo ipotetico "centro dello spazio" dovrebbe ricevere proiezioni specifiche in grado di trasportare informazioni adeguate affinché possa essere costruita una coerente mappa spaziale e da questo "centro" dovrebbero distribuirsi collegamenti specifici con tutte le rappresentazioni motorie che necessitano di tale informazione spaziale per guidare un comportamento motorio adeguato. È quindi condizione necessaria che questo "centro" sia collegato con aree di rappresentazione motoria degli occhi, delle gambe e della mano. Le evidenze raccolte, invece, depongono per una organizzazione completamente diversa.

L'organizzazione anatomo-funzionale che emerge dagli studi più recenti depone per l'esistenza nella corteccia parietale di un mosaico di aree differenti, fornite di specifiche connessioni afferenti ed efferenti la cui funzione sarebbe quella di trasformare le informazioni visive e somatosensoriali in informazioni utili al movimento, processo comunemente definito come trasformazione sensorimotoria. La base morfologica di tale processo sarebbe rappresentata dal *circuito parieto-frontale*, cioè dal complesso di un'area parietale e dell'area frontale ad essa collegata da specifiche connessioni reciproche. Invece di formare un singolo "centro dello spazio", varie aree della corteccia parietale posteriore codificherebbero rappresentazioni multiple di un oggetto nello spazio, ciascuna correlata al controllo di uno specifico effettore come gli occhi, la testa e la mano. Lo spazio cioè, viene sezionato in settori all'interno dei quali i vari effettori agiscono: uno spazio peripersonale per le azioni di raggiungimento compiute con la mano e uno spazio extrapersonale per raggiungere oggetti lontani con gli occhi. La percezione unificata dello spazio deriverebbe dall'attività congiunta di una serie di circuiti parietofrontali ciascuno dei quali codifica la localizzazione spaziale dell'oggetto secondo le proprie necessità motorie e le trasforma in azioni potenziali.

Recupero delle funzioni

Il recupero funzionale viene genericamente definito come un ritorno a livelli normali o quasi normali di una data abilità dopo una sua iniziale riduzione in conseguenza di un danno del sistema nervoso. Nei pazienti cerebrolesi il recupero viene giudicato in rapporto alle prestazioni normali in vari tests neurologici e neuropsicologici, tenendo anche presente le informazioni riguardanti la storia premorbosa del paziente. Nonostante questi mezzi forniscano una valida e consistente misura della funzione comportamentale "recuperata", esiste un ampio margine di discussione se il comportamento recuperato rappresenti un vero recupero della funzione o se, invece, il soggetto non apprenda a sostituire con nuove strategie quelle definitivamente perdute in conseguenza della lesione. Tale disputa ha implicazioni importanti per il problema delle relazioni tra recupero e localizzazione delle funzioni e dipende in parte dall'ambiguità del significato e dell'uso del termine "funzione" che abbiamo precedentemente sottolineato. Normalmente si pensa al recupero in termini di una rinnovata capacità ad ottenere certi fini ma se non si analizzano i mezzi utilizzati dai soggetti cerebrolesi si rischia di non rilevare il vero deficit. Pertanto, l'analisi combinata dei mezzi e dei fini risulta cruciale, sia se il recupero viene utilizzato come metodo di studio dell'organizzazione del sistema nervoso, sia nell'ambito di ogni dibattito riguardante la localizzazione delle funzioni.

Le teorie proposte per spiegare il recupero funzionale non risultano concettualmente separate dalle teorie avanzate per spiegare l'organizzazione funzionale del cervello sano. Esse si basano sia su teorie strutturali sia su teorie "dinamiche".

Teorie strutturali

Le spiegazioni strutturali del recupero rappresentano "teorie statiche", perché strettamente legate a principi che si basano sull'organizzazione anatomica del cervello intatto. In questa categoria vengono incluse la *ridondanza* ed il *controllo multiplo*.

Il concetto di ridondanza o di rappresentazione ridondante (vedi Rosner, 1970) è strettamente correlata alla teoria dell'equipotenzialità di Lashley. Con questo termine si è voluto sottolineare la possibilità che una parte del tessuto nervoso possa mediare una funzione normalmente supportata dal sistema in toto. Dal punto di vista del senso comune risulta però difficile accettare che la distruzione di particolari substrutture non debba produrre alcun deficit comportamentale. Probabilmente, tali effetti potrebbero essere messi in evidenza solo in particolari situazioni, dal momento che i soggetti possono compiere attività finalizzate ad uno scopo grazie ad una serie di meccanismi alternativi che permettono un compenso considerevole.

Un altro modo di spiegare il recupero delle funzioni dopo danno cerebrale è rappresentato dal concetto che pone una data capacità psicologica sotto il controllo multiplo di diversi centri (*teoria del controllo multiplo*). Tale spiegazione appare semplice ed al tempo stesso onnicomprensiva. Il controllo multiplo si collega al concetto di localizzazione multipla e quindi una specifica lesione di un singola struttura di governo lascia intatte le altre. Ciò differisce dalla ridondanza perché in questa il risparmio funzionale è determinato dalla capacità delle strutture residue a vicariare la funzione, indipendentemente dalla sede del danno. Per ciò che riguarda il recupero di una funzione, il controllo multiplo, così come la ridondanza, risulta un concetto statico che non può da solo rendere conto del processo che porta dalla comparsa del deficit iniziale al graduale ritorno alla normalità. Il controllo multiplo potrà realmente spiegare sia il risparmio sia il recupero funzionale quando risulterà chiaro perché in alcuni casi il defict non è evidente (risparmio) mentre in altri compare un defict temporaneo (recupero funzionale). Un ulteriore problema legato alla teoria del controllo multiplo, almeno nella sua formulazione strettamente localizzazionistica, è che esso rappresenta un'ipotesi non verificabile e quindi non falsificabile. Ciò lo rende pertanto debole dal punto di vista teorico.

Teorie "dinamiche"

Poiché il recupero funzionale avviene nel tempo le interpretazioni che sottolineano eventi e meccanismi dinamici (che si sviluppano cioè dopo la lesione) offrono maggiori vantaggi rispetto alle teorie strutturali o statiche. A differenza della ridondanza e del controllo multiplo che forse sono più utili per spiegare il fenomeno del risparmio funzionale, le teorie dinamiche appaiono più direttamente legate al recupero funzionale.

Un'alternativa al concetto del controllo multiplo è rappresentata dalla teoria ad esso strettamente correlata della sostituzione funzionale. Questa ipotesi riguarda la possibilità che una regione cerebrale, parte di un sistema funzionale distribuito, possa assumere funzioni proprie di altre regioni quando queste vengono danneggiate. L'assunzione di "funzioni" non necessariamente richiede che la regione "supplente" utilizzi meccanismi identici a quelli utilizzati dalla regione danneggiata. La sostituzione funzionale rappresenta abbastanza chiaramente una diretta evoluzione della teoria localizzazionista, ma ammette una certa plasticità quando afferma che un'area cerebrale è sì specializzata per svolgere una data funzione, ma che l'attribuzione della funzione ad una data struttura può cambiare a seconda delle circostanze. La sostituzione funzionale viene spesso chiamata in causa per spiegare il recupero dopo lesioni precoci nell'età pediatrica quando si verifica una particolare situazione caratterizzata da un lato da una maggiore sensibilità del sistema nervoso agli eventi lesivi, dall'altro da notevoli potenzialità plastiche.

Tuttavia, la sostituzione funzionale dovrebbe spiegare come un'area vicariante possa, contemporaneamente, svolgere la propria funzione ed assumere nuove capacità senza cambiamenti delle sue proprietà o della sua efficienza.

I termini *plasticità* (Stain et al., 1969), *riorganizzazione radicale* (Luria, 1948) e *compensazione riorganizzativa* (Rosner, 1970) sono stati usati per indicare come alcuni meccanismi del recupero o del risparmio funzionale siano il risultato di cambiamenti globali dell'organizzazione neurale che si verificano in risposta a danni del sistema nervoso centrale.

La plasticità è spesso intesa come una flessibilità morfo-funzionale ed il termine è utilizzato per descrivere non solo modificazioni antomiche quali la *rigenerazione assonale*, lo *sprouting collaterale* ed il *pruning*, ma anche variazioni di efficienza sinaptica come *l'ipersensibilità da denervazione* e la riattivazione di sinapsi "relativamente inefficienti" (vedi box). Una definizione più radicale della plasticità è la capacità di una struttura nervosa, che svolge un ruolo consistente ed identificabile, di modificare la propria specializzazione in risposta a lesioni. Tale cambio di specializzazione non avviene tuttavia esclusivamente in risposta ad un danno nervoso, ma può essere la conseguenza naturale dello sviluppo o dell'influenza di fattori ambientali. L'interrelazione tra i meccanismi neurobiologici sopracitati e fattori ambientali contingenti è una recente acquisizione che indica come l'organizzazione anatomo-funzionale del sistema nervoso possa, entro limiti non ancora ben stabiliti, essere plasmata. Queste scoperte rappresentano un importante punto di partenza per orientare le future ricerche.

Attualmente però nel considerare il recupero delle funzioni ci si trova ancora di fronte a proprietà cerebrali al massimo livello di complessità e si otterrà ben poco se si trascurerà questo problema. Naturalmente è inadeguato licenziare il problema semplicemente affermando che tali processi sono altamente complessi o derivano da una vasta riorganizzazione. In generale, la comprensione del recupero funzionale richiede un approccio olistico che potrà essere raggiunto quando le diverse descrizioni dei fatti mentali sfoceranno in una concezione biologica unificante del comportamento.

Le neuroscienze, grazie alle innovazioni tecniche introdotte, sono oggi in grado di affrontare dal punto di vista biologico anche lo studio dei processi mentali. Le nuove tecniche di visualizzazione dell'attività cerebrale permettono di osservare *in vivo* il cervello, mentre svolge compiti cognitivi e di identificare le aree coinvolte nelle attività più elevate del comportamento umano. Inoltre, la possibilità di correlare biologia molecolare e studi cognitivi mette in grado i neurobiologi di iniziare l'esplorazione sistematica delle basi biologiche di meccanismi precedentemente indagati solo con tecniche psicologiche. Con ogni probabilità, l'aumentato interesse del mondo scientifico per gli studi di biologia dei processi mentali che ci permettono di percepire, agire, apprendere e ricordare sarà per il XXI secolo ciò che lo studio dei geni è stato per il XX secolo.

Sprouting rigenerativo. È noto da tempo che i neuroni sono in grado di rimodellare la porzione prossimale del loro assone dopo che la porzione distale è andata incontro a degenerazione. Gli assoni così rigenerati possono ripristinare o meno le connessioni anatomiche delle aree cerebrali denervate dal danno.

Sprouting collaterale. Con tale termine si definisce la formazione, da parte di neuroni non danneggiati, di nuovi collaterali assonici diretti a regioni cerebrali le cui normali afferenze sono state parzialmente o totalmente distrutte. Il processo rigenerativo porterebbe alla formazione di nuovi contatti sinaptici in aree non direttamente associate con le proiezioni originarie dei neuroni andati incontro a sprouting collaterale. I terminali neoformati, se da un lato potrebbero essere importanti per il recupero funzionale, certamente producono, mediante meccanismi di competizione sugli spazi sinaptici, effetti di disturbo nella regione di terminazione con conseguenze negative sui meccanismi di recupero.

Pruning. Fino a poco tempo fa si pensava che i dendriti fossero in grado di rimodellare la propria struttura solo accorciandosi. In realtà i dendriti riescono anche ad allungarsi, modificando la localizzazione ed incrementando il numero delle proprie spine (effetto pruning) con conseguente formazione di nuovi siti sinaptici. Questo rimodellamento delle connessioni rappresenta un fenomeno i cui meccanismi molecolari sono ancora poco conosciuti, ma che tuttavia non dipende dall'età del soggetto, potendo manifestarsi anche in età senile.

Ipersensibilità da denervazione. Il termine si riferisce alla comparsa di una aumentata sensibilità post-sinaptica ai neurotrasmettitori da parte di cellule di una regione cerebrale, privata di una sua afferenza (denervazione). Per questo fenomeno, ben documentato dopo lesioni sia periferiche sia centrali, si deve ancora determinare la precisa relazione tra quantità della denervazione, grado di ipersensibilità ed entità del recupero.

Sinapsi relativamente inefficienti. Quando afferenze principali ad una data regione cerebrale vengono eliminate, afferenze anatomiche, preesistenti al danno neurale ma funzionalmente poco efficienti, possono essere in grado di ripristinare la propria efficienza sinaptica, mediando così alcune funzioni nervose. Tale meccanismo viene chiamato in causa soprattutto per spiegare le modificazioni delle mappe sensoriali. È stato infatti dimostrato che le mappe sensoriali, ritenute in passato fisse e immutabili, sono in realtà ampiamente modificabili da variazioni delle afferenze sensoriali periferiche. Nei primati, regioni dall'area sensoriale primaria private delle afferenze dalla periferia, dopo un periodo di silenzio neuronale, evidenziano una nuova rappresentazione come conseguenza di una invasione delle rappresentazioni situate nelle regioni adiacenti.

Per saperne di più

Anochin PK (1949) Problems in higer nervous activity. URSS Academy of Sciences press, Moskow

Clarke E, O'Malley CD (1968) The human brain and spinal cord. University of California press, Berkley and Los Angeles

Luria AR (1948) Restoration of brain function after war injuries. Izd, Acad. Med; Nauk. SSSR, Moskow

Luria AR (1977) Come lavora il cervello. Ed Il Mulino, Bologna

Finger S (1978) Recovery from brain damage. Plenum press, New York and London

Milner AD, Goodale MA (1993) The visual brain in action. Oxford-New York, Oxford University Press

Morabito C (1996) La cartografia del cervello. F. Angeli, Milano

Rosner BS (1970) Brain Functions. Ann Rev of Psichol 21, 555-594

Capitolo 7
L'architettura delle funzioni

Lucia Bertozzi, Luisa Montanari, Isabella Mora

Premessa

L'interesse verso lo sviluppo motorio è un interesse che storicamente è sempre stato estremamente vivace per quel carattere di immediatezza, di facile osservabilità, di facile possibilità di riconoscimento di quantificazione, di valutazione e di classificazione. Esistono però altri sviluppi, a cominciare da quello linguistico e cognitivo, allo sviluppo delle funzioni adattive, (quindi allo sviluppo dei comportamenti), altrettanto importanti e significativi nell'evoluzione del bambino. La maggiore difficoltà a raccontare com'è il bambino nei primi anni è determinata dalla convinzione che l'avvicinarsi alla vita infantile significa analizzarla e considerarla in toto, cioè osservare il bambino nella sua integrità e complessità. Il concetto di corpo non è solo da intendersi come corpo fisico, ma anche come corpo psichico. Questi due aspetti sono inscindibilmente uniti fra di loro ed è solo per ragioni didattiche e di studio che si può parlare di bambino *motorio* senza raccontare del bambino *affettivo, mentale* ed *emotivo*.

Durante lo sviluppo i dati percettivi, motori, sensoriali si intrecciano reciprocamente in ciascun individuo a formare un mosaico che dà l'immagine dell'integralità della persona.

La nostra preoccupazione è sì quella di mostrare ed approfondire lo sviluppo della motricità, di vedere il bambino da questo angolo visivo, ma allo stesso tempo non vorremmo perdessero importanza le angolature dello sviluppo sensoriale, emotivo, relazionale ed intellettivo (vedi cap. 14).

Affinché l'evoluzione dal feto al neonato, al bambino sia la più armoniosa possibile tutti questi aspetti dovrebbero essere seguiti lungo percorsi diversificati che continuamente si devono intersecare ed integrare fra loro per permettere e favorire la crescita psicomotoria complessiva.

Non è a caso che alcune delle più importanti acquisizioni motorie coincidano con altrettante importanti conquiste sul piano della crescita cognitiva e psichica. Ad esempio l'esplicitarsi della funzione del *cammino* dimostra la capacità del bambino di lasciare l'appoggio, di stabilizzare il bacino, di alternare il carico, di usare paracaduti ed equilibri, ma significa anche la conquista di un'identità separata dalla madre, la capacità di esercitare un controllo sul mondo circostante e di soddisfare in autonomia il desiderio di esplorazione e il bisogno di conoscenza.

Chiariti questi aspetti, il nostro angolo visivo sarà quello della motricità.

Nei capitoli successivi vedremo come il feto prima, il neonato poi saranno in grado di assolvere alle esigenze legate alla sopravvivenza in ambiente uterino e a quello gravitario successivo alla nascita. Ora cercheremo di analizzare secondo quali criteri il bambino organizza queste risposte adattive.

Gli organizzatori

Gli organizzatori, rappresentati da riflessi, reazioni, automatismi motori, moduli motori primari, sono quegli elementi che presiedono lo sviluppo di una funzione pur non costituendo da soli la funzione stessa. Prendiamo come esempio la funzione di suzione; essa si sviluppa attraverso il riflesso di suzione, il riflesso dei quattro punti cardinali, il riflesso di ricerca del capezzolo che insieme sottendono la funzione e ne diventano gli organizzatori. Se il bambino non ha fame, egli è in grado di non esercitare la suzione e quindi di esercitare un controllo su uno stimolo la cui risposta altrimenti sarebbe obbligata. Il comportamento motorio non è altro che una definita risposta ad uno stimolo, ma il fatto che un certo comportamento possa essere evocato da uno stimolo, non riduce questo ad un mero riflesso.

Perché una funzione possa esprimersi è necessaria l'integrazione tra il livello periferico, il livello intermedio e il livello superiore.

Esiste una struttura periferica, che è la struttura esecutrice, rappresentata dalle ossa, dalle articolazioni, dai muscoli, dai legamenti con cui alla fine si esprime la funzione. Quando il bambino mette in atto la suzione, ad esempio, lo fa attraverso l'attivazione di tutta la muscolatura preposta a succhiare e deglutire. A seconda di come è configurato il nostro apparato esecutore, cioè di come sono i nostri muscoli, i nostri legamenti, le nostre articolazioni, si esprimerà la funzione che avrà le caratteristiche dell'individualità legata alla peculiarità della struttura esecutrice diversa da individuo a individuo.

Esiste poi un livello intermedio che è rappresentato da una serie di movimenti organizzati che possiamo chiamare sinergie: i riflessi e le reazioni sono già dei movimenti organizzati in sinergie.

Il terzo livello è quello superiore rappresentato dall'attività organizzata: è il livello della funzione, nel quale la risposta non è vincolata allo stimolo, ad esempio dal fatto che, in relazione alla suzione, il bambino abbia o non abbia fame. Il riflesso, se fosse un riflesso vero, dovrebbe obbligatoriamente rispondere ogni volta che riceve lo stimolo. Nel momento in cui invece, attraverso la somma di alcuni riflessi (quattro punti cardinali, suzione, ecc), la funzione riesce a staccarsi da essi, il bambino può rispondere diversamente al problema della fame o della sazietà, della lontananza o della vicinanza dal seno, del rifiuto o della ricerca del cibo.

Il livello intermedio, in cui esistono dei pacchetti di attività già predisposta, rappresenta per il cervello un sistema di semplificazione, perché invece di dover controllare le singole componenti di ciascuna attività, le raccoglie insieme, le coordina e poi assembla fra loro i vari insiemi.

È come per gli impianti tecnici di casa: l'impianto elettrico ad esempio è già un pacchetto codificato perché ha un punto di partenza, un punto di distribuzione e un punto di arrivo. È un sistema che ha una sua logica per cui non lo si deve reinventare in ogni stanza.

Perché la funzione si possa esprimere adeguatamente occorre che gli organizzatori siano tutti presenti a livello intermedio.

Milani parlava di interazione competitiva come di una sorta di equipollenza degli organizzatori che devono essere presenti e devono potersi incastrare e combinare l'uno con l'altro. Senza il grasp non si può pensare di avere la manipolazione e neppure una sinergia, cioè un meccanismo già predisposto e costruito per cui il grasp non è soltanto la contrazione dei flessori delle dita, ma la contrazione dei flessori del polso, del gomito, ecc.

D'altro canto la capacità di afferrare e di lasciar andare devono essere equipollenti o quanto meno devono avere la stessa possibilità di esprimersi. L'interazione fra questi organizzatori fa sì che la funzione della manipolazione diventi raffinata. Affinare la funzione significa saper dosare la quantità dei costituenti elementari per riuscire a raggiungere un prodotto che non sia direttamente dipendente da nessuno degli ingredienti che la compongono. Quando il bambino afferra con "troppo grasp", viene meno la capacità di trasportare, di lasciar andare, oppure più ancora quella di esplorare, di sfiorare, di carezzare, di tastare, ecc.

Nei primi mesi di vita del bambino, gli elementi che organizzano le funzioni si possono riconoscere "per trasparenza" e quando li portiamo in trasparenza li riconosciamo come riflessi, come reazioni, come automatismi motori. Si assiste facilmente ad una sorta di periodo di dominanza o ad un eccesso di attrazione di questi elementi, per cui se il bambino prende un oggetto in mano non riesce più a lasciarlo andare, perché si autogenera il meccanismo che in quel momento è più rappresentato.

Durante la marcia riconosciamo la reazione di sostegno, la reazione segnapassi, la reazione di piazzamento, i paracaduti e gli equilibri. Se non c'è la reazione di sostegno gli altri elementi sono inutili; se c'è solo la reazione segnapassi il bambino riesce a compiere dei passettini se sostenuto per le ascelle, ma non assume la responsabilità del proprio carico, soprattutto non integra il suo spostamento con l'equilibrio, perché questo viene affidato al sostegno ascellare.

Così il bambino nel girello finisce per favorire la reazione segnapassi senza in realtà esercitare né la reazione di sostegno né gli equilibri.

Nell'afferramento il grasp è sicuramente la componente più appariscente, così come il riflesso di suzione nell'alimentazione, per scoprire però che se non c'è il riflesso di Dekaban il bambino non riesce a liberare la bocca (vedi cap. 9).

Alcuni elementi farebbero intuire che la funzione è lì sotto, quasi pronta. È importante perciò non andare a rinforzare unicamente una componente per non sbilanciare l'interazione competitiva e rischiare di avere un'organizzazione dominante, con la conseguenza che la funzione che si svilupperà non sarà più modulabile e adattabile.

Senza l'integrazione si avrà una funzione soltanto apparente, mentre la modulazione della funzione diventa tanto più efficace quanto più ci si allontana dalla dominanza dei singoli ingredienti.

Ad esempio per fare una torta serve la farina, lo zucchero e le uova: la torta è tanto più gradevole quanto meno si riconoscono singolarmente il sapore della farina, dello zucchero e delle uova.

In condizioni patologiche succede a volte che il sistema nervoso purtroppo debba servirsi di nuove sinergie. Per poter realizzare la stazione eretta, la spasticità diventa la reazione di sostegno; la sinergia flessoria dell'arto superiore (grasp più flessione del gomito) può diventare una strategia di prensione, perché il cervello è consapevole dell'affidabilità dell'organizzatore. Nel bambino patologico viene meno la componente modulare, perché ogni volta che il bambino si mette in quel certo tipo di condizione ed ottiene con sicurezza quel tipo di risposta, spende questi meccanismi in modo molto primitivo. Ad esempio il bambino emiplegico si serve della sinergia flessoria dell'arto superiore e lo può fare solo se la risposta è prevedibile, affidabile e puntuale, cioè il bambino prevede che se agisce in un certo modo, la risposta è sempre quella anche se di cattiva qualità, ma sa come funziona e a quel punto può utilizzarla per uno scopo. Pur non essendo una situazione di tipo modulare anche la risposta patologica può essere in qualche modo *addomesticata*.

Quali sono gli elementi che connotano la patologia?

A livello del sistema periferico sono: l'atrofia, la distrofia, l'agenesia e la malformazione, la rigidità e la instabilità.

A livello intermedio (organizzatori) sono: la mancanza delle sinergie o l'eccessiva dominanza di una rispetto all'altra, tale per cui non esiste la possibilità di una modulazione. A questo livello è importante non solo la presenza degli organizzatori, ma la capacità di integrazione reciproca dalla quale nasce la capacità di modulazione.

A livello superiore, cioè il livello della progettazione, l'elemento che connota la patologia è la dominanza di tutti gli organizzatori. Ad esempio nel trauma cranico in cui riemerge il riflesso di suzione che ci eravamo dimenticati di avere, si torna a vedere il repertorio di elementi che consideriamo negativi proprio per il fatto che, se non si riesce ad uscire dal riflesso, la funzione non si svilupperà in modo sufficientemente adeguato.

Nel primo anno di vita del bambino è facile cogliere il periodo di influenza dei singoli organizzatori, che non sempre maturano contemporaneamente. C'è un momento in cui per l'orientamento spaziale o per l'afferramento è importante il riflesso tonico del collo. Il bambino, in questo periodo di influenza del riflesso, è come se lo sperimentasse. Si esercita, si allena, fa delle prove, seleziona e affina, fa tutte le combinazioni possibili degli organizzatori e sceglie quella formula che per lui è più efficace.

A livello periferico e intermedio tutti noi ci basiamo sugli stessi meccanismi, come mai invece, le funzioni si esprimono in modo diverso?

Più il bambino è piccolo e più l'esame neurologico è basato sulla presenza-assenza di risposte; più diventa grande e più è basato sull'adeguatezza del comportamento. Più è piccolo e più l'elemento rassicurante è l'eguaglianza a tutti gli altri bambini, più cresce e più l'elemento rassicurante è la diversità e la variabilità dello sviluppo delle funzioni. Il bambino sperimenta nel primo anno di vita le combinazioni possibili tra gli organizzatori e identifica la formula per lui personalmente più valida, in base alla sua esperienza, alla sua costituzione e al suo ambiente. Su questo incidono anche sicuramente fattori non neurologici: ci sono degli elementi che possono essere già predittivi, variabili spesse volte condizionate dalla periferia, del processo di ricerca della soluzione ottimale che il bambino metterà in atto. Su queste componenti, che dal basso vanno ad influenzare il processo, agiscono dei fattori che non sono propri del bambino, come i modelli (tipo di educazione) e come le condizioni ambientali.

Il processo di ricalibrazione non termina nel primo anno di vita, ma rimodella la funzione durante tutto lo sviluppo della persona.

Man mano che la funzione si affina, diventa qualcosa di individuale, partendo dagli stessi ingredienti, ma secondo una ricetta e un dosaggio che ciascuno di noi ha modulato in sè. Ognuno di noi possiede nel proprio patrimonio un numero considerevole di soluzioni per lo stesso tipo di problema, la cui selezione e scelta viene determinata dalle variazioni ambientali, sociali ed individuali.

La *ridondanza*, cioè la capacità di rispondere alla stessa esigenza servendosi di modalità differenti, la ricchezza di soluzioni alternative per uno stesso compito motorio, caratterizza l'unicità e la irripetibilità dell'individuo.

Si può dire che lo sviluppo motorio di una persona finisce quando questa può occuparsi di un'altra persona. Si potrebbe quindi dire che quello dei genitori si esaurisce verso i tre anni di vita del bambino, ma come potremmo considerare l'accudimento degli stessi genitori rispetto ai nonni? Forse lo sviluppo motorio non finisce mai, perché l'individuo vive in un equilibrio fatto di alternanza fra l'accudire e l'essere accuditi.

	Motorio	Percettivo	Emotivo
Livello elementare **Mezzi**	Movimento Moduli	Percezione Sensibilità: raccogliere e processare informazioni	Intenzionalità Intenzione
Livello intermedio **Modi**	Combinazioni	Attenzione Tolleranza	Piacere di muoversi
Livello superiore **Scopi**	Scopi	Rappresentazione mentale di quel movimento considerato	Vissuto

I traccianti

Tutti quei fattori, che appartengono al livello periferico ed intermedio in grado di influenzare lo sviluppo delle funzioni nel momento in cui il sistema nervoso si accinge a rispondere ad una esigenza, li possiamo definire *traccianti di sviluppo*.

In campo militare per *tracciante* si intende quel proiettile a scia luminosa che rende visibile la traiettoria e permette quindi di prendere la mira e di aggiustare il tiro.

I traccianti possono costituire delle *tracce*, cioè delle condizioni di cui il sistema nervoso deve tener conto nel decidere che quella soluzione è meglio di quell'altra.

In fondo è alla luce di queste tracce che andiamo cercando, che nasce una conferma di normalità di sviluppo, proprio nella variabilità delle soluzioni adottabili dall'individuo in una determinata situazione per soddisfare le proprie esigenze.

I *traccianti puri* sono l'espressione di quello che possiamo chiamare ambiente interno, cioè il corpo del bambino, lo strumento che egli ha a disposizione per realizzare funzioni adattive.

Osservando lo sviluppo possiamo notare come alcune caratteristiche intrinseche indirizzino fortemente le scelte motorie. La lassità legamentosa ad esempio orienta lo spostamento orizzontale verso l'organizzazione di una motricità da seduto (shaffling) e determina la capacità di alzarsi in piedi attraverso il ricorso all'afferramento degli arti superiori e all'appoggio simmetrico sugli arti inferiori. Il grasso delle cosce, nel momento in cui il bambino sta cercando la combinazione tra la reazione segnapassi e la reazione di sostegno, fa scegliere un pattern di abduzione che altrimenti non avrebbe scelto perché non conveniente.

Le asimmetrie dei piedi, uno in intra e l'altro in extrarotazione, determinano uno spostamento quadrupedico asimmetrico con maggior spinta sul piede che è tendenzialmente extraruotato.

Il "piede torto equino-varo-supinato" obbliga il sistema nervoso a selezionare fra tutte le possibili soluzioni di cammino quella digitigrada, perché l'unica che può essere realizzata perifericamente.

Il deficit visivo presente in alcuni bambini è un tracciante intrinseco che segna un percorso diverso di sviluppo, in cui i canali uditivo e tattile sono maggiormente attivati nell'esplorazione e nella conoscenza degli oggetti. Questa condizione non intacca la potenzialità, ossia gli organizzatori, ma riesce comunque ad influenzare l'esecuzione del movimento e cioè l'espressività della funzione.

Esistono poi delle influenze esterne al bambino che modificano lo sviluppo della funzione, queste sono rappresentate dall'ambiente. L'ambiente interagisce con l'organizzatore nel senso che è in grado di far nascere un'esigenza che deve trovare una soluzione nella funzione. Ad esempio bambini di diversa età in un ambiente con tanti giochi, terranno comportamenti differenti: solo per una certa fascia di età alcuni giochi saranno motivo di interesse, mentre i bambini più grandi e più piccoli saranno attratti da altri oggetti.

Diventano traccianti ambientali negativi quelle situazioni in cui i soggetti non ricevono delle proposte in grado di influenzare l'elaborazione delle funzioni adattive.

Basti pensare a situazioni ambientali di deprivazione e di abbandono in cui il *non investimento* emotivo può causare un allontanamento temporale della funzione oppure un suo non esplicitarsi.

Quindi *tracciante* non è solo modello fisico da considerare, ma anche modello culturale ed educativo.

Da ultimo possiamo far rientrare nel gruppo dei traccianti ambientali tutte quelle situazioni occasionali in grado però di influenzare le caratteristiche della funzione. L'utilizzo del box limita, a causa dello spazio ridotto, la possibilità di spostamento orizzontale a favore di una verticalizzazione precoce.

Anche l'uso del girello costituisce un tracciante in quanto, sostenendo il bambino al bacino, allontana temporalmente l'acquisizione del cammino autonomo che avverrà inoltre con un meccanismo indotto di inversione dello schema del passo.

Rientra in questa categoria di tracciante occasionale anche la temperatura ambientale: la motricità di un bambino nato alle soglie dell'inverno sarà diversa da quella di un bambino di pari età che si troverà a fare esperienza di movimento a terra e di cammino nei mesi estivi, per l'inaccessibilità del pavimento.

Gli appuntamenti

Esiste un punto d'incontro tra esigenza e funzione, cioè l'integrazione di queste due fattori, che chiamiamo *competenza* (vedi cap. 4) e che definisce gli *appuntamenti* dello sviluppo. A questo proposito, se è vero che c'è qualcosa che accomuna obbligatoriamente tutti i bambini, questa non è sicuramente la scala delle funzioni (prima strisciamento, poi gattonamento, ecc.), né quella delle esigenze, ma è la succesione degli appuntamenti tra esigenza e funzione.

Gli appuntamenti sono uguali per tutti i bambini, ciò che varia è la modalità con la quale essi arrivano all'appuntamento; un bambino tra i cinque e i sette mesi manifesta l'esigenza di spostarsi nello spazio orizzontale e l'assolverà attraverso una modalità di spostamento competente per quel contesto e per quel bambino, che si esprimerà attraverso lo strisciamento o il gattonamento oppure l'andatura sul sedere, specifiche e diverse per ogni bambino.

Ovviamente il fattore tempo, *l'appuntamento*, è suscettibile di una certa variabilità entro la quale il bambino si muove e organizza le proprie funzioni per non perdere l'appuntamento. C'è un modo per ogni cosa, ma c'è anche un tempo per ogni soluzione.

Fuori dall'appuntamento la funzione perde gran parte del proprio significato, come potrebbe essere ad esempio imparare a succhiare il pollice da grande, quando non si abbia imparato a farlo da piccolo.

Il rapporto fra repertorio ed utilizzo nel bambino sano

Organizzatori, traccianti e appuntamenti sono gli elementi guida dello sviluppo di ognuno di noi, con le diversità, le variabili e le peculiarità che ci contraddistinguono. A seconda della combinazione tra essi noi possiamo vedere e raccontare lo sviluppo di un bambino e il nostro giudizio è dato dalla competenza, rapporto che unisce esigenza e funzione, che questo bambino mostra per rispondere in quel momento ad un suo bisogno. La ricchezza dei moduli motori, cioè del repertorio che ognuno di noi possiede, consente al bambino di rispondere in modo competente, cioè di usare sequenze di movimento che in quel determinato momento sono utili, funzionali ed economiche per assolvere a quella precisa esigenza.

Il bambino sano è capace di modificare le risposte motorie per renderle sempre più adatte.

Quali sono i confini fra ciò che è geneticamente programmato, che in sostanza riguarda l'individuo, e ciò che riguarda l'ambiente in cui questo individuo vive?

Pensiamo ad esempio ad un'esigenza che potrebbe essere quella di mangiare e ad una funzione che è quella di usare le mani, afferrare il cibo, portarlo alla bocca, masticarlo e deglutirlo. Se l'esigenza è quella di soddisfare la fame, la funzione è nutrirsi.

Quali sono allora gli elementi che ci devono guidare nel giudizio di competenza delle prestazioni di un bambino?

Perché si sviluppi una funzione competente, non basta che il bambino senta fame, abbia la motricità delle mani, la coordinazione dei movimenti di deglutizione, occorre che l'ambiente gli offra l'occasione di mangiare: sento fame, ho tutti gli strumenti per mangiare però occorre che nell'ambiente in cui mi trovo ci sia qualcosa da mangiare. Ma non basta neppure questo, occorre che nel momento in cui il bambino sente fame le persone che gli stanno attorno gli diano la possibilità di mangiare.

La competenza di una funzione non è mai in assoluto legata all'individuo, ma è legata all'individuo in quel particolare ambiente e in quella particolare comunità.

Se la mamma non permette al bambino di mangiare da solo perché si sporca, oppure perché impiega troppo tempo, o perché l'orario del pasto non è legato alla fame del bambino ma al rientro a casa della madre, allora succede che il bambino non impara, che è in ritardo rispetto agli altri coetanei per quella abilità.

Il rapporto fra repertorio ed utilizzo nel bambino con patologia

L'analisi e la valutazione delle *risorse* di un bambino con patologia motoria, cioè di quello che costituisce il suo patrimonio, è indispensabile per guidarlo nell'utilizzo di queste risorse, nella costruzione delle funzioni adattive. Nei bambini con problematiche muscolari, ad esempio, la rappresentazione mentale dei moduli motori è integra, mentre è seriamente compromesso il livello dell'apparato esecutivo. Sono questi i bambini che trovano compensi e soluzioni adattive in relazione ai traccianti interni e che il terapista deve saper riconoscere per farli diventare parte importante delle sue conoscenze.

Molto spesso l'utilizzo di ausili e di suggerimenti che il fisioterapista cerca faticosamente di fornire, viene sostituito da parte dei bambini stessi, con altri meccanismi molto più aderenti alle condizioni motorie di quel momento. Tanto più le soluzioni abbreviano il tempo che intercorre fra l'ideazione e l'esecuzione di un atto motorio e ne ottimizzano il risultato, tanto più sono fatte proprie e ricondotte nell'organizzazione generale di ogni singolo bambino. Potremmo citare come esempio quello di un bambino con artrogriposi multipla congenita al quale la fisioterapista cercava di adattare con vari tentativi, diverse ortesi di mano nella convinzione di dargli la possibilità di mangiare da solo. Al rifiuto del bambino verso le soluzioni proposte, si sostituiva una sua modalità particolare nell'incastrare il manico del cucchiaio tra indice, medio ed anulare della mano, modalità che rendeva decisamente più fruibile l'uso del cucchiaio e aumentava il livello di autonomia del bambino al momento del pasto.

Nei bambini con patologia centrale (vedi box), invece, il problema principale è quello dell'organizzazione delle funzioni adattive e quello della scelta della strada migliore per poter utilizzare le risorse residue. In questo senso il fisioterapista svolge la funzione di tracciante in quanto, con le mani, con la voce, con l'esempio, con il setting, cerca di creare le condizioni in cui il bambino possa ottimizzare le sue risorse: rappresenta per il bambino ciò che dal di fuori gli permette di raggiungere il soddisfacimento di un bisogno nel miglior modo possibile (accesso esterno) e ciò che potrebbe costituire un modello di soluzione riproducibile in autonomia.

Attraverso l'accesso esterno il bambino può sperimentare, può fare esperienze utili a rinforzare la sua autostima, ad accrescere la voglia di fare, ed aumentare il livello di autonomia. In ultima analisi il compito del fisioterapista sarebbe quello di condurre il bambino verso l'acquisizione di strategie che gli permettano nel modo più autonomo possibile, di operare un controllo attivo e sereno dell'ambiente. (La fisioterapia si colloca a livello intermedio, cioè a livello dei modi).

In questo percorso, il fattore tempo non è certo un alleato del bambino e del terapista: il bambino con paralisi cerebrale infantile arriva spesso troppo tardi agli appuntamenti, il terapista spesso lavora sul come sviluppare una funzione, senza concentrarsi a sufficienza sul quando e sul perché, cioè sull'analisi dei bisogni.

Le esigenze non hanno un tempo infinito, così come il soddisfacimento delle esigenze ha un tempo che non può essere dilatato all'infinito (appuntamento).

Riguardo al fattore tempo, potremmo fare un'altra osservazione: spesso i terapisti formulano un giudizio sul quadro motorio del bambino senza tener conto degli aspetti cognitivi che in quel momento potrebbero essersi sviluppati maggiormente o che andrebbero potenziati, all'interno dell'asilo nido e della scuola materna, per arrivare poi ad un giudizio sul cognitivo quando ormai è troppo tardi, perché il bambino frequenta già la scuola elementare.

I bambini con problematiche centrali a causa, o delle difficoltà motorie o di quelle cognitive, sono molto spesso bambini fuori tempo.

All'adeguatezza temporale si aggiunge un altro parametro molto importante che è la consonanza, cioè la conformità di comportamento, che permette all'individuo di essere in accordo, in armonia con le varie situazioni della vita. Se un bambino in età di scuola materna e ancor più in età scolare, si muove spostandosi a quattro zampe, si mostrerà agli altri in modo inadeguato, in una situazione in cui tutti gli altri, adulti e bambini si spostano in stazione eretta. Percorrerà uno spazio, ma limiterà decisamente il suo angolo visivo, non ci sarà la possibilità di interagire con gli altri e non ci sarà la possibilità di usare le mani per portare oggetti e per manipolare.

Oppure se spostandosi in piedi, la fatica, la lentezza, il rischio di continue cadute saranno il motivo dominante di questo cammino, allora la scelta di un ausilio in grado di rendere la funzione locomozione consonante al contesto sarà l'unica soluzione possibile.

Il contesto gioca un ruolo fondamentale nella costruzione delle funzioni adattive. Anche se il repertorio è ridotto, spesso inadeguato ed il suo accesso continua ad essere semplificato, la motivazione ed il piacere nell'arrivare al soddisfacimento delle esigenze rendono il risultato gratificante. Quante volte nella esperienza riabilitativa si tocca con mano come sia diverso l'agire per uno scopo, dall'agire per l'esercitazione e l'allenamento!

Che dire di quei bambini che, nonostante le grosse limitazioni nell'utilizzo delle mani, riescono a giocare con sufficiente precisione con i video giochi, o a mandare messaggi con il cellulare agli amici, oppure di quei bambini che nonostante la presenza di disturbi percettivi tollerano di andare in altalena ai giardini insieme ad altri bambini ai quali sono affettivamente legati.

Com'è diverso l'utilizzo delle risorse in un adolescente che decide di separarsi dai genitori conquistando autonomia nella gestione della sua vita quotidiana anche se con tanta fatica e difficoltà, da chi invece non riesce o non vuole garantirsi spazi di autonomia!

Definizione di paralisi cerebrale infantile secondo A. Ferrari

Per poter parlare di paralisi cerebrale infantile dobbiamo intenderci su alcuni termini e sulla loro definizione.

Il *repertorio motorio* è l'insieme di MODULI organizzati in COMBINAZIONI.

Cosa sono i moduli? Proviamo ad immaginarli come le lettere dell'alfabeto.

Cosa sono le combinazioni? I modi in cui si mettono insieme le lettere dell'alfabeto, per es. la lettera H può stare solo con alcune lettere.

Vocali = posture

Consonanti = gesti

Utilizzando ancora questo esempio, le lettere Maiuscole hanno più forza delle Minuscole.

In questo contesto come possiamo definire la paralisi cerebrale infantile? Potremmo pensarla come un repertorio formato da lettere di un altro alfabeto, inserito nell'alfabeto del movimento.

La paralisi è tanto più grave quanto si hanno queste condizioni:

– la mancanza di alcune lettere

– la presenza di troppe maiuscole

– il vincolo di combinazioni troppo fisse

– l'inserimento di molte lettere di alfabeti stranieri

Troppe vocali (rigidità)

Troppe consonanti (distonia)

Proviamo a fare un altro esempio

Cosa troviamo in una scatola di Lego? Troviamo dei moduli rappresentati dai pezzi di plastica colorati e troviamo il foglietto delle istruzioni che ci dice quali moduli usare, quando e come (Prassie)

Per cui la paralisi cerebrale infantile potrebbe essere rappresentata:

– da una scatola che non contiene tutti i pezzi

– da una scatola che contiene pezzi deformati

– da pezzi di altri giochi che si sono mescolati con quelli propri di quella scatola

– da un foglietto di istruzioni che contiene degli errori di pianificazione esecutiva

Se la scatola ha pezzi difettosi e il foglietto è sbagliato l'unica strategia possibile è quella di ridurre il numero dei pezzi. È la situazione del bambino con paralisi cerebrale infantile, che sceglie di rinunciare ad una parte del movimento che possiede, per far funzionare meglio quello che ha. Se la figura sulla scatola è un castello, si accontenta di costruire una casetta.

È di importanza fondamentale saper distinguere se i problemi di quel bambino con paralisi cerebrale infantile sono legati ai moduli o alle prassie. Nelle forme TETRA prevalgono i problemi di PRASSIE, mentre nelle forme diplegiche prevalgono i problemi legati ai MODULI.

Che cosa intendiamo per prassie?

Intendiamo il livello di progettazione dell'azione che avviene attraverso queste procedure:

– *ideazione*

– *pianificazione*

– *esecuzione*

L'idea comune che si ha della paralisi cerebrale infantile è che abbia a che fare con il movimento, ma questo è vero solo in parte.

Per poter compiere dei movimenti specializzati dobbiamo saper raccogliere delle informazioni specifiche, ma per raccogliere delle informazioni specifiche abbiamo bisogno di movimenti specializzati. Per cui l'integrità del sistema percettivo garantisce la miglior prestazione possibile del sistema motorio. Laddove è presente un disturbo percettivo, la motricità si esprimerà attraverso strategie di movimento o molto semplificate, o molto vincolate ad un unico possibile percorso.

Il movimento guida la percezione e la percezione guida il movimento.

Sviluppo delle esigenze del bambino che cresce

Introduzione

Nei capitoli di questa sezione svilupperemo osservazioni, approfondimenti e riflessioni sulle esigenze manifeste e non del bambino, dal periodo fetale ai primi anni di vita.

Già in utero il piccolo svilupperà delle competenze indispensabili per venire alla luce (cap. 8) e compiere i primi importanti adattamenti al mondo gravitario (cap. 9).

Incomincerà così a porsi in relazione con l'ambiente fisico ed affettivo (cap. 10), cercando di soddisfare le proprie esigenze di conoscenza di ciò che gli sta intorno, attraverso la motricità di spostamento (cap. 11) ed attraverso l'uso delle proprie mani (cap. 12) e dei propri occhi (cap. 13). Crescerà così un bambino che, grazie anche alla relazione con l'adulto (cap. 14), svilupperà una sua identità che gli consentirà di essere unico ed irripetibile.

Le esigenze dei bambini sani sono comuni anche a quelle di bambini con problematiche motorie: ciò che differenzia gli uni dagli altri sono le strade percorse per soddisfarle.

Nei vari capitoli di questa sezione saranno accennate le possibili modalità di sviluppo del bambino con problematiche di movimento e qualche piccolo suggerimento nell'approccio terapeutico, senza per questo pensare di dare risposte assolute e soprattutto di tracciare strade con un'unica via d'uscita.

CAPITOLO 8
Prepararsi a nascere

SUSANNA BORGHINI

Premessa

Da oltre vent'anni la collaborazione tra neuropediatri, genetisti, ostetrici, neonatologi e riabilitatori ha permesso di rivisitare gli eventi *gravidanza* e *parto* come momenti relativi non solo alla madre, ma alla coppia madre-bambino e di iniziare una serie di valutazioni predittive riferite alla fisiologia e allo studio dei movimenti fetali in relazione alla partecipazione del nascituro alla gravidanza e al parto.

I primi scatti in flessione ed estensione globali della 10ª settimana di età gestazionale costituiscono l'espressione della competenza organizzatrice del sistema nervoso centrale.

Infatti già dall'11ª settimana si manifestano comportamenti motori cui è possibile attribuire significato funzionale adattivo ad esigenze ambientali, che possiamo così esplicitare:

- *esigenza per la morfogenesi*: l'embrione prima e il feto poi deve potersi muovere autonomamente per modellare la propria forma in modo indipendente dalla sede dell'impianto avvenuto e dalle caratteristiche interne dell'utero;
- *esigenza per la presentazione*: il feto maturo deve trovare la via del parto;
- *esigenza per l'attraversamento e il disimpegno*: deve superare gli ostacoli anatomici del canale di parto, percorrerlo ed uscire eludendo e superando gli ostacoli del percorso.
- *esigenza per la sopravvivenza*: il neonato deve poter compiere fin da subito gli atti necessari per la sua sopravvivenza.

Oggi potremmo affermare che le funzioni motorie del feto descritte da Milani sono le prime attività ecologiche dell'individuo secondo la visione di Pierro, in quanto espressive delle relazioni che intercorrono tra un essere vivente e l'ambiente in cui egli vive. Non troveremmo difficile separare i comportamenti destinati a scomparire rapidamente dopo il parto, perché espressivi di una competenza acquatica non più adeguata alla vita extrauterina, da quelli destinati invece a svilupparsi ed a perfezionarsi progressivamente nel tempo fino a diventare la motricità matura della vita di relazione.

Il significato di una funzione non può, infatti, essere analizzato considerando la sola prestazione. Bisogna tener conto dello scopo, ovvero del bisogno o del compito biologico che essa è chiamata ad assolvere in quella precisa epoca della vita.

L'esigenza per la morfogenesi

Il primo compito destinato ad uno scopo assolto dalla motricità durante la vita fetale è la morfogenesi: perché un individuo possa raggiungere il termine dello sviluppo fetale modellando la propria forma, è necessario che il contenitore sia in grado di modificarsi in rapporto alle diverse esigenze del bambino o viceversa, che il bambino sia in grado di muoversi autonomamente indipendentemente dall'impianto avvenuto e dalle caratteristiche interne dell'utero in cui è contenuto.

Esiste in natura la possibilità che il contenuto sia dipendente dalla forma del contenitore e ne assuma la forma. Si pensi ad esempio alla castagna che si sviluppa nel riccio, contenitore incapace di modificarsi: se all'interno del riccio si sviluppa una sola castagna essa uscirà con le caratteristiche di forma tipiche di questo frutto; ma se dentro al riccio si sviluppano due frutti, questi presenteranno delle variazioni alla forma originaria: saranno sostanzialmente due *semicastagne* piccole e con una faccia schiacciata.

Nel bambino all'interno dell'utero questo non accade perché la sua forma è indipendente dal contenitore anche quando la gravidanza si presenta gemellare.

L'utero possiede una innervazione motoria unicamente automatica, di tipo sia orto che parasimpatico ed una innervazione sensitiva che, attraverso la via ipotalamica, raggiunge la corteccia e può rendere la gestante consapevole di ciò che avviene nel suo grembo. La muscolatura uterina è costituita da fasci di fibre muscolari lisce disposte in modo longitudinale e circolare su due strati, capaci di contrarsi solo involontariamente, in modo automatico, intermittente e generalizzato, cioè aperistaltico. Non risulta perciò possibile alla gestante determinare l'impianto e neppure modificare in seguito la posizione assunta dal bambino all'interno del proprio utero man mano che procede la gravidanza. La crescita del bambino è perciò svincolata dalla forma del contenitore.

L'ambiente intrauterino è una cavità colma di un liquido denso, in quanto ricco di proteine, nel quale deve muoversi un piccolo essere il cui corpo a sua volta è molto ricco di acqua. La motricità che permette al feto di muoversi all'interno dell'utero è quindi una competenza natatoria, resa particolare dalla modesta differenza di densità fra corpo immerso e liquido di immersione e dalla scarsità dello spazio a disposizione che diminuisce con il procedere della gravidanza. All'interno dell'utero, per il principio di Archimede, il corpo del bambino tenderà ad affondare lentamente in direzione verticale e vivrà l'esperienza di un corpo leggero capace di muoversi in modo lento e frenato attraverso *salti* e movimenti di flesso-estensione, continuamente confinato dal venire a contatto con le pareti (Figg. 20, 21).

Quando i quattro arti si sviluppano iniziano a compiere movimenti di rotazione che ne definiscono il futuro destino funzionale: gli arti superiori ruotano verso l'esterno portando il feto ad interagire con lo spazio anteriore, mentre gli arti inferiori ruotano internamente e lo portano ad interagire con lo spazio posteriore.

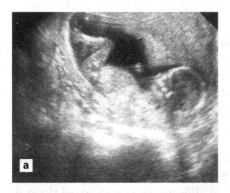

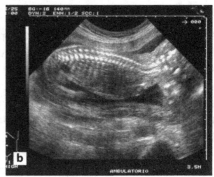

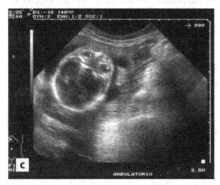

Figura 20 Ecografia: **a** feto alla 15ª settimana di età gestazionale; **b** particolare della colonna vertebrale di un feto alla 20ª settimana; **c** particolare del capo di un feto alla 20ª settimana

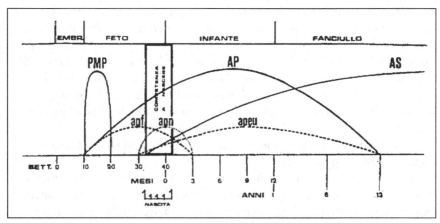

Figura 21 *PMP* = Pattern Motori Primari; *AP* = Automatismi Primari; *AS* = Automatismi secondari

Gli arti all'inizio si sviluppano come se fossero delle pinne. In seguito si formano le articolazioni, che inizialmente sono poste sul piano frontale ed hano l'asse articolare sagittale, cosicché le facce interne delle articolazioni guardano in basso. Avviene poi una rotazione alle articolazioni prossimali di braccio e coscia, mai in senso opposto, intrarotazione per l'anca ed extrarotazione per la spalla, con il risultato che, nell'arto superiore la superficie interna dell'articolazione del gomito finisce per guardare verso avanti e la mano si trova ad operare sul piano antistante quello sagittale. Al ginocchio invece, avviene il contrario: la rotula sta davanti e la superficie articolare interna sta dietro. Gli arti inferiori acquistano il compito di spingere il corpo in avanti, perché in realtà agiscono sullo spazio posteriore, mentre gli arti superiore agiscono nello spazio antistante il corpo. Ciò determina già una predisposizione degli arti superiori ad un compito successivo di afferramento e manipolazione. Solo nei primati e nell'uomo esiste questa predisposizione ad avvicinare il corpo all'arto superiore piuttosto che spingerlo via dall'arto inferiore.

È osservazione comune riconoscere l'estrema omogeneità delle funzioni motorie fetali fra individuo e individuo, rispetto alla progressiva disomogeneità delle funzioni destinate alla vita di relazione. Se le funzioni di cui stiamo parlando sono ecologiche, dovrebbero apparire diverse da bambino a bambino in quanto influenzate dall'ambiente in cui ciascuno è vissuto, così come avviene per tutte le altre funzioni della vita di relazione. Il problema non sussiste più in virtù del fatto che l'ambiente uterino è estremamente omogeneo in confronto all'estrema variabilità delle situazioni che il neonato incontrerà una volta uscito da esso.

Naturalmente anche all'interno dell'utero possono esservi delle eccezioni.

Il Mielomeningocele, ad esempio, è una affezione in cui la paralisi degli arti inferiori, dovuta ad una lesione del futuro midollo spinale, si manifesta ancor prima della loro comparsa. L'assenza dei movimenti agli arti inferiori compromette la motricità per la morfogenesi. Gli arti mantenuti a lungo nella stessa posizione crescono malformati, ma non è la posizione in quanto tale a determinare ciò, bensì l'assenza di un adeguato numero di cambiamenti di postura. Qualunque posizione infatti, se mantenuta a lungo e non alternata con il suo opposto finisce per diventare un atteggiamento viziato.

Anche nel Piede Torto Congenito la mancanza o la limitazione nei movimenti di pronazione e dorsiflessione costringe il piede a formarsi, sviluppando spesso retrazioni e deformità articolari.

L'esigenza di presentarsi: il feto maturo deve trovare la via del parto

Al completamento dello sviluppo fetale, compare l'esigenza e la necessità di cercare la via d'uscita.

L'utero ha una sola via d'uscita, il feto deve trovarla ed organizzare una modalità efficace per oltrepassarla. L'utero è paragonabile ad una damigiana con il collo stretto rivolto verso il basso ed il feto non può percorrere questo spazio in qualsiasi posizione: la cosiddetta posizione fetale offre diametri impossibili all'attraversamento perciò il bambino deve passare in una posizione in cui passata la testa, che ha il diametro maggiore, tutto il corpo possa uscire e questo lo ottiene estendendosi nella cosiddetta reazione propulsiva (Fig. 22).

Può accadere che il parto non avvenga *naturalmente* per fattori legati alla madre e/o al feto e che si creino situazioni per le quali il bambino non riesca a presentarsi al parto con l'occipite, ma bensì con altre parti del corpo senza poter usare il repertorio motorio *preparato* per l'attraversamento del canale di parto.

Le distocie dovute alla presentazione sono più frequentemente:

– presentazione podalica;

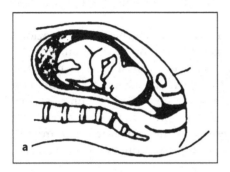
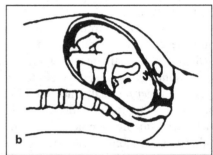
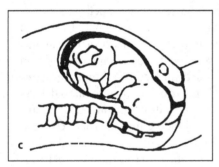
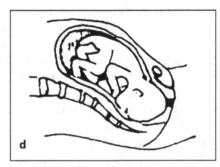
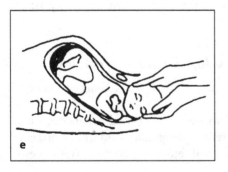

Figura 22 Presentazione eutocica: **a, b, c, d, e** fasi del parto eutocico dalla presentazione al disimpegno **d, e**

– presentazione podalica varietà natiche (presentazione laterale);
– presentazione di braccia;
– presentazione di spalle (Fig. 23).

Il motivo più ricorrente per cui il bambino non riesce a presentarsi in modo corretto è rappresentato dalla macrosomia fetale in cui, date le notevoli dimensioni, il feto non riesce più ad utilizzare la motricità per la presentazione, appunto per problemi di spazio.

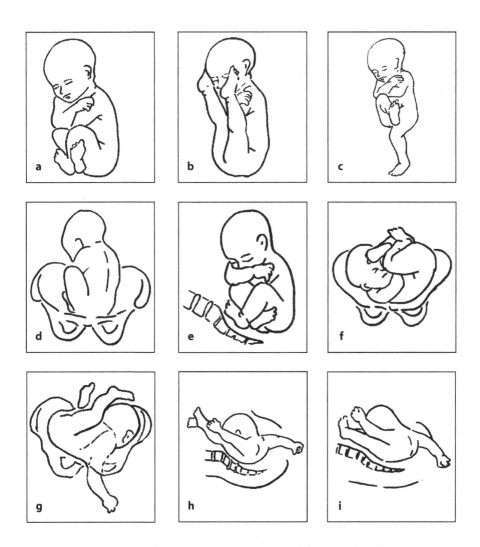

Figura 23 Presentazione distocica: **a** presentazione podalica completa; **b** presentazione podalica incompleta (varietà natiche); **c** presentazione podalica incompleta (varietà piedi, ginocchia e mista); **d, e** posizione sacro sinistra anteriore; **f, g, h, i** presentazione trasversa o obliqua

L'esigenza per l'attraversamento e il disimpegno

L'esigenza per l'attraversamento e il disimpegno: il feto deve poter uscire *volontariamente* eludendo gli ostacoli del percorso, anziché essere passivamente espulso (progressione e disimpegno).

Esiste la posizione fetale se si accetta il concetto di motricità per la morfogenesi? Perché il bambino possa percorrere il canale di parto bisogna che dalla cosiddetta posizione fetale con la quale si presenta, passi in uno schema di estensione. La motricità che assolve a questa esigenza è quella che Milani ha chiamato reazione propulsiva, (reazione positiva di sostegno per A.Thomas), paragonandola a quella che il subacqueo usa per tornare a galla spingendosi sul fondo del mare.

Comparando le due immagini, il fondo marino è rappresentato dall'utero contro il quale il bambino si spinge e che funziona come la corda di un arco per aiutare il bambino nella spinta propulsiva.

Se il bambino si estende, l'utero, essendo un muscolo, si carica come l'arco con la freccia. Quando il bambino passa dalla posizione flessa a quella estesa carica l'utero, l'arco, che risponde con la contrazione: le contrazioni di parto sono sostanzialmente una sinergia tra le attività del bambino e l'azione dell'utero. La madre contribuisce con le spinte attraverso un organo che come l'intestino e la vescica è capace di aumentare la pressione su tutti i punti della parete, irrigidendola, questa non è però sufficiente per dirigere e guidare il bambino lungo il canale di parto. Nel paragone con l'intestino c'è una sostanziale differenza: mentre l'intestino funziona producendo una progressione di un materiale che è deformabile e comprimibile, il corpo del bambino non è deformabile ed è poco comprimibile; durante l'attraversamento del canale di parto questo corpo si deve destreggiare fra gli ostacoli e questa abilità può essere dovuta soltanto ad una competenza del feto.

Il canale di parto non è un diaframma da sfondare, ha un percorso obbligato, curvilineo e ruotato verso l'avanti, nel quale sono presenti diversi ostacoli: avanti e in alto c'è il pube, dietro c'è la colonna con il sacro e il coccige e le ali iliache che si uniscono ad esso.

Al feto non basta, quindi, presentarsi ed estendersi contro il fondo dell'utero, egli deve organizzare una motricità di *disimpegno* del tronco dopo l'uscita del capo dal canale di parto e questo su tre piani: frontale, sagittale e orizzontale. Il riflesso di Galant permette al bambino di liberare le spalle e di inclinare il tronco sul piano frontale, mentre il riflesso di Juanico e Perez gli consente di estenderlo sul piano sagittale.

Aspetti percettivi: dal feto al neonato

Cosa prova il feto all'interno dell'utero?
Quali sensazioni saranno una novità dopo la nascita e quali rappresenteranno una sempli-
ce conferma?

Gottlied (1976), studiando l'ontogenesi delle funzioni sensoriali di uccelli e mammi-feri, uomo compreso, ha rilevato che il sistema sensoriale matura nel feto, secondo una sequenza precisa fin dalla 9ª settimana di gestazione.

Le prime regioni del corpo ad essere avvertite sono la bocca e il viso, con progressio-ne della sensibilità in senso prossimo distale, cioè dal capo verso il resto del corpo.

Le informazioni che raggiungono per prime il sistema nervoso centrale sono di tipo esterocettivo (dalla *cute*) e propriocettivo (dai *vestiboli*): compaiono contemporanea-mente verso la 10ª-11ª settimana di gestazione. Il bambino in utero è sottoposto a due tipi di stimolazioni: i propri spostamenti rispetto alla madre e gli spostamenti della madre stessa. È presente fin da subito un dialogo tonico, per cui quando la mamma sta ferma il feto si muove più liberamente e quando lei si sposta, lui cerca di inibire il suo movimento, anche se deve continuamente far fronte alla pioggia di sollecitazioni date dal sistema circolatorio, dall'apparato respiratorio, gastro-intestinale e urologico.

Uscito dall'utero, la vera novità sarà l'immobilità, infatti il neonato si consola quando viene cullato e si sveglia quando il suo corpo diventa improvvisamente immobile.

La *sensibilità tattile e pressoria* si sviluppano anche grazie ai confini imposti dalle pareti uterine e dall'azione pressoria del liquido amniotico che, secondo il principio di Pascal, si distribuisce omogeneamente su tutta la superficie del corpo.

Fuori dall'utero questo contrasto si accentua e contribuisce a generare la sensazione di mancato contenimento (specialmente i nati pretermine e i bambini con disturbo dispercettivo anche più grandicelli, esprimeranno disagio all'esposizione del loro corpo, specialmente se senza vestiti).

Gusto e olfatto si instaurano contemporaneamente, avendo come stimolo comune il liquido amniotico, che cambia a secondo delle abitudini di vita della mamma, rispetto ai cibi che ingerisce, ai profumi che usa, al sapore della nicotina, delle spezie e perfino dei farmaci.

Quando nasce e il rapporto mamma bambino viene così bruscamente ad interrom-persi, lo sviluppo della sensibilità olfattiva e gustativa permette al piccolo di ricostruire il suo ambiente sensoriale e affettivo attraverso il riconoscimento dell'odore della pelle della madre e del gusto del suo latte.

Si potranno notare reazioni di impazienza da parte del neonato, quando sentirà nel-la stanza, pur senza vederli, odore di latte e più tardi della pappa.

La *sensibilità uditiva* inizia a svilupparsi fin dall'8ª settimana. Nell'utero il feto è sot-toposto ad un continuo rumore di fondo: la circolazione e il movimento della placenta, l'aria che entra ed esce dai polmoni sospinta dal mantice toracico, il battito cardiaco ed il rumore del fluire della gittata sistolica lungo i grandi vasi, la peristalsi intestinale con i suoi gorgogli, la voce e la tosse ed infine i rumori provenienti dall'esterno, filtrati dalla parete addominale e amplificati dalla elevata capacità di conduzione del liquido amnio-tico. Studi recenti hanno dimostrato che a 26-28 settimane di gestazione, il piccolo rea-gisce a stimoli uditivi esterni modificando il suo movimento e la frequenza cardiaca.

Fuori dall'utero il bambino incontrerà il silenzio e ne sarà spaventato. Presto i geni-tori scopriranno il potere delle ninne nanne, dei carrillon, dei mangianastri, ecc.

Soprattutto nel bambino con deficit cognitivo o disordini psicologici, la tolleranza del silenzio potrebbe rivelarsi una conquista difficile da raggiungere.

La *funzione visiva* è di norma considerata quella meno stimolata in utero, mentre sappiamo quanto siano sensibili i ricettori retinici agli stimoli pressori. Basta citare a questo proposito la precoce abitudine dei soggetti non vedenti a strofinarsi gli occhi, allo scopo di autogenerare sensazioni visive (fosfeni).

Poiché all'interno dell'utero, la pressione del liquido amniotico è maggiore di quella atmosferica, di nuovo è il buio a costituire la vera novità dell'ambiente extrauterino, ma possiamo accettare l'idea che la visione dei colori sia qualcosa che il bambino non ha potuto sperimentare prima di nascere.

La *percezione del caldo e freddo*, invece, rappresentano una novità assoluta, essendo l'utero un ambiente a temperatura pressoché costante.

Non a caso questo segnale è un potente attivatore di quel riflesso di Moro così fondamentale per la sopravvivenza.

Le percezioni che risultano più difficili da tollerare per il neonato, specie se prematuro, sono dunque rappresentate dalla profondità dello spazio intorno, dalla immobilità del corpo, schiacciato dal proprio peso, contrapposta alla mobilità letteralmente "sfrenata" degli arti che possono allontanarsi nel vuoto, dal freddo e dal caldo spesso confinanti, dal rumore e dal silenzio, dal buio e dalla luce ed infine da una calma stagnante alternata periodicamente ad un'attività progressivamente incalzante. La sua pelle diventa la frontiera tormentata di questi conflitti, spesso insufficiente a contenere il corpo agito quanto quello percepito.

Definizioni

Vita germinale: corrisponde al primo mese di vita concezionale

Vita embrionale: dal concepimento al 3° mese compiuto

Vita fetale: dal 4° mese alla nascita

Periodo neonatale: prime due settimane di vita

Età gestazionale: dal 14° giorno successivo alla mestruazione fino alla nascita

Età della mestruazione: dal primo giorno dell'ultima mestruazione fino alla nascita

Età del concepimento: età gestazionale più età della vita extrauterina

Prematuro: nato prima del termine fisiologico della gravidanza

Maturo: nato a termine (38-42 settimane)

Postmaturo: nato dopo il termine

Immaturo: considerato rispetto ai sintomi, non al peso e all'età gestionale

Dismaturo: nato con peso sotto al 10° percentile e lunghezza quasi nella norma, maturo sul piano dello sviluppo neurologico

---

Riflesso di Galant

Nel bambino prono o in sospensione ventrale si effettua uno strisciamento nella regione paravertebrale con un dito, dall'angolo scapolare inferiore alla regione lombosacrale. In risposta si osserva uno scuotimento del bacino, un incurvamento del tronco dal lato stimolato, con concavità verso di esso, ed una iperestensione verso dietro.

L'arto superiore dal lato stimolato si porta in abduzione, mentre l'inferiore si flette e si abduce (per altri AA l'arto inferiore omolaterale viene esteso, mentre il controlaterale si flette). È giusto considerare positivo questo riflesso quando è presente anche la risposta degli arti. Se osserviamo solo l'incurvamento del tronco possiamo dire che il riflesso comincia a scomparire.

È presente fra zero e quattro mesi. Potrebbe essere una funzione "immergente" destinata a favorire il meccanismo espulsivo del parto.

La risposta si ottiene più facilmente verso il 5°-6° giorno di vita.

Riflesso di Juanico e Perez

Strisciando due dita lungo la colonna vertebrale, in regione paravertebrale, dal basso verso l'alto, mentre il bambino è sostenuto nella posizione di Landau o di Galant, si ottiene la erezione del capo, la flessione degli arti inferiori, la abduzione dei superiori, il sollevamento del bacino, con lordosi della colonna. In genere si provoca nella prima settimana di vita e tende a scomparire del tutto dopo i primi tre-quattro mesi.

Riflesso della marcia automatica

Si evoca con il bambino in posizione verticale, afferrandolo per la parte alta del torace con una presa a forbice sotto le ascelle fra dito pollice e medio, mentre gli indici sostengono il mento. Il bambino deve volgere le spalle all'esaminatore. Dapprima si fa appoggiare con i piedi, poi inclinandogli il tronco in avanti, indietro o di lato si imprime al bambino una propulsione in senso anteriore, posteriore o laterale. La risposta inizia con una reazione positiva di sostegno: il capo si raddrizza sul tronco e questo sugli arti inferiori. Successivamente un arto inferiore si flette all'anca ed al ginocchio, avanza nello spazio e prende nuovamente contatto con il piano di appoggio secondo modalità che dipendono dallo stato di maturazione neurologica del soggetto. Fa seguito quindi l'avanzamento dell'arto inferiore controlaterale e da questo momento la marcia prosegue con regolarità e coordinazione, un passo dopo l'altro in modo alternato e fluente.

La marcia automatica avviene senza un vero equilibrio e senza controllo visivo, la direzione dell'avanzamento è operata direttamente dal soggetto. Più che un cammino su una superficie piana, è una marcia su una superficie curva; è infatti più facile evocarla facendo camminare il bambino in salita.

La modalità della presa di contatto del piede sul piano differisce a seconda dell'età gestazionale raggiunta dal bambino.

La marcia automatica, presente alla nascita, dovrebbe normalmente scomparire attorno al 2° mese per lasciar posto al periodo della abasia-astasia, ma già dopo la quarta settimana può diminuire d'intensità.

Reazione di propulsione (Branco - Lefevre)

Messo in posizione prona sul lettino, con arti simmetrici, cosce abdotte ed extraruotate e superfici plantari combacianti alla mano dell'esaminatore, il neonato compie un movimento attivo di estensione con spostamento in avanti del tronco (stisciamento riflesso), mentre gli arti superiori vengono spostati di fianco al tronco da avanti a indietro. Lo schema è bilaterale, diffuso a tutto il corpo, simmetrico e sincrono.

La reazione propulsiva è probabilmente il meccanismo responsabile, al momento del parto, dell'espulsione: non solo il feto, appoggiando i piedi sulla volta uterina dà inizio alle contrazioni espulsive, ma egli stesso si estende assumendo una postura che globalmente favorisce il passaggio attraverso il canale.

CAPITOLO 9
Le funzioni per la sopravvivenza
LUCIA BERTOZZI, LUISA MONTANARI, ISABELLA MORA, KATIUSCIA RULLO

Introduzione

Nel capitolo precedente ci siamo resi conto di quali raffinate competenze abbia il feto per predisporre la sua nascita, vediamo ora come riesca ad assolvere alla nuova esigenza che si affaccia con il suo venire alla luce: la *sopravvivenza*. Come si organizza questo piccolo per rispondere a questa nuova e così importante esigenza? Cosa deve modificare per adattarsi al nuovo ambiente extrauterino?

Il neonato nei primi giorni di vita somiglia moltissimo al feto delle ultime settimane di gestazione. Entrambi si muovono molto, con un repertorio di movimenti sostanzialmente identico, entrambi mantengono una posizione prevalentemente flessa agli arti, entrambi alternano momenti di riposo ad altri di attività, nella veglia o nel sonno REM.

Quello che cambia sono fondamentalmente tre condizioni:

- deve respirare con i suoi polmoni e non più attraverso l'ossigenazione placentare, oltre a controllare la termoregolazione e la circolazione;
- deve procurarsi il cibo per nutrirsi, in quanto il cordone ombelicale è stato tagliato;
- deve fare i conti con la forza di gravità e imparare a difendersi da essa.

Per affrontare questi cambiamenti utilizza quelle funzioni maturate durante la vita fetale e che divengono operanti dal momento della nascita in poi: nel suo repertorio motorio vi sono tutte le abilità necessarie per nutrirsi, respirare, proteggersi da situazioni che possono essere per lui dannose, stabilire le prime relazioni sociali con la madre. Le sue capacità motorie e percettive (visive, acustiche, olfattive, cinestetiche) sono fortemente adattate a questi scopi.

L'esigenza di respirare

Il meccanismo della *respirazione* è l'esempio che permette di chiarire meglio qual è lo scopo di una funzione.

Durante il parto il bambino è sottoposto ad uno stato di ipossiemia crescente, per la diminuzione progressiva della circolazione placentare.

Sappiamo che è importante che il bambino appena uscito dall'utero espanda i polmoni e compia il primo atto respiratorio, innescando così il meccanismo della respirazione.

Per organizzare questa funzione il bambino si serve della cosiddetta reazione di Moro, già disponibile dal 6° mese di gravidanza, secondo lo schema primitivo di respirazione a boccheggiamento.

Il Moro permette di ottenere, anche dietro sollecitazioni estremamente diversificate (il pinzamento e l'interruzione del cordone ombelicale, afferenze cinestesiche, variazioni termiche, sonore, luminose, ecc.), risposte sostanzialmente univoche. La spiegazione potrebbe stare nel fatto che il primo atto respiratorio è un'esigenza talmente importante, da giustificare i molteplici canali della sua evocabilità.

Questi meccanismi servono a scatenare l'automatismo respiratorio; i movimenti per la respirazione sono presenti già nella vita fetale e sono l'esercitazione dell'apparato neuromuscolare per fare in modo che, dopo il primo atto, seguano tutti gli altri.

Per questo è necessario che la funzione sia il più disponibile possibile, cioè sia facile da evocare.

Il primo atto respiratorio è doloroso e difficile, come quando si gonfia un palloncino nuovo, perché fino a quel momento i polmoni erano vuoti d'aria, mentre successivamente rimangono sempre un po' areati, a causa dell'aria che costituisce il volume respiratorio residuo. I respiri seguenti non sono quindi faticosi come il primo.

Nel periodo postnatale, il pattern di respirazione si modifica: il neonato respira in modo irregolare, soprattutto da sveglio, con intensità variabile e frequenza media di circa 30-40 atti per minuto.

Durante la crescita, però, diminuisce costantemente tale frequenza per giungere a circa 16 atti (schema respiratorio maturo dell'adulto).

Inoltre, mentre nei primi mesi il bambino respira attraverso il naso, riuscendo contemporaneamente a succhiare, come è ben visibile durante la poppata, in seguito tale capacità viene persa e già a 8 mesi, il bambino deve smettere di respirare per succhiare.

Anche il battito cardiaco si modifica: si passa da un ritmo quasi sincrono, tipico del periodo fetale (pausa breve quasi uguale alla pausa lunga) ad uno regolare, caratterizzato da pause brevi e lunghe ben differenziate.

Nel caso di grave patologia cerebrale, il bambino conserva le caratteristiche del battito tipiche della vita intrauterina (frequenza di circa 70-80 battiti al minuto).

Reazione di Moro

Bambino in posizione simmetrica, capo sulla linea mediana, mani davanti o di fianco al torace.

Moro evoca il riflesso battendo un colpo sul lettino su cui è adagiato il bambino in posizione supina, con entrambe le mani, una per lato a circa 15 cm dal capo del bambino. In questo modo però, non si può controllare se il capo del bambino rimane in posizione simmetrica durante il test.

Altri autori lo evocano:
– afferrando il bimbo supino per le cosce e sollevando rapidamente dal tavolo bacino, tronco e spalle;
– sostenendo il capo e le spalle con entrambe le mani, lasciandolo cadere per 20-30 gradi rispetto al tronco;
– sollevando il bambino di qualche centimetro dal decubito dorsale con una leggera trazione ad arti superiori estesi, fino a creare uno spazio vuoto, ad angolo retto, fra la nuca ed il piano, abbandonando poi bruscamente la presa;
– sostenendo il bambino in posizione seduta, facendolo poi cadere all'indietro, arrestando la caduta con la mano a livello del cingolo scapolare, in modo che il capo compia un brusco movimento di estensione;
– soffiando con forza sul viso del bambino;
– percuotendo la punta del naso;
– dando una stimolazione ottica intensa ed improvvisa;
– battendo sullo sterno del bambino.

La risposta motoria può essere distinta in due fasi che avvengono simmetricamente:

1ª fase: estensione del tronco con sollevamento ed abduzione degli arti superiori, estensione degli avambracci e delle mani, iperestensione ed allargamento delle dita, ad eccezione del pollice e dell'indice che rimangono semiflessi. Abduzione ed estensione delle dita dei piedi.

2ª fase: adduzione delle braccia e flessione degli avambracci, che possono anche incrociarsi. Gli arti inferiori ritornano nella posizione iniziale di semiflessione ed il tronco si flette leggermente. Frequente il grido e la facies angosciata.

La reazione di Moro è già presente alla 28ª settimana di gestazione, in generale è completa nelle due fasi nelle prime sei settimane di vita neonatale. Dopo la sesta – decima settimana e fino alla fine del quarto mese avviene solo la prima fase, successivamente la risposta si limita all'apertura delle mani.

Il Moro è una reazione complessa a stimoli di varia origine, il cui significato sembra quello di far compiere al polmone il primo atto respiratorio. Infatti è accompagnato da una forte inspirazione seguita da una espirazione.

La reazione di Moro deve scomparire (4°-5° mese) perché si possa avere la comparsa delle reazioni di paracadute e di equilibrio.

I movimenti respiratori, durante la vita intrauterina, vengono spiegati come "L'allenamento del feto alla sua futura funzione respiratoria" e avvengono secondo schemi primitivi: la respirazione a boccheggiamento, la respirazione periodica, quella a singhiozzo e ad inghiottimento.

Qual è la postura più corretta perché il neonato respiri bene?

Il bambino normale riesce a respirare in qualsiasi posizione. La posizione prona facilita sicuramente la capacità respiratoria. Infatti da prono il bambino aumenta la stabilità della gabbia toracica anteriore (coordinazione fra gabbia toracica, diaframma e addome), la PaO2, la compliance dinamica, il volume corrente, il rapporto ventilazione/perfusione, la stabilità della frequenza cardiaca e inoltre riduce le apnee e i movimenti paradossi toraco-addominali. Potrebbe però anche aumentare il rischio di SIDS, per cui si cerca di riservarla per i momenti in cui il neonato è sveglio o dorme sotto controllo dell'adulto. Nei primi tempi la posizione supina non si adatta molto alle competenze funzionali del neonato, in quanto egli non è ancora in grado di mantenere il capo sulla mediana e può aumentare l'instabilità motoria. Può ridurre però il rischio di SIDS, per cui talvolta si può alternare alla posizione sul fianco, quando il bambino dorme. È importante chiedersi se l'interesse alla postura per rispettare le competenze respiratorie del neonato, non distolga l'attenzione da altre problematiche come i rigurgiti, che costituiscono un evento molto frequente.

La motricità per la sopravvivenza, quindi, nella normalità, non mantiene i patterns di quella neonatale, ma si modifica gradualmente ed acquisisce patterns tipici della vita matura.

SCHEMI PRIMITIVI DI RESPIRAZIONE

Respirazione a boccheggiamento
Questo schema è costituito da piccoli atti respiratori affannosi che sono separati da periodi d'arresto respiratorio di varia durata. L'atto a boccheggiamento è considerevolmente più breve e più profondo dell'atto normale, osservabile anche nell'adulto normale dopo un arresto respiratorio volontario o involontario di durata prolungata (ad es. dopo un tuffo).

Respirazione periodica
Questo schema consiste in periodi di escursioni respiratorie, dove la frequenza e la profondità aumentano e poi diminuiscono, con una pausa fra ogni periodo (lo schema respiratorio di anfibi, mammiferi, rettili, ecc).
Tale respirazione permette uno scambio gassoso adeguato.

Respirazione a singhiozzo
È determinata da un gruppo di spasmi involontari, rapidi e intensi del diaframma, che si susseguono ad intervalli brevi e sempre irregolari.
In effetti si tratta di un movimento respiratorio che può esistere come schema, quando quello normale è interrotto. Generalmente è inibita dal centro superiore.

Respirazione a inghiottimento (o a rana)
In questo caso l'aria è deglutita. Una piccola quantità d'aria è immessa nella bocca e nella faringe; alla chiusura delle labbra l'aria è spinta attraverso la laringe, con l'aiuto della lingua, della faringe e qualche volta delle guance. La chiusura della laringe trattiene l'aria nei polmoni, mentre sono riempite ancora la bocca e la faringe. Questo è uno schema di emergenza anche nell'uomo.

SIDS
Sudden Infant Death Syndrome: è la morte improvvisa ed inaspettata di un lattante di età compresa fra un mese e un anno di vita, che rimane inspiegata dopo l'esecuzione di un'indagine post mortem completa.

L'esigenza di alimentarsi

Un'altra importante esigenza che deve affrontare l'individuo per sopravvivere è quella di nutrirsi, è la necessità di alimentarsi.

La funzione che il bambino deve mettere in atto per poter accedere alla fonte del nutrimento, seno o biberon, è la suzione.

Il meccanismo che permette di organizzare questa funzione è legato al riflesso di suzione-deglutizione, ad una serie di reazioni associate, quali *il riflesso dei punti cardinali, il riflesso di ricerca del capezzolo, il riflesso del labbro di Prechtl,* all'assetto posturale del bambino, ecc.

Il neonato, a differenza dell'adulto, respira e deglutisce contemporaneamente, per un'integrazione neurologica altamente raffinata e per una diversa conformazione dell'orofaringe, che permettono risparmio energetico e massima efficacia.

Respirazione e suzione sono integrate, quindi è necessario che la laringe e la faringe siano difese rispetto ad un cibo che non sia quello programmato. È necessario quindi allontanare dalla bocca gli alimenti non adeguati.

A questo scopo il bambino si serve di una funzione espulsiva legata al riflesso di protusione della lingua di Dekaban.

L'alimentazione, unicamente di tipo liquido all'inizio, si arricchisce poi di cibi solidi ed è allora indispensabile la scomparsa della suzione, associata alla respirazione, per evitare processi infettivi ab ingestis.

Il successivo passaggio dalla suzione al morso e poi alla masticazione, rappresenta un modificarsi delle funzioni motorie in rapporto al modificarsi delle esigenze.

Il morso è la funzione utilizzata per spezzare il cibo solido e avviene sul piano frontale (su e giù), mentre la masticazione, per ridurlo a piccole dimensioni, avviene sui 3 piani dello spazio all'interno del cavo orale.

All'interno dello sviluppo dell'alimentazione si distinguono azioni intransitive, perché sono dirette verso il sé dell'individuo e comprendono un cambiamento dei mezzi di comportamento motorio, per renderli più adeguati a quelle che sono le diverse esigenze, che il bambino affronta nel corso dello sviluppo e azioni transitive, perché sono destinate a modificare l'ambiente che circonda l'individuo.

Questo spiega ad esempio, come il bambino di un anno, desideroso di accedere al piatto di pasta asciutta del papà, riesca a passare dalla fase del morso a quella della masticazione, grazie alla normale maturazione neurologica e allo scopo preciso dell'azione.

Anche per quanto riguarda l'evoluzione dei meccanismi dell'alimentazione esistono degli appuntamenti, in quanto la maturazione della struttura orofaringea si deve coniugare con la maturazione neurologica e con quella psichica-relazionale e cognitiva.

Il bambino con paralisi cerebrale infantile, condizionato da alcuni schemi rigidi, con ridottissima capacità di scelta rispetto al meccanismo da utilizzare, presenta grosse difficoltà nell'alimentazione, in quanto mantiene a lungo lo schema di suzione, ritardando l'acquisizione del morso.

Quando la maturazione neurologica consentirebbe tale acquisizione deve però fare i conti con la strutturazione della cavità orale conformata sullo schema di suzione. Il bambino non può mordere, proprio perché viene a mancare l'incontro fra le due arcate dentarie: quella superiore infatti, è stretta e allungata, quella inferiore è corta e larga, il palato è ogivale.

Si parla di morso aperto.

Il problema assume maggiori dimensioni se si pensa che, una mancata acquisizione delle normali competenze necessarie a mangiare e bere da soli, compromette l'apprendimento del linguaggio, in quanto le prassie elementari sono affini (il bambino con paralisi cerebrale infantile che non è in grado di masticare, non è neppure in grado di parlare correttamente).

Riflesso di ricerca del capezzolo
La stimolazione della guancia del neonato da parte del capezzolo materno o del dito dell'esaminatore, provoca la rotazione del capo verso il lato dello stimolo.

Riflesso dei 4 punti cardinali (rooting) di A. Thomas
Consiste nell'orientamento delle labbra e della lingua nella direzione verso cui è portato lo stimolo, cioè verso l'angolo sinistro o destro della bocca, o verso la parte laterale del labbro superiore o inferiore, se questi sono rispettivamente i punti stimolati. Qualsiasi parte dell'area periorale venga toccata, il neonato girerà il capo fino a quando non avrà centrato con la bocca l'oggetto stimolante, in seguito avrà inizio la suzione.

Il riflesso dei 4 punti cardinali sembra comparire alla 34^a settimana di età gestazionale.

Riflesso di suzione
Con il neonato in posizione supina simmetrica, stimolando leggermente le labbra sulla loro superficie interna, si ottiene la loro protrusione verso l'oggetto stimolante, il loro adattamento a questo e l'attivazione successiva del meccanismo più complesso della suzione-deglutizione. Il riflesso è più facilmente evocabile se lo stimolo viene portato sulla linea mediana. È già evocabile dalla 13ª settimana di età gestazionale, però si presenta con regolarità ed intensità valide solo dalla 33^a.

Il riflesso di suzione è forte nelle prime ore di vita, diminuisce nei primi giorni divenendo meno intenso, meno regolare, per tornare poi ad aumentare quando il bambino raggiunge un nuovo equilibrio, in genere dal terzo giorno di vita, tornando ad essere costante per intensità, frequenza e durata.

Nel neonato, a differenza dell'adulto, suzione e deglutizione possono avvenire contemporaneamente, anche per la diversa conformazione dell'epiglottide e del palato (più alto nel neonato).

Secondo Brazelton, la suzione spontanea è un movimento complesso atto a provocare nel neonato un autoacquietamento che lo aiuta ad adattarsi alle mutate condizioni della vita extrauterina. La diminuzione della frequenza della suzione spontanea nei giorni seguenti il parto, sarebbe quindi espressione di una difficoltà da parte del neonato di ristabilire un equilibrio con l'ambiente.

Riflesso di protrusione della lingua di Dekaban
Si pongono cibi solidi e semisolidi in bocca al bambino. Ciò provoca una serie di movimenti della lingua tendenti prima ad impedire la progressione del cibo e successivamente a produrre la protrusione della lingua per provocare l'espulsione del cibo. Il riflesso in genere è presente alla nascita e scompare verso la fine del secondo mese di vita neonatale (rapporto con il riflesso di suzione).

Finché permane non è possibile un'alimentazione con cibi solidi.

> **Riflesso del labbro di Prechtl**
>
> A bambino supino si percuote il labbro superiore e/o inferiore con il dito indice, badando a non percuotere l'angolo della bocca. Si ottiene una protrusione delle labbra dovuta ad una contrazione del muscolo orbicolare delle labbra. Se il bambino piange o succhia, il fatto può interferire con la risposta.
>
> Nel bambino sano semiaddormentato un tocco leggero è sufficiente a suscitare la risposta.

L'esigenza di difesa

In epoca perinatale il neonato deve assolvere ad un'altra importante esigenza, la difesa: si deve difendere dal nuovo ambiente gravitazionale, in cui si viene a trovare.

La motricità fetale, organizzata per la morfogenesi e per il parto, può tener conto delle caratteristiche dell'ambiente in cui il bambino sta crescendo.

Non possono essere invece simulate prima della nascita le caratteristiche dell'ambiente fisico che egli troverà fuori dall'utero, in particolare gli effetti della forza di gravità. Quindi le funzioni motorie costruite per muoversi nell'ambiente intrauterino non risulteranno adatte alle caratteristiche proprie dell'ambiente extrauterino e andranno perciò progressivamente riducendosi sino a scomparire del tutto. Al loro posto emergeranno altre funzioni adattive, capaci di reagire alla forza di gravità, tenendo conto della disposizione del corpo nello spazio (raddrizzamento e orientamento) e del suo peso.

Il bambino all'interno dell'utero è sospeso in un liquido la cui pressione si distribuisce su tutti i punti. Non può perciò sperimentare la forza di gravità e nasce quindi con uno schema di difesa indifferenziato, che vale qualunque sia direzione - intensità - verso della forza di gravità.

Questo è lo schema di flessione, organizzato attorno all'afferramento (grasping), presente in utero fin dalla 14ª settimana di gestazione.

Il bambino non può avere altra scelta; si comporta come una persona che, viaggiando sull'otto volante del Luna Park, cerca di afferrarsi al seggiolino, non potendo prevedere con quale intensità ed in quale direzione verrà spinto.

Si tratta di una reazione di prensione non definibile in termini di riflesso, perché il bambino non reagisce allo stimolo con risposta costante e stereotipata.

Il neonato infatti, mentre è attaccato al seno della madre, appoggia la sua mano sulla mammella, la palpa, la stringe con movimenti delicati o energici, la rilascia e poi la stringe ancora, in una serie di movimenti e di rilasciamento.

In questa situazione il neonato è tranquillo, protetto dalla mamma e non ha alcun bisogno di mettere in atto una risposta di difesa, quale l'afferramento.

Questa osservazione dimostra come il bambino non è praticamente mai prigioniero della reazione di prensione; se ciò accadesse saremmo di fronte a situazioni patologiche. In questo caso il grasping da *organizzatore* diventa *attrattore*.

Per il bambino sano, l'afferramento costituisce la prima forma di difesa, che vedremo si modificherà nel corso dello sviluppo, mentre in alcune forme gravi di paralisi cerebrale infantile (tetra orizzontali, alcuni tetra verticali) potrà essere superato, o meglio inibito momentaneamente, solo da altre reazioni patologiche, quali la startle reaction (prima fase della reazione di Moro) e il RTAC (vedi cap. 12).

Appena il neonato si libera dell'attività riflessa deputata alla sopravvivenza, elabora delle risposte più mature per far fronte alla forza di gravità, che non saranno più risposte in flessione, ma in raddrizzamento e che andranno nella direzione e nel verso opposti a quelli espressi dalla forza stessa.

È quello che chiamiamo processo di verticalizzazione, cioè la capacità di reagire alla forza di gravità in direzione opposta ad essa e con la stessa intensità, che inizierà dal capo, che è la sede degli organi di controllo (la vista, i labirinti) e poi via via arriverà al coccige.

Tale reazione di difesa verrà poi superata da funzioni antigravitarie più competenti quali i raddrizzamenti, i paracaduti e gli equilibri.

Nello stesso periodo il bambino sfrutta gli schemi in afferramento per andare verso l'oggetto: questo è un esempio di come la stessa reazione sia a servizio di funzioni diverse a seconda delle esigenze che si presentano nel corso dello sviluppo.

Il raddrizzamento del capo e del tronco sono risposte più mature e comportano una spinta che allontana il bambino dal punto in cui si trova; ciò significa andare contro la gravità, con un'attività motoria indirizzata in verso opposto, a differenza dello schema di afferramento che agisce indipendentemente dalla forza di gravità.

Se il bambino ad esempio è sdraiato sul pavimento, la risposta di afferramento dovrebbe essere di abbracciare quest'ultimo; la risposta più matura antigravitaria è invece spingersi via dal pavimento, esercitando quindi un'azione contraria a quella di gravità.

L'afferramento, inoltre, non agisce né sulla base d'appoggio né sul baricentro; attraverso il raddrizzamento e le reazioni di paracadute invece, è possibile agire sul poligono di base, nel momento in cui la proiezione del baricentro non cade al suo interno.

La reazione di paracadute si manifesta nella stessa direzione e con la stessa intensità rispetto alla forza che tende a spostare il corpo del bambino, ma in verso opposto.

Compare in risposta ad una forza improvvisa che non può essere compensata con la reazione di equilibrio.

I *paracaduti* si osservano dapprima verso il basso, agli AAII (intorno al 5° mese), poi agli AASS in avanti e di lato, rispettivamente verso il 7° e 8° mese.

L'ultimo a comparire è il paracadute verso dietro, intorno al 9° mese ed è l'unico che avviene senza il controllo della vista. Abbiamo constatato però che nel bambino, come pure nell'adulto, difficilmente viene utilizzato, ed è sostituito dal paracadute laterale posteriorizzato.

Finché questo non compare, il cammino del bambino è a carattere propulsivo e l'afferramento rappresenta l'unica funzione possibile per fermarsi (un esempio ci è dato, in patologia, dal soggetto emiplegico e dal bambino affetto da spina bifida).

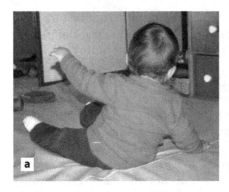

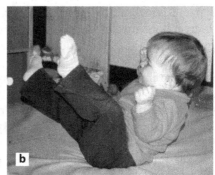

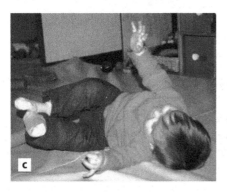

Figura 24 a Il bambino usa i paracaduti; **b** il bambino usa gli equilibri; **c** il bambino cade

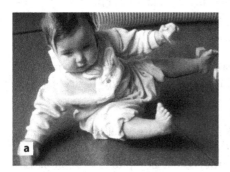

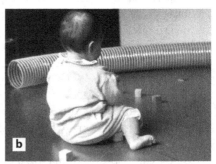

Figura 25 a Il bambino utilizza i paracaduti; **b** il bambino utilizza gli equilibri

Nell'evoluzione delle funzioni motorie per la difesa, l'ultima e più matura espressione è rappresentata dalle reazioni di equilibrio che prevengono la tendenza a cadere ed hanno la finalità di mantenere il capo ed il corpo ben organizzati nello spazio.

Con il suo intervento il capo viene raddrizzato ed il corpo viene effettivamente portato in linea con il capo, per conservare la proiezione del baricentro entro la base di appoggio, che si restringe (Figg. 24, 25).

A differenza dei paracaduti, quindi, gli equilibri agiscono sul corpo e sulla proiezione del baricentro anziché sulla base d'appoggio.

Si distinguono equilibri statici e dinamici.

L'equilibrio statico agisce rispetto ad una base d'appoggio ferma.

L'equilibrio statico avviene in tre fasi che si succedono sempre nel medesimo ordine: il capo torna eretto, il tronco si inclina con concavità a monte della colonna vertebrale e gli arti superiori e/o inferiori si spostano nella stessa direzione, ma in verso opposto rispetto alla forza che tende a spostare il corpo del bambino.

Le reazioni di equilibrio dinamico-cinetico sono le più recenti e le prime a scomparire quando si verifica un danno celebrale. Esse agiscono quando la base d'appoggio è in continuo movimento (andare in bicicletta o sciare).

Tali equilibri dinamici agiscono sulla proiezione del baricentro, come gli statici, tenendo anche conto di altre forze quali l'inerzia, le forze centrifughe e centripete, che permettono di fare passare la proiezione del baricentro fuori dalla base d'appoggio, senza provocare la caduta del soggetto, dal momento che il vettore, risultante dalla forza di gravità (applicata alla base d'appoggio) e dall'energia centrifuga, passa di nuovo entro il poligono di base.

Contenimento e benessere

Abbiamo trattato fino ad ora le funzioni strettamente indispensabili alla sopravvivenza, vediamo ora come esistano altre esigenze nel nostro piccino, che sono strettamente legate alle prime, in quanto ne favoriscono il soddisfacimento.

Come fa il neonato ad adattarsi al nuovo ambiente, così aperto, così esposto, così ampio, così variabile rispetto a temperatura, luce, sensazioni percettive?

Il piccolino, come ogni essere umano che si trovi in una nuova situazione, ricerca alcuni aspetti o condizioni di quella precedente, che gli diano sicurezza, rassicurazione, conforto. È noto come la prima volta che un Italiano va all'estero, svegliandosi alla mattina, cerchi per colazione brioche e cappuccino. Al terzo giorno già sarebbe disposto ad assaggiare qualcosa che fa parte della colazione abituale di quel paese, sapendo che può sempre tornare al suo cappuccino! Oppure se sa che è impossibile trovarlo, metterà in valigia il suo asciugamano preferito, pur avendone in albergo tre puliti ogni mattina!

Si sa anche che le donne in partenza per la casa di vacanza, facilmente porteranno con sé almeno una padella o una pentola, indispensabili per realizzare i loro pranzetti.

Senza parlare poi della famiglia Brambilla, che parte per un viaggio oltr'Alpe alla scoperta del Centro Europa: non mancheranno generi di confort alimentari, quali merendine, succhi, crakers, la torta della nonna, il caffè per far star sveglio l'autista e un salame con un filone di pane, perché "non si sa mai che cosa si possa incontrare lungo il tragitto!".

Un "qualcosa", o più, di casa, inserito in un ambiente nuovo e insidioso, aiuta appunto a sentirsi meglio, più rassicurati e più disponibili ad adattarsi successivamente ai cambiamenti.

Cosa può portarsi dietro il nostro piccolo neonato per il suo viaggio breve, ma sconvolgente?

Non certo la placenta, ma neanche il liquido amniotico, come neppure i rumori viscerali della madre, che tanto gli hanno fatto compagnia per nove mesi, o le pareti uterine, così elastiche, accoglienti, rassicuranti.

La sua esigenza è quella di essere CONTENUTO e di sentirsi bene nel nuovo ambiente. Rispetto a ciò dobbiamo ricordare che nel passaggio alla vita extrauterina, avvengono, tra gli altri, tre importanti cambiamenti: 1) il neonato è sottoposto ad una forza di gravità più potente, che lo schiaccia e verso la quale è relativamente impotente (vedi DIFESA); 2) si muove in un diverso mondo fisico, l'aria al posto del liquido amniotico, per cui mentre prima il movimento era frenato e controllato, ora è estremamente più libero; 3) subisce un cambiamento del sostegno alle sue posture: da quello di contenimento dell'utero, che favoriva una flessione globale e la possibilità di eseguire movimenti armonici e raffinati, passa a quello extrauterino, dove il neonato appare abbandonato, impotente a raggiungere da solo una quiete posturale.

Per ritrovare in parte la sua condizione precedente, può solo mantenersi il più possibile raggomitolato, con uno schema di flessione totale, o sfruttare alcune reazioni riflesse, a sua disposizione (vedi cap. 8), per ricercare il confine che gli era dato dalle pareti uterine.

Per questo, messo prono, si punta sulle ginocchia (strisciamento riflesso) e si spinge avanti fino ad incunearsi nell'angolo della culla prima e del lettino poi.

Quando è in braccio, ricerca l'*angolo* fra spalla-collo-nuca di chi lo tiene o appoggiato sul seno fra il braccio e il cavo ascellare. Può sentirsi contenuto anche da supino, rannicchiato, ben contornato dalle braccia del genitore o, sempre supino, fra la nicchia delle due braccia, come anche prono su un braccio, rivolto verso il mondo (forse non subito appena nato!).

Anche se è vero che possono essere sfruttate queste posture ed altre, in uno stesso bambino, è pure vero che ognuno, nel momento in cui l'esigenza di contenimento è molto elevata, per un mal di pancia o uno sconforto ricerca *quella* postura in cui si ritrova e si acquieta.

Al di fuori delle braccia dei genitori, c'è chi trova contenimento da prono, con un cuscino vicino al viso, oppure di fianco nell'angolo del lettino, con il lenzuolino in mano, per stare aggrappati o per sfregarsi il nasino, o in una nicchia creata con il cuscino del papà e una copertina, o nell'acqua, in cui ha nuotato per nove mesi, o tutto avvolto in un accappatoio (Fig. 26).

Un tempo esistevano belle culle di legno o di vimini, munite di ruote, che le nonne consideravano idonee fino al 5°/6° mese, dopo di che diventavano pericolose perché i piccoli si potevano rotolare e sporgere nel vuoto. Avevano il pregio di avere dimensioni ridotte e favorivano il ritrovamento dell'*angolo*. Le

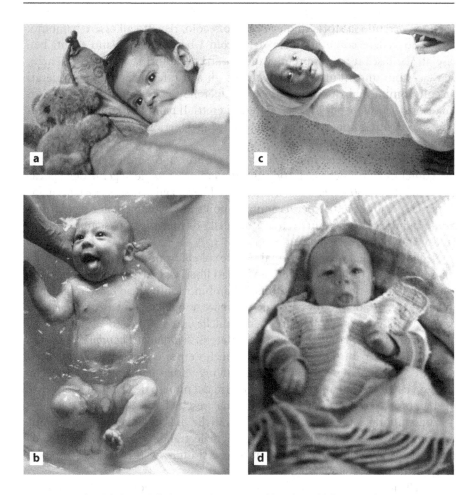

Figura 26 a-d Al di fuori delle braccia dei genitori il bambino ha bisogno di contenimento

mamme se le passavano di figlio in figlio e spesso venivano utilizzate per diverse generazioni, visto che non venivano mai consumate.

Ora invece il mercato propone l'acquisto diretto del lettino che è più grande e non favorisce il contenimento e neanche concede la possibilità di cullare.

Le ruote, in dotazione al lettino servono per spostarlo da una stanza all'altra, visto lo spazio abitativo sempre più ristretto, piuttosto che per cullare il piccolino!

In più, per ostacolare questa ricerca di contenimento, ci si mettono anche le regole di *nanna sicura* per evitare la SIDS (porre il bambino nella parte inferiore del lettino, evitare l'uso del cuscino, assicurarsi che la testa rimanga libera e scoperta, ecc.), quasi che il piccolino fosse disposto a stare alle norme prescritte.

Ripercorrendo la storia di quest'ultimo secolo, rispetto all'essere bambino, possiamo vedere come all'inizio del secolo i bambini venivano tenuti ben fasciati. Le fasciature comprendevano gli atri superiori stesi lungo i fianchi, che facevano un tutt'uno con il tronco e gli arti inferiori: erano considerati piccoli uomini mal riusciti (vedi cap. 1), perché flessi e quindi bisognosi di una *cura particolare* per diventare uomini eretti. Il bambino quindi non aveva una sua identità, non aveva capacità sue proprie, era un essere da *plasmare, formare bene.*

Bisogna però dire che queste fasciature costituivano, senza saperlo, un ottimo contenimento, anche se il concetto non era presente nella gente dell'epoca.

Verso gli anni 30 già si inizia a concedere libertà agli arti superiori, in quanto per la funzione eretta e per il cammino non sono fondamentali e soprattutto non è significativo che siano estesi. Il modello di riferimento è sempre l'uomo eretto e non le esigenze del bambino.

Negli anni 50 le fasce sono ormai ridotte solo al tronco, perché non si deformi, mentre gli arti superiori vengono lasciati liberi e gli arti inferiori sono contenuti in una specie di sacco di stoffa. Il bambino continua ad essere mantenuto supino e considerato un corpo da plasmare, modellare, nutrire, cambiare. È ancora un essere passivo, in balia esclusiva delle cure dell'adulto.

Negli anni 60 circa, si incomincia a parlare di *sviluppo del bambino*, infatti lo slogan diffuso è: "di fianco si sviluppa meglio e poi è meno pericoloso per i rigurgiti" l'attenzione è ancora molto sull'*organismo bambino*, piuttosto che sull'*essere bambino*. Si affacciano alla finestra del mondo degli adulti le esigenze del bambino, anche se ancora legate alla sua crescita fisica.

Contemporaneamente migliorano le pratiche di accudimento, infatti si utilizzano triangoli e ciripà, molto più pratici delle grandi pezze: ormai tutti hanno la lavatrice, per cui un po' del tempo che si utilizzava per lavare, forse può essere sfruttato per stare con il bambino.

Dal 70 all'80 passa la parola d'ordine: *tutti proni*. I bambini si sviluppano più precocemente e raggiungono più rapidamente l'autonomia motoria. Addirittura nei paesi dell'est si vedono carrozzine con la fodera trasparente, per permettere al piccolo, messo prono, di guardare fuori mentre è portato a passeggio: pensate quante informazioni percettive possono disturbare la sua quiete e come è ingenuo pensare che il bambino possa essere interessato alle sollecitazioni del mondo esterno date da auto, biciclette, motorini, schiamazzi di ragazzi.

In quest'epoca l'accudimento si è ridotto, in quanto esistono già i pannolini da gettare e si può quindi pensare di più al bambino come essere che ha delle esigenze, anche se è obbligato ad assolverle secondo quello che hanno determinato gli altri (epoca delle *tappe di sviluppo*, vedi cap. 3)

Quand'è che si comincia a considerare l'esigenza del bambino di essere contenuto?

Questo avviene purtroppo solo quando, negli anni 80, grazie alle cure intensive neonatali, aumentano i bambini che sopravvivono dopo nascita prematura, passando da un massimo di 32 settimane a un minimo di 25 negli ultimi anni.

Oggi, per quanto riguarda le pratiche di accudimento esistono pannolini superpressati, con elastici, magliette cotone sotto – lana sopra per abolire i camicini; e come bisogna mettere i bambini perché stiano bene e si sentano contenuti?

Per ripercorrere l'evoluzione storica bisognerebbe tenerli supini, ma non si può neanche buttare a mare una cultura appena passata, che indicava nella posizione prona il miglior benessere del bambino, in più dobbiamo tener conto delle *regole nanna sicura*.

Pensiamo che la soluzione non sia tanto trovare noi un unico modello come nel passato, ma essere osservatori attenti delle esigenze del bambino: prono, supino, di fianco, a seconda di quello che fa, di quello che pensa, di come è di umore, di ciò che vuole comunicare. Sicuramente le risposte dell'ambiente sono determinanti per rinforzare o negare questa o quell'esigenza del bambino.

Qualche accenno alla patologia

Potremmo ora elencare un elevato numero di patologie respiratorie, gastro-esofagee, cerebrali di diversa entità, che vincolano il bambino nel suo sviluppo, ma ci sembra un approfondimento troppo specifico, mentre riteniamo che affrontare le problematiche del neonato pre-termine, ci possa essere di guida per la risoluzione di tante situazioni particolari in cui si può venire a trovare anche il neonato a termine.

La nascita prematura comporta infatti una serie di svantaggi di ordine biologico e relazionale, tanto più numerosi e gravi, quanto più bassa è l'età gestazionale e minore il peso alla nascita.

Sul piano biologico sono molte le condizioni morbose a cui il bambino prematuro può andare incontro: le lesioni celebrali, il distress respiratorio delle prime ore di vita, le complicanze a breve e a lungo termine legate alla ventilazione meccanica, la retinopatia.

Queste condizioni morbose si associano spesso tra loro o si alternano nel tempo, non solo minacciando il benessere del neonato in quel momento, ma mettendo in serio rischio le potenzialità del futuro sviluppo.

Le cure intensive per sopperire al danno biologico, purtroppo non sono innocue, rispetto al rischio di disturbi della relazione, anche se necessarie alla sopravvivenza.

Infatti l'incubatrice assicura il mantenimento di temperatura, umidità e concentrazione di ossigeno ottimali, ma costituisce anche una barriera agli scambi relazionali, se non con i genitori, almeno con il personale della Terapia Intensiva Neonatale (TIN).

L'ambiente uterino, semibuio, caratterizzato da rumori ricorrenti quali il battito cardiaco, il pulsare dei vasi uterini, il rumore dell'aria che passa nei visceri materni, facilita il controllo posturale e i movimenti del feto, in quanto le pareti costituiscono un confine ben definito e il liquido amniotico favorisce la fluidità dei movimenti.

L'incubatrice improvvisamente significa perdita di tutti gli elementi di contenimento e rassicurazione precedenti. Violentemente il neonato viene esposto ad un ambiente che è tutto nuovo e per molti versi ostile: eccesso di luce, eccesso di rumori, superficie piatta che ostacola il controllo posturale, difficoltà ad organizzare la motricità contro la forza di gravità, nesssun limite al movimento, nessun angolo in cui rannicchiarsi, frequente esperienza del dolore fisico.

La solitudine del neonato in incubatrice, viene solo interrotta da interventi tecnici, da mani fredde e frettolose che lo muovono in modo automatico e spesso gli portano interventi dolorosi, quali la puntura del tallone, l'aspirazione endotracheale o l'introduzione del sondino naso-gastrico, l'incannulamento dei vasi ombelicali, i punti di sutura per il fissaggio dei cateteri; si aggiungono la luce intensa, la frequente interruzione degli stati di sonno e veglia. Tutto ciò porta ad un aumento dei livelli di stress nel neonato.

A complicare la situazione sono la fragilità e la labilità del neonato. Basta l'apertura per pochi istanti degli oblò per vedere un calo brusco della temperatura cutanea. Basta il calo di 1-2 gradi di temperatura corporea per avere un calo brusco della perfusione periferica, annunciata non solo dal cambiamento di colore delle estremità ma anche dalla desaturazione dell'emoglobina. L'aspirazione del tubo endotracheale o la più piccola manipolazione possono provocare bradicardia o decelerazioni brusche. Il semplice toccamento o le manipolazione del neonato possono dare apnee spontanee. La rotazione del capo o il movimento di un arto possono evocare tremori, rotazioni sul tronco con perdita del controllo posturale.

Questi dati sottolineano la presenza di una situazione paradossale nell'ambiente della TIN, dove gli interventi volti alla cura del neonato sofferente, diventano fattori di rischio per il successivo sviluppo neuropsichico.

Tanti progressi sono stati fatti, in questi ultimi anni, nell'assistenza in TIN, ma rimane pur sempre ancora un ambiente inadeguato alle necessità del piccino.

Ci si preoccupa non solo degli effetti a breve termine, ma soprattutto di quelli a lungo termine. Così si sta cercando già da diversi anni di semplificare le cure, di definire con più precisione il timing degli interventi (manovre meno traumatiche, concessione di tempi di recupero, ecc.).

Per meglio comprendere ciò, è importante rifarsi alla teoria sinattiva dello sviluppo di Hedelise Als.

Sviluppo sinattivo dei vari sottosistemi

Oltre allo sviluppo del sistema nervoso centrale, è importante capire il funzionamento dell'organismo del neonato per arrivare alla valutazione completa del caso. Il feto umano nell'ambiente intrauterino è stimolato dagli input cutaneo-somatici del liquido amniotico, dagli input motori e cinestesici del vicino sacco amniotico che permette il mantenimento degli schemi flessori con tipici aggiustamenti dolci. Il feto confida sui ritmi materni, sugli input sensorali, quali i primitivi sensi della vista e dell'udito, preparandosi così alle esperienze del mondo esterno. Quando invece si trova improvvisamente in un vasto e diverso ambiente non è più protetto dall'organismo materno ma dalla tecnologia medica.

Le funzioni autonomiche rappresentano il problema primario per le cure mediche. Si ipotizza che dopo una fase aposturale-acinetica, il bambino provi a ristabilire un livello di attività attraverso i movimenti del corpo e la riorganizzazione degli stati. L'abilità nel modulare il comportamento ed il livello di differenziazione sono aspetti prioritari dell'individualità e della unicità del bambino. Il funzionamento del bambino è visto nell'ottica di un modello dove esiste una continua interazione fra i sottosistemi e nello stesso tempo una continua interazione con l'ambiente. Ciò viene chiamato sviluppo sinattivo, in quanto ad ogni fase di sviluppo ed ad ogni momento di funzionamento, i vari sottosistemi si trovano insieme, spesso correlati. I sistemi inclusi sono:

Sistema autonomico: osservabile attraverso il comportamento della respirazione, i cambiamenti di colore, i segnali viscerali (es. i movimenti intestinali), il singhiozzo, il rigurgito, ecc.

Sistema motorio: studiato attraverso il comportamento nelle posture, nella qualità del tono e dei movimento dell'organismo.

Sistema degli stati comportamentali: osservabile dalla qualità degli stati di coscienza disponibili per l'organismo (dallo stato di sonno a quello di veglia e a quello di agitazione) dalle modalità di transizione da stato a stato e dalla presenza e durata dei singoli stati.

Sistema attentivo e interattivo: capacità dell'organismo di mantenere lo stato di veglia attenta per ricevere informazioni cognitive, sociali ed emotive provenienti dall'ambiente.

Sistema di autoregolazione: strategie che l'organismo usa per mantenere la stabilità e l'organizzazione tra i sottosistemi.

Fase di maturazione dei sottosistemi nei bambini prematuri

Oltre a riconoscere i comportamenti di stress e di autoregolazione è importante, quando ci si rivolge ad un bambino prematuro, sapere quali sono le fasi di maturazione dalla 24ª sett. alla 40ª sett. Il modello teorico della Als divide questo periodo in tre fasi:

24-29 sett.: fase di stabilizzazione dei sottosistemi;
30-35 sett.: stato di organizzazione dei sottosistemi;
36-40 sett.: stato della integrazione dei sottosistemi.

Di conseguenza diventa indispensabile sapere osservare il comportamento del neonato, che diventa la via privilegiata per conoscerne la soglia di stress o di stabilità e trovare strategie che permettano di ridurre gli eventi stressanti e la disorganizzazione comportamentale per promuovere la stabilità dei sottosistemi (autonomico/fisiologico; motorio; di stato/organizzativo; di attenzione/interattivo e di autoregolazione). Nel tentativo di identificare sistematicamente lo stato relativo del bambino, ci si può riferire alla scala di sviluppo di Brazelton modificata (APIB). Particolare attenzione è giusto dare al linguaggio del corpo. Esiste un elenco di regole specifiche comportamentali, che può essere d'aiuto nel capire il funzionamento corrente del bambino. I segnali possono essere classificati come sintomi di stress o di stabilità.

Processo di attaccamento genitoriale

L'interazione madre-bambino inizia precocemente e di grande importanza sono le potenzialità che il neonato sano manifesta per entrare in comunicazione. La madre con una sensibilità comune, si adatta alle azioni e ai segnali del figlio modificando il suo comportamento in relazione alle risposte del bambino. Questa relazione è sostenuta dall'attivazione di tutta la sensorialità del bimbo e della madre per favorire la conoscenza reciproca e l'attaccamento (odorato, tatto, cinestesi, vista, udito, ecc.). Il tatto tramite il contatto e il calore corporeo è la prima importante area di comunicazione tra la madre e il suo bambino.

La nascita prematura e il ricovero in TIN provocano una traumatica separazione, ostacolando tale processo. Si è ormai certi che un contatto corporeo, e non solo visivo, con il bambino sono elementi indispensabili per l'instaurarsi della relazione e dello sviluppo affettivo.

Il processo di attaccamento secondo T. Berry Brazelton inizia già durante la gravidanza. Alla nascita si creerà un sommovimento psicologico della madre, la quale dovrà affrontare: lo choc della separazione anatomica; l'adattamento a un nuovo essere che provoca sentimenti di ansietà; il lutto per il bambino immaginario e l'adattamento alle caratteristiche del bambino reale; la necessità di dominare i timori, di danneggiare il bambino indifeso. Durante questo delicato periodo numerose figure (padre, neuropsichiatri infantili, infermieri professionali, terapisti dell'età evolutiva) hanno un ruolo fondamentale di appoggio (Fig. 27). Il sostegno psicologico diviene fondamentale in caso di prematurità, malattie, basso peso alla nascita. Per i genitori è un'enorme sofferenza, essi sono costretti ad aggiustamenti compensatori per superare il trauma iniziale di una nascita imprevista. All'ingresso in reparto di Terapia Intensiva Neonatale sono colpiti dall'apparire del loro minuscolo e fragile bambino, e devono affrontare paure e preoccupazioni in merito alle sue capacità di sopravvivenza. Un altro problema è la perdita di controllo sulle decisioni che riguardano la *care* del loro bambino: molti di loro esprimono il sentimento che il bambino appartenga all'ospedale, ai medici, agli infermieri. Per questo si cerca di favorire precocemente il processo di attaccamento (vedi cap. 14).

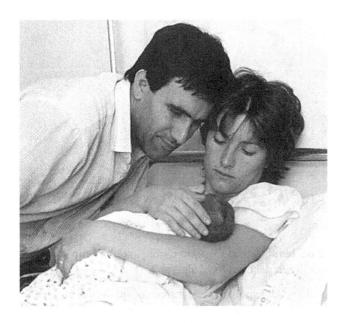

Figura 27 La nascita e l'attaccamento

Nel luglio 1995 a favore della teoria studiata da Klaus e Kennel, nasce il "Tender touch Program" al St. Luke' s Hospital's. (TTP) È un programma in cui si istruisce il genitore alla terapia del tocco, secondo le condizioni cliniche del bambino e la sua età gestazionale. L'aspetto più importante è il coinvolgimento attivo dei genitori nella cura dei loro bambini, imparando a riconoscere e a rispondere ai segnali di stress. Una delle più grandi barriere nella partecipazione dei genitori ai TTP è il lutto per la perdita del bambino normale e la paura che muoia o che abbia esiti permanenti se sopravvive. Si cerca di fare superare ai genitori il più presto possibile questo stato attraverso le tre tappe del TTP: contenimento manuale, marsupio-terapia, infant massage. Queste modalità di intervento offrono una preziosa opportunità ai genitori di essere vicini al proprio bambino, di poterlo toccare, di sentirsi effettivamente madre e padre del loro piccolo.

Tra l'altro recenti studi sul tocco e sul massaggio per il pretermine hanno portato alla conclusione che i bambini massaggiati hanno un aumento di peso del 47% al giorno, hanno meno episodi di apnea e bradicardia, hanno un più basso livello di cortisolo ed infine vengono dimessi dall'ospedale in media 5-7 giorni prima dei bambini non massaggiati.

È importante una consultazione tra i genitori e il terapista, che permette ai genitori di imparare a rispondere, a riconoscere lo stress del bambino e ad apprendere le tappe del suo sviluppo.

Tecniche di contenimento

Contenimento manuale: Si può usare per tutti i bambini, tranne quelli criticamente compromessi. Il fisioterapista mostra diversi tipi di contenimento, che saranno

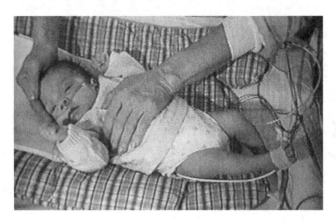

Figura 28 La mani del terapista attuano un contenimento

scelti in base alle esigenze del bambino: ad esempio c'è chi avrà bisogno di essere maggiormente contenuto a livello del capo e chi alle spalle (Fig. 28).

Marsupio terapia (skin-to-skin o kangaroo care): Si introduce quando le condizioni cliniche del bambino si sono stabilizzate. Il bambino è portato fuori dall'incubatrice o dalla culla e posizionato sul petto dei genitori. La marsupio-terapia può continuare fino a quando il bambino resta stabile e tranquillo (Fig. 29).

Infant massage: Si introduce quando il bambino è stabilizzato (peso almeno 1 kg.), libero da gravi problemi respiratori ed i genitori sono tranquilli nel manipolarlo, riconoscere e rispondere ai segnali di stress. Importante in questa fase di attaccamento è il sostegno da parte di uno psicologo, in particolare nelle situazioni più critiche. A volte si arriva a decidere di non attuare il TTP quando le madri sono vittime di importanti stati di angoscia e depressione, perché si rischierebbe di peggiorare queste condizioni.

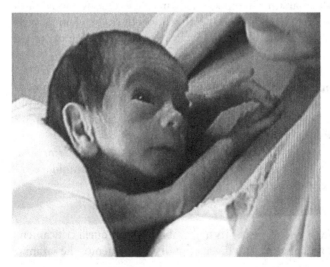

Figura 29 Marsupio-terapia

Si insegnano ai genitori semplici tecniche di massaggio prestando attenzione all'intensità della pressione usata ed al ritmo. Si dà importanza agli indici di stress e ai segnali di avversione al tocco. Alcuni bambini mostrano disagio quando vengono toccate certe parti dei corpo; occorre rispettare questi segnali e privilegiare le parti del corpo che il bambino mostra di gradire. Aree a rischio sono i piedi (dato che le punture nel tallone, per ottenere il sangue per i test, sono una comune procedura nella TIN). Bisogna spiegare ai genitori che una reazione negativa non è solitamente causata dal massaggio in sé stesso, ma piuttosto dal vissuto del bambino alle manipolazioni di zone particolari del corpo.

"Se tu mi tocchi
Con dolcezza e tenerezza
Se tu mi guardi e mi sorridi
Se qualche volta prima di
Parlare mi ascolti
Io crescerò. crescerò veramente"
(Bradley)

Cosa si può fare per aiutare il piccolino

Vari sono i problemi che deve affrontare il piccino nato prematuro, tra questi i più importanti sono la difficoltà ad alimentarsi, a respirare, a raggiungere una stabilità posturale, a realizzare un'interazione con la madre.

Successivamente il neonato avrà anche difficoltà ad organizzare la funzione visiva, i movimenti spontanei-volontari e l'organizzazione gestuale.

Per tutti questi problemi sarà necessario l'intervento del fisioterapista, l'accudimento del personale infermieristico e le cure amorose dei genitori.

Il fisioterapista può intervenire con un trattamento abilitativo, perché il neonato con problemi cerebrali o il prematuro possano soddisfare le esigenze per la sopravvivenza (Fig. 30).

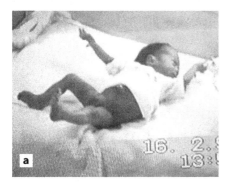 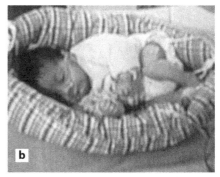

Figura 30 a, b Dalla destabilizzazione al contenimento

Nel momento in cui riconosciamo nel bambino la presenza di funzioni non competenti a soddisfare i suoi bisogni, l'intervento terapeutico sarà contemporaneamente diretto al bambino stesso e rivolto all'ambiente e alle persone intorno a lui (*intervento ecologico*).

Attraverso l'osservazione di come il bimbo è capace o meno di costruire funzioni equilibrate deriva la scelta del programma abilitativo in assenza di modelli precostituiti di sviluppo. Infatti è importante non seguire rigidamente e schematicamente le varie fasi, perché ogni bambino ha la sua storia, la sua modalità di organizzarsi e di ricercare uno stato di benessere. Quindi è fondamentale costruire un programma personalizzato ed evolutivo.

> **Intervento "ecologico":** "ecologica" (Pierro 1991) è la prospettiva entro la quale inquadrare l'intervento riabilitativi dei bambini con PCI. Il neonato entra infatti a far parte di un ecosistema (definibile come "l'insieme degli esseri viventi, dell'ambiente e delle condizioni fisico-chimiche che, in uno spazio limitato sono inseparabilmente legati tra loro sviluppando interazioni reciproche" (Celli 1990) e lo modifica profondamente.

Per saperne di più

Pignotti MS (2000) Nato piccino picciò. Le Lettere, Firenze

Davidson A, Rapisardi G, Donzelli GP (1995) L'intervento abilitativo al neonato. La cura posturale personalizzata ed evolutiva nella TIN. Quaderni AITR, anno XVIII, I trimestre, pp. 103-108

Capitolo 10
Le funzioni per la vita di relazione

Lucia Bertozzi, Luisa Montanari, Isabella Mora, Federica Sassatelli

Premessa

Trascorsi i primi mesi di vita, nel bambino nasce l'esigenza di rapportarsi con l'ambiente esterno, di estendere al mondo quella sorta di relazione simbiotica mantenuta fino ad allora con l'oggetto *primario*, la madre. Per affrontare la vita di relazione si evidenziano molti cambiamenti, compaiono molte funzioni che consentono al bambino il passaggio dalla fase più propriamente neonatale a quella post-natale.

In questa epoca possiamo distinguere una serie di azioni destinate a modificare l'individuo rispetto a se stesso: la sopravvivenza, l'esplorazione, la percezione, la memoria, il piacere, da altre destinate a modificare l'ambiente fisico e sociale rispetto all'individuo: comunicazione, prassie.

Alcune definizioni

Prima di procedere nell'analisi delle nuove funzioni che il bambino mette in atto per costruire la sua identità, separandosi progressivamente dalla madre, e per mettersi in relazione con l'ambiente in cui vive e con altri esseri umani che lo abitano, pensiamo sia giusto riprendere alcuni concetti chiave, come il concetto di corpo.

Il concetto di corpo, infatti, è molto complesso e comprende sia l'aspetto fisico che quello psichico. Come affermava Merlau-Ponty, fin dal 1945, "il corpo vissuto" è "il corpo che è al mondo".

Frequentemente si parla di schema corporeo, includendo appunto concetti fisici e psichici, mentre più correttamente si dovrebbe parlare anche di *immagine corporea* e di *vissuto corporeo*.

Molti autori, nell'ultimo secolo, hanno espresso tale concetto con termini e significati diversi.

Bonnier (1905) è stato il primo ad utilizzare, alla fine del 1800, l'espressione "Schema corporeo", per indicare la rappresentazione topografica e spaziale del corpo, che ne permette l'orientamento rispetto all'ambiente esterno. Head (1920) considera lo Schema Corporeo come una struttura precosciente che si fonda sulla comparazione ed integrazione, a livello corticale, delle passate esperienze sensoriali, soprattutto posturali, oltre che tattili e visive, con le sensazioni attuali. Questo schema si modificherebbe continuamente, perché in esso verrebbero integrate man mano le informazioni centripete, relative a nuove posture e a movimenti del corpo, permettendone così la percezione. Schilder (1950) con Immagine Corporea intende il quadro mentale che ci facciamo del nostro corpo, vale a dire il modo in cui il corpo appare a noi stessi. Federn (1953) mantiene distinti lo schema corporeo, che considera conoscenza mentale, continua del proprio corpo, dall'Immagine Corporea, rappresentazione mutevole presente nella mente, e dall'Io corporeo, consapevolezza continua del proprio corpo, attraverso i mutamenti.

È importante analizzare separatamente le varie dimensioni, ma è altrettanto importante ricondurle ad una unità che è il *corpo* mosso, sentito, percepito dal bambino, che gli può dare sensazioni piacevoli o dolorose, eccitanti o deludenti, intense o lievi.

Essere consapevole di avere un corpo, significa avere trasferito tutti i dati percettivi a un livello più astratto e più interiore.

Come si forma nel bambino l'immagine del corpo?

Nel periodo intrauterino il corpo del bambino viene vissuto come non - definito, non - delineato, perché immerso nel liquido amniotico, e nei primi mesi di vita risulta ancora un corpo unico con chi lo nutre. I confini di questo corpo sono tenuti insieme dalla funzione di nutrizione.

Lo spazio vissuto è sempre organizzato *da* e *per una funzione*. Infatti, per essere tale, in esso deve succedere qualcosa di altamente significativo.

La funzione di nutrizione organizza il primo spazio del bambino e ne condiziona i suoi movimenti, infatti capo, bocca e mani si dirigono verso il capezzolo (Fig. 31).

Il seno materno rappresenta il polo d'attrazione in questa funzione; se cambia la funzione che l'individuo organizza, cambia anche il polo d'attrazione.

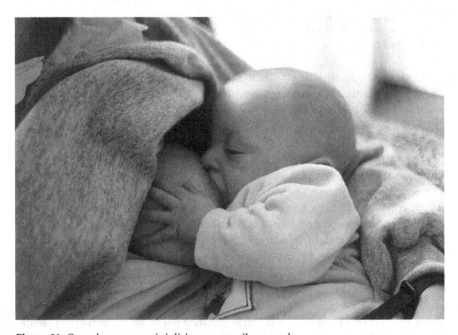

Figura 31 Capo, bocca e mani si dirigono verso il capezzolo

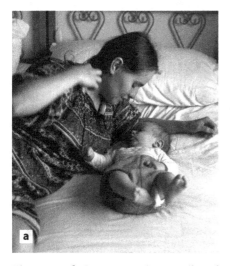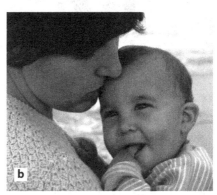

Figura 32 a, b La mamma gioca con il suo bambino e lo coccola

Le funzioni proprie del bambino e il loro assecondarsi, organizzano non solo lo spazio, ma anche il tempo vissuto e si organizzano secondo i cicli:

– *tensione e pianto:* che esprimono l'angoscia di una perdita, di una mancanza e che richiamano i portatori di cura per il nutrimento;
– *soddisfazione:* che esprime il piacere di atti di riempimento, di conoscenza della madre, di amore;
– *distensione e sonno:* che esprime una situazione di appagamento, di benessere, di equilibrio perfetto, ma protraendosi nel tempo, riporta alla condizione iniziale di tensione e pianto.

Tutti i cicli umani, una volta definiti, sono già superati, non ammettono il ripetersi invariato, se non in situazioni patologiche, o il fermarsi, se non con la morte.

La nutrice interviene spontaneamente in questo ciclo temporale portando delle varianti: gioca con il bambino appena si attenua la tensione dopo il pasto, lo coccola, lo vezzeggia, interagisce con lui con gesti rituali, ma anche diversi di volta in volta. Prolunga così il momento di soddisfazione, sia per lei che per il piccino, trasformandolo in un momento di *relazione*, di *piacere*, di *apprendimento* (Fig. 32 a, b).

La bocca e l'apparato nutritivo sono gli organi più sviluppati nel neonato, perché svolgono la funzione più importante in quel momento, la *nutrizione* e sono anche quelli che gli consentono di esplorare e *conoscere* l'ambiente e di esprimere il *piacere* massimo, in questa fase di sviluppo, in quanto il bambino succhia qualsiasi cosa, oltre il capezzolo, in qualsiasi momento, anche al di fuori del pasto (Fig. 33).

Si può creare così un altro ciclo, nel quale l'andamento temporale subisce una potente attrazione dal polo spaziale, nel quale il buon funzionamento è garantito dal coniugarsi della funzione nutritiva, conoscitiva ed emotiva.

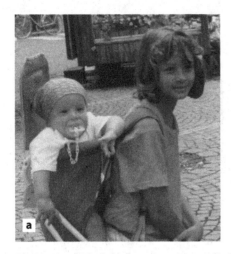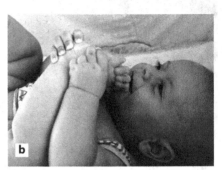

Figura 33 a, b La bocca come strumento di piacere e di esplorazione

Perché le funzioni si possano esprimere, è necessaria questa congiunzione: difficilmente siamo osservatori attenti se non nel caso che essa si interrompa, mostrando una condizione patologica.

Tornando al concetto di schema corporeo, vediamo come dal secondo-terzo mese in avanti, pur rimanendo la bocca un forte polo d'attrazione, si affacciano anche la *vista* e *l'udito*.

Il capo, infatti, prima sostiene poi si fa condurre dalla capacità di fissare un oggetto, di metterlo a fuoco, di mantenerlo agganciato nei suoi vari spostamenti potendo realizzare queste competenze a distanze sempre maggiori, man mano la funzione matura (vedi cap. 13).

Ciò che definiamo *schema corporeo*, cioè il sistema di supporto al nostro essere nel contesto, varia con lo sviluppo del bambino e le sue conoscenze.

Bisogna però pensare che nella strutturazione dello schema corporeo, ci potranno essere profonde differenze individuali, sia di carattere genetico (chi sfrutta più un canale percettivo, che non un altro), che legate a condizioni patologiche; per analizzare l'ambiente per esempio, i ciechi o gli ipovedenti utilizzeranno preferibilmente il canale uditivo e per contro i sordi, quello visivo.

Il corpo e lo spazio, all'inizio della vita di relazione, entrano in un rapporto più complesso, per lo svilupparsi della dimensione psicologica e per il moltiplicarsi dei poli di attrazione, che organizzano lo spazio e il relativo vissuto da parte del bambino.

Proseguendo nello sviluppo, ogni bambino risponderà in modo soggettivo ed individuale ai bisogni simili, mettendo in atto segnali di vario genere.

Durante l'inizio di questo periodo della vita di relazione (dai tre mesi in avanti), il bambino si proietta verso lo spazio esterno ed inizia ad utilizzare i propri arti superiori (vedi cap. 12), che nel procedere dello sviluppo, assumeranno sempre più valore di polo di attrazione ed in modo particolare la mano.

Il bambino entra in contatto con il mondo

Ogni organismo, qualunque esso sia, ha bisogno per sopravvivere di conoscere l'ambiente circostante attraverso l'utilizzazione di quegli strumenti di cui, a seconda della specie, è dotato.

Questi possono essere variamente definiti come organi, sistemi di recettori, strutture mentali, meccanismi di funzionamento psichico, ecc. a seconda del tipo di analisi che si vuole effettuare.

Per quanto riguarda gli strumenti messi in atto dall'uomo per conoscere l'ambiente, si possono individuare diverse modalità di interazione che comprendono percezione, esplorazione, comunicazione e prassie, funzioni cui assolve la motricità per la vita di relazione.

La percezione è lo strumento per comparare e analizzare vari aspetti della realtà.

In questo senso la percezione deve essere intesa non soltanto come una semplice registrazione di dati, ma come un processo attivo collegato alla ricerca della qualità che si intende conoscere (esplorazione), che richiede un apporto determinante da parte dell'organismo che interagisce con l'ambiente.

Il bambino entra in possesso del mondo conoscendone situazioni ed oggetti, sempre in modo plurisensoriale (Fig. 34 a, b).

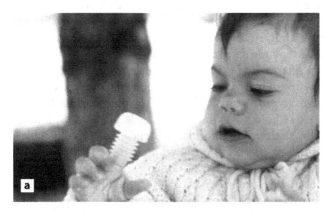

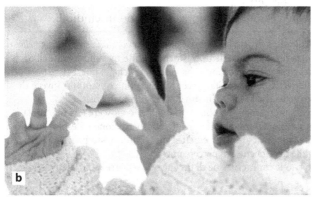

Figura 34 a, b Guarda e tocca

Per costruire le funzioni che gli servono per interagire con la realtà e conoscerla, egli sfrutta le proprie risorse visive, uditive, olfattive, spaziali, psicologiche ed emotive, che si integrano l'un l'altra.

È proprio questa la bellezza e la complessità delle funzioni dell'uomo, che permettono l'integrazione dei vari sistemi a 360°!

Chiaramente la migliore analisi percettiva che può fare un bambino è quella che integra vari strumenti operativi (configurazione percettiva).

La conoscenza di queste modalità aiuta il riabilitatore, in quanto, in presenza di un canale sensoriale deficitario, si potranno sfruttare quelli indenni e meglio funzionanti, affinché quello deficitario sia facilitato nella sua funzione dalle tracce fornite dagli altri, sulle quali si organizza ed alle quali si integra. In questi casi non è detto che la mancanza di uno o più strumenti percettivi impedirà il processo di conoscenza, anzi è vero più spesso il contrario, giacché la plurisensorialità agente nel campo percettivo definisce una ridondanza che si rivela utile nel caso della patologia, così che la rappresentazione della realtà è possibile in modo compiuto anche quando è presente un disturbo percettivo.

Possiamo ad esempio citare i pazienti con Atrofia Spinale. Senza dubbio in loro l'esperienza sensoriale cinestesica è molto limitata, praticamente assente, mentre sono più sviluppate quelle visive ed uditive, nonché psicologiche ed emotive.

Per arrivare a rappresentarsi infatti, questi bambini sfruttano il canale visivo, quello uditivo e il movimento agito da altri, come le braccia della mamma, o un ausilio, ad esempio, la carrozzina elettrica.

Questo ci spiega come il problema di avere una buona riuscita scolastica in aritmetica e geometria non dipenda da quanto un bambino abbia gattonato o a che età l'abbia fatto, come affermano i principi di Doman, ma dalla capacità di integrazione dei dati percettivi-sensoriali e da una predisposizione alla materia.

Quindi il bambino utilizza tutti i canali sensoriali, è condizionato dal suo stato emotivo-relazionale ed è guidato da uno scopo che lo porta ad esplorare.

Inizialmente procede con la ricerca di informazioni, che man mano lo guideranno verso nuove acquisizioni. Tutto ciò porta ad aumentare la funzione in ampiezza ed abilità, in relazione al processo evolutivo e all'esperienza. Così il bambino impara ad elaborare le informazioni che riceve, decodificando la realtà.

Ciò gli consente di formulare aspettative sui fenomeni che percepisce e di guidare la propria strategia percettiva.

Vediamo quindi come percezione ed esplorazione siano inscindibili.

Per *esplorazione* intendiamo *quell'attività motoria finalizzata ad analizzare le cose nelle migliori condizioni*; comporta infatti una serie di trasformazioni e modificazioni dell'oggetto in esame, sia rispetto agli oggetti circostanti, che al soggetto che vi interagisce.

Per quest'aspetto si differenzia dalle attività percettive che non consentono invece di intervenire, oltre che sul soggetto che le mette in atto, anche sulla realtà fisica.

La funzione che più frequentemente il bambino utilizza per conoscere è la manipolazione, tipico esempio di un esplorazione ai fini percettivi: la percezione e l'esplorazione sono infatti rispettivamente la branca afferente ed efferente di uno stesso processo per la conoscenza, che si fonda sulle qualità che noi percepiamo.

Per poter percepire appieno le caratteristiche di un oggetto, occorre esplorare l'oggetto stesso (vedi cap. 12).

Il bambino stabilisce le coordinate spaziali

Il bambino si considera al centro della realtà ed inizia a vedere gli oggetti nello spazio, attraverso due direttrici: sopra e sotto di lui, vicino e lontano da lui, esplorabili in parte con il metro delle sue braccia ed in parte attraverso l'adulto, che ha ancora una presenza dominante. Successivamente il bambino sperimenterà da solo le coordinate spazio-temporali attraverso la motricità di spostamento orizzontale: il dentro e fuori, il sopra e sotto, il vicino e lontano diventeranno direttamente agiti dal bambino e quindi interiorizzati. Crescendo imparerà, da seduto, a girarsi per poter guardare alle proprie spalle, aggiungendo la dimensione dello spazio posteriore, molto difficile da raggiungere, esplorare e conoscere. Non dimentichiamo che tutte le dimensioni spaziali che il bambino utilizza per rappresentarsi la realtà sono prima di tutto psicologiche ed emotivamente significative.

La scoperta di qualcosa dietro le proprie spalle è collegata ad una sensazione psicologica sgradevole, in quanto quello posteriore è uno spazio difficilmente controllabile. Il vissuto sgradevole di ciò che sta alle nostre spalle rimarrà per tutta la vita: il pericolo maggiore viene sempre da dietro, da uno spazio poco noto; infatti, quando sentiamo venire da dietro qualcosa di minaccioso, ci giriamo per fronteggiarlo.

Per sostenere questo disagio del non controllo dello spazio posteriore, bisogna anche ricordare che tutte le antenne recettive del nostro corpo sono orientate verso avanti o al massimo di fianco.

Se una persona non riesce ad esplorare uno spazio e non ne ha conoscenza, avrà sempre un vissuto spiacevole in riferimento ad esso.

Il bambino sano risponde a questa esigenza con l'utilizzo delle rotazioni fra i cingoli, come espressione di una funzione matura e adeguata. Il problema di governare lo spazio posteriore è molto presente in patologia, specialmente nel bambino con limitazioni motorie e con problemi dispercettivi da Paralisi Cerebrali Infantili. Infatti il vissuto negativo dello spazio posteriore, può moltiplicarsi per tutte quelle dimensioni topologiche che il bambino non può prevedere, che non può vedere e sentire avvicinarsi. Una reazione a questa impossibilità di controllo delle fonti, delle caratteristiche degli stimoli e del loro sopravvenire, si può manifestare con una *strartle* (reazione stereotipa fisiopatologica).

Il bambino sano sopperisce a questa esigenza con l'utilizzo delle rotazioni fra i cingoli, come espressione di una reazione matura ed adeguata, mentre il bambino con problemi di percezione dello spazio posteriore necessita di soluzioni compensatorie messe in atto dall'adulto, come la sistemazione di uno schermo ampio dietro di lui, come il muro, o di un elemento conosciuto di cui possa avere il contatto e che possa vedere con la visione periferica, ad esempio una sedia, o ancora di più una persona fidata (Fig. 35).

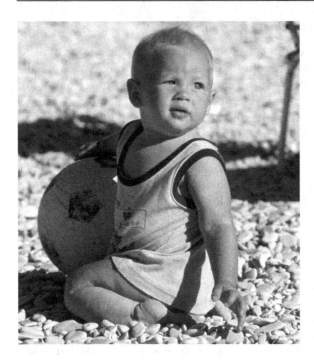

Figura 35 La rotazione fra i cingoli consente di dominare lo spazio posteriore

Il concetto di postura

Con il termine postura definiamo gli "atteggiamenti individuali assunti dai singoli soggetti, definiti dai rapporti che si stabiliscono fra i vari segmenti corporei, inseriti nello spazio e corredati dalle forze relative, in particolare dei muscoli, cui presiede l'attività di controllo del sistema nervoso centrale" (vedi glossario).

La *postura* si può considerare un *movimento congelato*, una definita relazione dei segmenti che formano il corpo (vedi glossario).

Nonostante la definizione ci inviti ad immaginare la postura come qualcosa di statico, in contrasto con la dinamicità del gesto, la maggior parte delle posture è controllata solo grazie a continui movimenti di oscillazione, intorno all'assetto che si vuole mantenere.

Postura e gesto rientrano quindi nel concetto di *movimento* e hanno una natura omogenea.

Postura può anche essere definita la posizione del corpo, sia come unità e come rapporto tra le sue parti (relazione interna), sia come rapporto dell'insieme e delle parti con lo spazio (relazione esterna): questo spazio non è solo fisico, ma anche sociale e relazionale (Muzzini et al. 1998).

Ogni postura che il bambino assume ha un determinato significato nel contesto in cui si trova, ed esistono posture più o meno adeguate a seconda dei diversi contesti, come esistono posture diverse di bambini nello stesso contesto.

Quando si parla di postura si fa generalmente riferimento a quella seduta in quanto è quella che si mantiene e si utilizza più a lungo anche nella vita adulta.

Parlare di postura eretta desta meno interesse in quanto è uno stato che viene mantenuto per breve tempo: generalmente da eretti si cammina, ci si sposta, si corre, ecc.

Così come parlare di postura prona, in quanto suscita in un adulto l'immagine di quando si prende la tintarella al mare o di quando galleggiamo sul materassino. Per un bimbo invece, la posizione prona può rappresentare una fase breve, e non sempre sperimentata, nello sviluppo psicomotorio, ma anche una strategia per aumentare la superficie d'appoggio, quando ad esempio si deve affrontare un foglio per la prima volta, per scarabocchiare con un pastello, oppure quando una tendina costringe a giocare da proni, o quando si vogliono vedere meglio le figure di una favola, appoggiate a terra (Fig. 36).

Parlare di postura supina, evoca principalmente immagini di riposo, relax; solo per chi ha avuto esperienze recenti di malattia, può evocare immagini di sofferenza (Fig. 37).

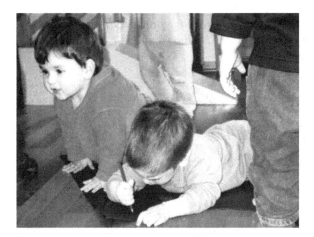

Figura 36 La posizione prona aumenta la superficie d'appoggio

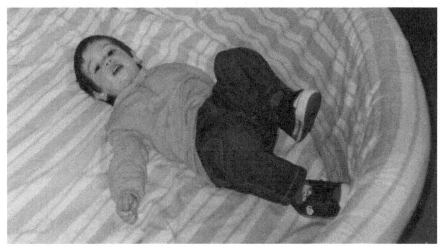

Figura 37 La posizione supina garantisce il relax

Per il bambino rappresenta la prima postura da cui inizia a relazionare con la mamma, da quando la attende nella culla, a quando la osserva sul fasciatoio.

È la prima postura che gli permette non solo di guardarsi le mani ma anche di usarle per giocare (vedi cap. 12).

A questo proposito vorremmo citare un'osservazione fatta da una studentessa durante il periodo di tirocinio all'asilo nido:

La postura di Maila, Diego e Massimiliano a confronto durante la lettura della favola dei 3 porcellini, nel momento in cui arriva il lupo:

Maila ha un modo particolare di esternare la sua paura per il lupo cattivo.

La sua postura è molto significativa: flette le gambe e appoggia i piedi sopra il sedile della seggiola indicando a Jennifer il tassello che raffigura il lupo.

Diego è fermo immobile con le braccia tra le gambe, gli occhi lucidi e sussulta ad ogni TOC - TOC del lupo che bussa alla porta.

Regredisce nel linguaggio e l'unica parola che sa pronunciare è "lupo".

Lo stesso atteggiamento si ripropone ogni volta che viene letta la favola.

Massimiliano esprime la sua paura muovendosi, stando in piedi, allontanandosi e avvicinandosi all'immagine del lupo oppure mimandolo nel momento in cui bussa alla porta.

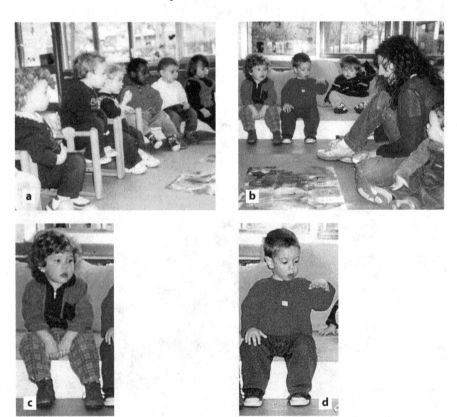

Figura 38 a-d La postura esprime una condizione emotiva

La postura in ogni modo è sempre al servizio della funzione.

Non si può parlare di una postura standard, normale, ma piuttosto della capacità di cambiare la propria postura, per renderla più comoda e funzionale o più significativa dal punto di vista espressivo, comunicativo, relazionale.

Fin dai primi mesi di vita del bambino, la postura rappresenta il suo biglietto da visita, in quanto, insieme al movimento, costituisce un importante canale comunicativo: la postura supina potrebbe essere genericamente interpretata come la voglia di relazionare, mentre quella prona come il desiderio di starsene in pace e di procedere velocemente nello sviluppo motorio. Sappiamo però che ogni interpretazione non è veramente significativa se non inserita in un determinato contesto e riferita ad una precisa persona: infatti lo stesso bambino può esprimere la voglia di essere preso dalla mamma sia da prono, che da supino, sia associando il richiamo verbale, che il movimento, che lo sguardo.

Più il bambino procede nello sviluppo, più utilizza alcune posture particolari, da lui codificate per esprimere i suoi sentimenti (al momento di separarsi dalla mamma, davanti al cibo, al ritorno a casa, nel cercare di addormentarsi, quando vuole ottenere qualcosa, ecc.).

Vediamo quindi come la postura sia un elemento comunicativo, ma anche un elemento che rassicura nel processo di identificazione dell'individuo.

La postura è molto influenzata dai sentimenti e dai pensieri dell'individuo, ma rappresenta anche l'espressione di un patrimonio genetico, per cui osservando la postura, oltre chiaramente al movimento, al linguaggio ecc. si può associare un figlio al padre, o a uno zio, o al nonno.

Parlando poi di postura seduta, possiamo affermare che le sue caratteristiche principali nella normalità, sono la dinamicità, la variabilità, la possibilità di trovare posizioni diverse in relazione alle caratteristiche muscolo-scheletriche dell'individuo, al contesto e alla funzione.

Lo sviluppo del controllo posturale

Numerosi studi sono stati compiuti fin dall'inizio di questo secolo sullo sviluppo del controllo posturale.

Le prime teorie si rifacevano al modello di funzionamento del sistema nervoso centrale proposto da Sherrington, che prevedeva un'organizzazione riflessa e gerarchica delle funzioni motorie. Questo modello veniva applicato allo sviluppo del bambino e permetteva di affermare che l'emergere e il progredire del controllo posturale dipendessero dalla maturazione delle strutture anatomiche del sistema nervoso centrale.

Con il contributo delle neuroscienze e della psicologia cognitivista, in particolare delle teorie di Bernstein, le idee sullo sviluppo del controllo posturale si sono modificate e negli ultimi cinquant'anni si è affermata la teoria sistemica di sviluppo del sistema nervoso centrale, secondo la quale, per comprendere la postura e il movimento, bisogna considerare, oltre ai fattori intrinseci del sistema nervoso centrale, anche i fattori ambientali e le caratteristiche meccaniche interne dell'individuo.

Il controllo posturale sarebbe, quindi, il risultato dell'interazione di diversi sistemi, in particolare dell'integrazione delle informazioni provenienti dai recettori sensoriali, dai segnali del sistema nervoso centrale (input cognitivi e motivazionali) al sistema motorio, dai vincoli meccanici interni imposti dal sistema muscolo-scheletrico e dalle forze esterne imposte dall'ambiente.

Sono stati individuati cinque processi principali, che contribuiscono all'emergere degli schemi posturali durante lo sviluppo (Burtner e Woollacott, 1998):

– *Processi motori:* sono costituiti dalla comparsa delle risposte neuromuscolari sinergiche che mantengono la stabilità nel collo, nel tronco e negli arti inferiori.

– *Processi sensoriali:* sono costituiti dallo sviluppo individuale del sistema visivo, vestibolare e somatosensoriale, insieme alla maturazione delle strategie sensoriali centrali che organizzano gli input provenienti dai singoli sensi corporei.

– *Componenti muscolo-scheletriche:* cambiamenti nella struttura e nella morfologia dei tessuti molli, sviluppo della forza muscolare e dell'ampiezza del movimento, comprese le relazioni biomeccaniche tra i segmenti concatenati del corpo.

– *Rappresentazioni interne:* processo di mappaggio sensoriale per l'azione.

– *Meccanismi cognitivi anticipatori:* capacità di anticipare ed adattare i processi sensoriali e motori in risposta ai cambiamenti del compito e dell'ambiente.

La teoria dei sistemi permette un diverso approccio riabilitativo nei confronti della paralisi cerebrale infantile.

Lo sviluppo della postura e del movimento non è più considerato soltanto nel suo aspetto puramente motorio, ma è inteso come "processo di cambiamento nell'organizzazione di un sistema, frutto di interazioni adattive continue fra competenze innate e influenze ambientali"[14].

Lo sviluppo della postura seduta

Nei primi cinque sei mesi di vita del bambino si osserva un aumento progressivo del controllo del capo e un reclutamento dei muscoli antigravitari in posizione prona e supina, condizioni indispensabili per preparare il passaggio alla posizione seduta.

Dall'età di sei-sette mesi migliora il raddrizzamento del tronco e l'evoluzione delle reazioni di paracadute permette al bambino di stare seduto da solo appoggiandosi sugli arti superiori.

Raggiunto il controllo delle regioni lombare e pelvica, all'età di nove-dieci mesi il bambino è in grado di raggiungere e mantenere la posizione seduta. Ci saranno però bambini più precoci e bambini che invece impiegheranno più tempo per raggiungere la posizione seduta in autonomia.

Il raggiungimento di questa competenza motoria rappresenta un appuntamento molto importante nello sviluppo complessivo del bambino, in quanto permette e favorisce l'orizzontalizzazione dello sguardo, la coordinazione oculo-manuale, l'esplorazione visiva, la manipolazione e quindi l'emergere di nuove funzioni cognitive e relazionali.

---

[14] Fedrizzi E, Anderloni A (1998) *Apprendimento e controllo motorio nel bambino con paralisi cerebrale: dai modelli teorici alla prassi.* Giornale neuropsichiatria età evol. 2 (S).

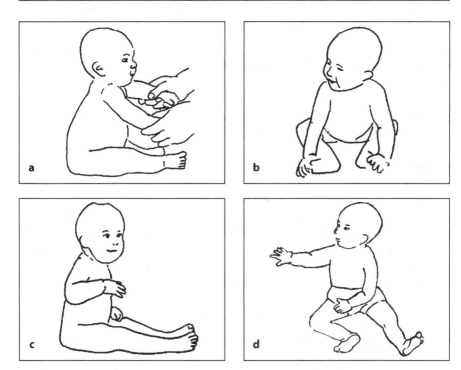

Figura 39 a-d Evoluzione della posizione seduta dal paracadute anteriore al raddrizzamento del tronco

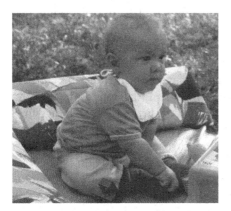
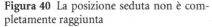

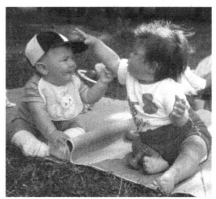

Figura 40 La posizione seduta non è completamente raggiunta

Figura 41 La posizione seduta favorisce la relazione

La posizione seduta (insieme a quella eretta), a differenza delle posture in decubito supino e prono, in ginocchio o a carponi, favorisce il contatto visivo e il rapporto frontale con le persone e quindi la relazione. Da seduto, il bambino può utilizzare al meglio lo sguardo per esplorare lo spazio circostante, per conoscere quello che succede intorno a lui, per giocare, per agire e quindi per raggiungere le competenze cognitive proprie dell'età (Figg. 39-41).

È proprio vero che la postura è tanto più comoda, più è simmetrica?

A sfatare ciò vale il concetto già espresso che non si può considerare la postura di per sé e neppure dal punto di vista estetico, ma sempre in relazione alla funzione.

I soldati che stanno di guardia sull'attenti, anche se addestrati scrupolosamente a rimanere perfettamente simmetrici, non resistono a lungo e alternano questa postura con quella di riposo, completamente asimmetrica.

Possiamo anche pensare a che postura assumiamo quando infiliamo un ago: l'inclinazione del capo, l'abbassamento di una spalla e l'elevazione dell'altra, l'esigenza di mantenere il tronco molto fermo concorrono al mantenimento di quella postura, fino alla soddisfazione dell'esigenza.

Anche quando i bambini disegnano vediamo come il corpo si adatti e si asimmetrizzi a seconda del segno pittorico che devono produrre.

Inoltre la posizione simmetrica è anche simbolo di una posizione *distante*, che non cerca la relazione, ma anzi la vuole evitare (le guardie, prima di rispondere ad una domanda, si mettono "a riposo").

Per contro possiamo spesso notare in due persone che colloquiano, posture asimmetriche, con capo inclinato, alla ricerca del contatto.

L'evento patologico condiziona la posizione seduta

Per evento patologico ci riferiamo alla paralisi cerebrale infantile, in quanto, costituendo un'alterazione del sistema nervoso centrale, crea problemi di diversa natura ed entità.

Diversi fattori possono disturbare il mantenimento della postura seduta nei bambini con patologia centrale:

– *Aposturalità:* il problema riguarda la capacità di analizzare e reagire alla forza di gravità. I bambini aposturali si presentano flaccidi e ipocinetici e sono incapaci di tollerare il movimento; non ricercano attivamente cambiamenti posturali e la risposta alle sollecitazioni provenienti dall'esterno può essere del tipo "bambola di pezza" o "spasmo distonico" (Ferrari, 1997). Il raggiungimento e il mantenimento della postura seduta è sempre difficoltoso: sono bambini che hanno bisogno quasi sempre di sostegno e contenimento per capo, tronco e bacino, poiché anche il controllo del capo può non essere possibile. L'individuazione di una postura seduta adeguata è molto importante, in quanto costituisce la separazione dal corpo dell'adulto allevante, che generalmente si sostituisce completamente al bambino nel compito di controllo posturale e che insieme svolge un ruolo di contenimento percettivo, emotivo e relazionale.

– *Spasticità in estensione:* è tipica delle forme che presentano lo schema propulsivo, come i tetra orizzontali. Gli spasmi in estensione sono scatenati sia dall'iniziativa gestuale che dalle variazioni emozionali. Da seduti, in seguito all'attivazione ideativa, gestuale o emotiva, questi bambini tendono ad estendere attivamente le anche e a scivolare fuori dalla carrozzina, senza riuscire a recuperare la postura precedente. Diviene essenziale riu-

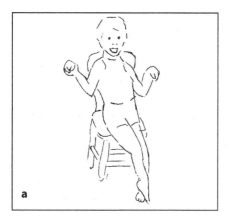
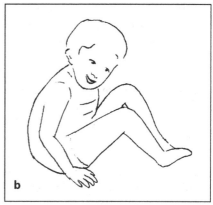

Figura 42 a, b Conflitto fra pattern estensorio e flessorio

scire ad accettare e insieme controllare questo comportamento motorio (Fig. 42a).

– *Conflitto tra pattern flessorio ed estensorio:* è tipico delle forme con antigravità verticale (diplegici e tetra). Da seduti, a causa del prevalente reclutamento dei muscoli ischiocrurali tendono alla retroversione del bacino e alla cifosi lombare, che condiziona un accentuarsi della lordosi cervicale per mantenere lo sguardo orizzontale (Fig. 42b).

– *Deficit del reclutamento antigravitario:* proprio delle forme cosiddette "ipoposturali". Si caratterizza per la difficoltà a mantenere a lungo quella quota minima di attivazione muscolare che serve al controllo della postura. Il bambino sostiene il carico antigravitario per breve tempo, poi tende lentamente a inclinarsi di lato o in avanti, senza riuscire a correggere la perdita dell'assetto posturale, a meno che venga richiamato dall'esterno.

– *Discinesie:* sono "movimenti involontari, spontanei, semplici o complessi, mutevoli o stereotipati, generalmente incoordinati, improvvisi ed imprevedibili, sempre irregolari, apparentemente senza scopo e comunque non direttamente funzionali, che appesantiscono, ostacolano e imbrogliano il movimento volontario"[15]. Possono essere presenti comunque o comparire solo con il movimento intenzionale. Il bambino discinetico appare continuamente in movimento e non è in grado di organizzare una postura stabile; è quindi facile immaginare quale possa essere l'influenza delle discinesie nel mantenimento della postura seduta e la difficoltà a mantenere un assetto posturale stabile.

– *Disturbi percettivi:* consistono in una errata percezione delle informazioni che giungono al sistema nervoso centrale in ogni momento, in particolare quelle che riguardano gli effetti del movimento e la posizione del proprio

[15] Cioni G, Ferrari A (1996) *Le forme discinetiche delle paralisi cerebrali infantili.* Del Cerro, Tirrenia (Pisa).

corpo e dei vari segmenti corporei nello spazio. Tipica espressione di disturbo percettivo è l'incapacità di tollerare lo spazio che il bambino ha alle spalle quando è seduto da solo su una panchetta. Il disturbo percettivo influenza il controllo della postura e condiziona fortemente la possibilità di eseguire un gesto preciso, sicuro e funzionalmente adeguato. I bambini con questo problema non riescono a conciliare insieme il compito posturale con quello gestuale. Aiutarli nel controllo posturale significa consentire loro di accedere ad un più vasto e adeguato repertorio gestuale.

– *Disturbi associati (visivi):* sono costituiti prevalentemente dalla paralisi di sguardo, che determina disturbi dell'esplorazione visiva (Sabbadini e Bonini, 1993). Un esempio può essere la paralisi di sguardo verso il basso, che ha come compenso la reclinazione del capo e la difficoltà al posizionamento ad anca flessa.

– *Deformità secondarie dell'apparato locomotore:* problemi quali scoliosi, cifosi, lussazioni d'anca, colpo di vento agli arti inferiori, condizionano inevitabilmente la scelta del tipo di posizionamento da offrire al bambino, il mantenimento dell'assetto posturale e la possibilità di agire.

Pur essendo causa di disturbo per il mantenimento della postura seduta, spesso gli schemi patologici rappresentano l'unica risorsa che il bambino possiede (e può utilizzare per esprimersi ed entrare in relazione); non si può quindi pensare di combatterli ed eliminarli senza tenere in considerazione gli effetti che questa operazione può provocare. A cosa serve, ad esempio, inibire la spasticità in estensione se essa rappresenta per il bambino l'unica modalità di comunicazione e se poi il bambino stesso si ritrova incapace di compiere qualsiasi altra azione?

A questo proposito pensiamo sia molto importante sapere osservare e riconoscere i segni che contraddistinguono l'organizzazione delle diverse forme e conoscerne la storia naturale; solo dall'osservazione di quel determinato bambino e del suo modo di organizzarsi potremo ricavare le informazioni su cui basare il nostro progetto riabilitativo.

Se, ad esempio, è dominante la reazione propulsiva, come nei tetra orizzontali, non si può pensare di costringere il bambino in una posizione seduta eccessivamente flessa soltanto perché in questo modo si inibisce la spasticità in estensione, convinzione ancora molto diffusa tra i fisioterapisti, perché si rischia di precludergli ogni possibilità; si potrà scegliere piuttosto un sistema di postura in grado di contenere gli spasmi in estensione e che, allo stesso tempo, non riduca il bambino in una condizione di totale inabilità.

Le soluzioni posturali a seconda delle diverse esigenze del soggetto con deficit motorio

Rispetto a quanto affermato fino ad ora non si può pensare di trovare una stessa soluzione posturale per un tetra verticale e per un discinetico, come per un bambino di sei mesi e uno di dieci anni. Allo stesso modo ci risulta difficile credere che lo sbilanciamento anteriore del bacino come affermano vari autori (fra cui Nwaobi 1987; Mulcahy et al. 1988; Myhr e Von Wendt 1991, 1993, 1995) possa servire sia per un tetra orizzontale, che presenta uno schema prevalentemente in estensione, che per un diplegico, per il quale sarebbe prima necessario valutare la presenza o meno di disturbi percettivi.

La postura seduta deve rispettare le condizioni imposte dalla patologia e cercare di incanalarle nel modo migliore possibile e deve anche soddisfare le esigenze sociali, ambientali, relazionali, che cambiano con l'età. Non si può partire con l'idea di una posizione seduta ideale, che renda simmetrico il bambino, che prevenga le deformità alla colonna, che permetta l'orizzontalità dello sguardo. Non è il bambino che deve adattarsi a una posizione seduta prestabilita, ma piuttosto la scelta del sistema di postura deve essere effettuata valutando ciò che quel bambino riesce a fare, nei limiti imposti dalla sua patologia e quale attività dovrà sviluppare da quella posizione (Fig. 41).

Secondo questo approccio sarebbe necessario fornire il bambino di vari ausili e/o ortesi, a seconda della funzione che deve realizzare e dei limiti della sua forma clinica. Tutto ciò però, ha un costo e si deve confrontare con la legge del mercato che generalmente induce gli individui ad un adattamento di prodotti già predisposti. Trattandosi generalmente di ausili speciali e molto costosi, i produttori si orientano a cercare quello che offre soluzioni al numero maggiore di problematiche. Ma anche quando questo scopo è stato raggiunto e si è riusciti a produrre ad esempio una carrozzina "plurifunzionale" ci si scontra con due sicuri problemi:
– il costo, che solo per una piccola percentuale viene pagato dallo stato, per il resto è a carico della famiglia (vedi confronto con cap. 17);
– La necessità di realizzare un'integrazione ausilio-individuo-ambiente (fisico e sociale) a cui difficilmente risponde un unico attrezzo.

Per esempio in un cerchio di bimbi seduti in terra, il bambino con deficit motorio per sentirsi integrato, dovrà sedersi su una seggiolina bassa, non certo su una carrozzina in quel momento così alta, così distante da terra! (Fig. 43).

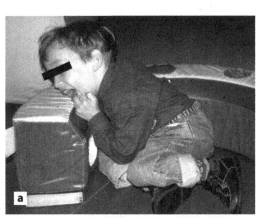
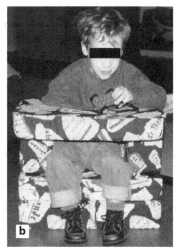

Figura 43 a, b L'ausilio garantisce una più funzionale postura seduta – Centro Ortopedico Emiliano

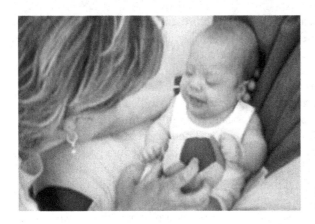

Figura 44 Contenimento attraverso il tondolo

Quando l'esigenza del bambino è di essere contenuto, ed è quindi difficile fornire una postura fuori dalle braccia della mamma, si può pensare di proporre un guscio in resina, confezionato su calco, o un *tondolo* ripieno di microgranuli di poliestere, sagomabile attorno al bambino, o un passeggino avvolgente, modificato per contenerlo (Fig. 44).

Una *soluzione* non soddisfa quasi mai esigenze su vari fronti ed è perciò necessario privilegiare la più emergente. Infatti, per esempio, un bimbo che riesce ad accettare la postura nel *tondolo* probabilmente, almeno inizialmente, rinuncerà a giochi in cui è richiesto un importante impegno manipolativo, che poteva realizzare in braccio alla mamma, per accontentarsi di agitare un sonaglio colorato. Anche per il bambino "destabilizzato" da un evento patologico, succede esattamente come per il bambino sano, in cui una funzione prevalente condiziona le altre.

A quattro mesi il bimbo sano è già in grado di portare le mani sulla linea mediana del corpo e spostare un oggetto da una mano all'altra da supino, ma quando si mette seduto, perde per un po' tale funzione, per sfruttare le mani come appoggio.

Nel giro di alcune settimane, però, con la maturazione del raddrizzamento assiale e rotazionale e degli equilibri del tronco, gli arti superiori riprendono la possibilità di un uso manipolativo.

Ciò non avviene nei bambini con paralisi cerebrale infantile per cui quando, in un bambino con paralisi cerebrale infantile, l'esigenza è quella di usare funzionalmente uno o entrambi gli arti superiori, si deve trovare l'ausilio più adatto per una funzione di *sostegno*, rispettando la forma clinica del bambino. Si possono usare seggioline modulari, seggiolini da bicicletta su una base in acciaio su quattro piedi regolabili in altezza, ancora un guscio in resina applicato ad una seggiolina di legno, moduli di seduta con l'aggiunta di cuscini a cuneo, a sella, o altro in plastazote applicati ad un supporto (Figg. 45, 46) o, per chi è costretto a sfruttare lo schema di estensione per compiere un gesto, una statica con sellino e appoggio anteriore (Fig. 47).

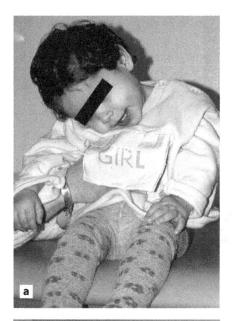

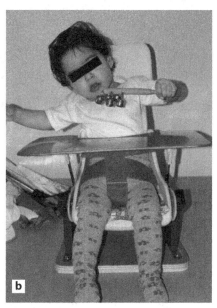

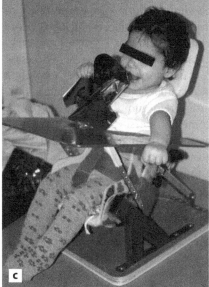

Figura 45 a-c La postura è difficoltosa senza l'utilizzo di una seggiolina con guscio – Centro Ortopedico Emiliano

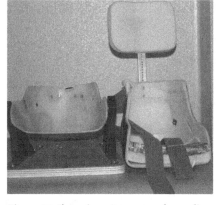

Figura 46 Il guscio può essere anche applicato alla bicicletta – Centro Ortopedico Emiliano

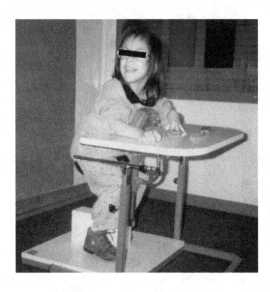

Figura 47 Statica con sellino e appoggio anteriore – Centro Ortopedico Emiliano

Più aumenta la complessità della forma clinica, più la postura necessita di maggiori aggiustamenti e spesso non è sufficiente un ausilio, ma bisogna ricorrere anche a un'ortesi e all'aiuto di un portatore di cura.

Per esempio, per risolvere il problema di essere sostenuti, può essere necessario l'utilizzo di un'ortesi d'anca per fissare il bacino, inserita in una seggiolina contenitiva, con un appoggio anteriore, dato da due mensoline applicate al bordo del tavolo, per formare un incavo e consentire quindi l'appoggio sui gomiti e riuscire a svolgere un gesto funzionale, come pettinarsi (Fig. 48).

Quando è possibile, è meglio partire da modifiche di arredi già in dotazione alle scuole materne e agli asili nido, piuttosto che costruire ausili speciali, per rispettare l'integrazione fra l'individuo e l'ambiente.

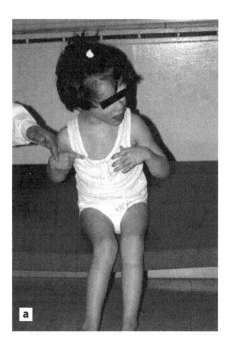
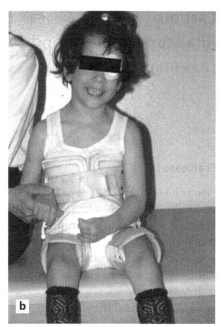
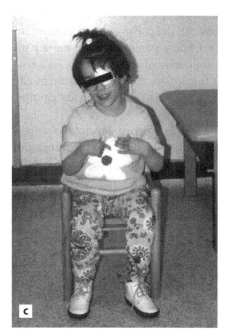
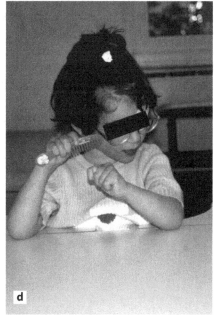

Figura 48 a-d Ortesi d'anca e tavolino con incavo – Centro Ortopedico Emiliano

Capitolo 11
Alla scoperta del mondo

Lucia Bertozzi, Luisa Montanari, Isabella Mora

Premessa

Una volta che il lattante si è "ripulito" dai riflessi neonatali, ha stabilizzato il suo controllo autonomico, ha raggiunto una sicura interazione con la mamma (o la figura di riferimento), comincia ad avvertire l'esigenza di conoscere quello che succede intorno a lui.

Lo sviluppo della funzione visiva (vedi cap. 13), supportato dal controllo del capo, è sicuramente l'elemento fondamentale di tale ricerca.

Infatti la vista è il telerecettore che precede, prevede, accompagna, corregge, modifica e dirige il movimento dei vari segmenti del corpo.

Già a 10 gg di vita, il neonato possiede il controllo verticale del capo, che è la prima risposta antigravitaria, presupposto per l'acquisizione del controllo del capo da prono.

È indispensabile sottolineare l'importanza che riveste il controllo del capo nella strutturazione della motricità extra-uterina, in quanto rappresenta la prima acquisizione che permette al bambino di orientare il suo corpo nello spazio, rispetto alla forza di gravità, mentre tutto il resto del corpo rimane improntato verso una motricità testimone del passato fetale e perciò organizzata per un ambiente acquatico. Partendo da questa competenza, il bambino riuscirà a realizzare patterns di movimento sempre più funzionali, complessi e raffinati che gli consentiranno di costruirsi un comportamento adattivo rispetto alle caratteristiche dell'ambiente gravitario.

Il controllo del capo da prono facilita il raddrizzamento del cingolo scapolare e permette l'appoggio sugli avambracci; il raddrizzamento raggiunge poi la zona lombare ed il bambino può liberare le braccia appoggiandosi sulle mani.

In seguito il bambino potrà spostare il carico su una sola mano, avendo così la possibilità di utilizzare l'altra per il gioco, acquisendo la capacità di alternare il carico sugli arti superiori (Fig. 49).

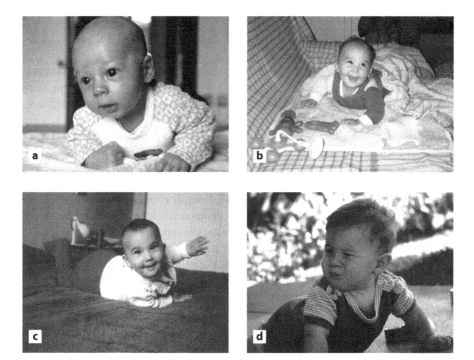

Figura 49 a-d Sviluppo del raddrizzamento da prono

Sviluppo delle reazioni di raddrizzamento

Ci sembra interessante osservare l'importanza delle reazioni di raddrizzamento come elementi conduttori dello sviluppo.

Possiamo notare che nell'evoluzione delle reazioni di raddrizzamento, quando si acquisiscono nuove funzioni, è possibile assistere ad una regressione di alcuni livelli di comportamento già raggiunti.

Per esempio il bambino che sa giocare con le mani sulla linea mediana da supino, se viene messo in posizione prona usa gli arti superiori come sostegno perdendo così la possibilità di un'attività prassica con le mani.

Allo stesso modo, quando il bambino sa stare seduto, non usa più le mani come organo di sostegno, ma come organo di manipolazione.

Quando poi raggiunge la stazione eretta con appoggio, le mani riprendono la funzione di sostegno. Infine nel cammino vero e proprio le mani assumono per la ben nota posizione della guardia, la funzione di organo di difesa, e soltanto più tardi il bambino sarà in grado di camminare tenendo qualcosa in mano o portando un oggetto da una mano all'altra (vedi cap 12).

Cosa c'è vicino a me?

Il primo luogo che il bambino si accinge a conoscere è la culla o il lettino, dove passa ancora una buona parte della giornata.

Se nei primi mesi la culla rappresentava la nicchia dove il bambino ritrovava gli elementi rassicuranti del contenimento e dell'avvolgenza, verso il 3/4 mese il bambino manifesta l'esigenza di esplorare questo luogo, di provare a cambiare da solo la propria posizione all'interno del lettino.

Da neonato "cade" su un fianco se messo supino, in quanto solo verso il quarto mese è possibile mantenere questa posizione. Se messo prono a suo dispetto, con una estensione e una rotazione del capo è in grado di mettersi supino, sfruttando anche la forza di gravità.

Se messo sul fianco, con una rotazione di capo e tronco, si porta supino, oppure da supino ruota il capo e scopre qualcosa di interessante nella culla, i paracolpi, i pupazzi, ecc. Decide così di ruotare il capo e portarsi su un fianco, per vedere meglio e per provare ad usare le mani per raggiungere l'oggetto.

Possiamo dire, in questi casi, che il piccolo si gira, ma non che rotola, in quanto tale spostamento comporta la capacità di compiere una rotazione completo di 360°.

Nel Capitolo 3, avete potuto vedere come gli autori non siano in accordo rispetto ai tempi e ai modi in cui si manifestano i vari spostamenti. Si può pensare che solo dopo essersi ripulito dalla reflessologia neonatale, il piccolo possa organizzare vere e proprie funzioni adattive. Mentre alcuni riflessi, come quello di suzione, servono da organizzatori della funzione suzione, il rotolo riflesso non organizza il rotolamento, anzi può succedere che, nel "buttarsi" supino, scateni una reazione di soprassalto, provocando così un vissuto negativo rispetto a questa esperienza.

Il rotolo vero e proprio, come funzione adattiva, compare dal 4° mese circa in avanti, a seconda dello sviluppo di quel bambino. È una funzione innata che potrà modificarsi in senso quantitativo e qualitativo man mano che verrà esercitata.

Potrà essere a partenza dal capo, dagli arti superiori o dagli arti inferiori, con dissociazione dei cingoli o in blocco.

L'ambiente, inteso come spazio peripersonale, diviene un tracciante che può influire sulla costruzione della funzione.

Per esempio i bambini dell'Africa, che vengono tenuti fin da piccolissimi in sacchi di pelle (chiamato Mazel in Eritrea e Ankelpa in Etiopia) sulla schiena della mamma mentre lavora, svilupperanno più facilmente la capacità di sostenere e ruotare il capo e successivamente gli arti superiori, mentre avranno meno capacità di utilizzo degli arti inferiori, a lungo imprigionati nel sacco.

Svilupperanno precocemente l'inseguimento oculare e avranno una percezione dello spazio da un diverso angolo visivo rispetto ai bambini che passano la maggior parte del tempo nel loro lettino.

I bambini che un tempo erano accuditi da un'unica mamma mentre le altre andavano nelle risaie e nei campi e venivano tenuti fasciati e adagiati in una lunga cesta in cui, fitti fitti, potevano stare anche in 8 o 10, certamente avranno sviluppato più precocemente l'inseguimento visivo o il linguaggio, che non uno spostamento motorio di qualsiasi tipo.

Questo per dire che ogni bambino normale ha a disposizione varie funzioni con cui rispondere ad una stessa esigenza (conoscere il mondo vicino a sé) e privilegia l'una o l'altra a seconda dell'ambiente in cui vive e delle sue caratteristiche individuali. Se l'ambiente può offrire delle possibilità e delle occasioni di stare per terra, in uno spazio aperto, su un tappeto ad esempio, il bambino è favorito nello sperimentare il movimento del suo corpo nello spazio con il rotolamento senza che intervenga l'adulto a muoverlo. Inizialmente il bambino non rotola per uno scopo preciso, ma solo per il piacere di esercitare un movimento nuovo, che gli consente di cambiare le coordinate spaziali di riferimento rispetto al suo corpo.

È curioso di raggiungere i giocattoli che gli stanno intorno, ma il rotolamento, come mezzo di spostamento, risulterà inadeguato a questo scopo, poiché non gli consente di mantenere una mira visiva sull'oggetto e una direzione precisa nello spostamento (Fig. 50).

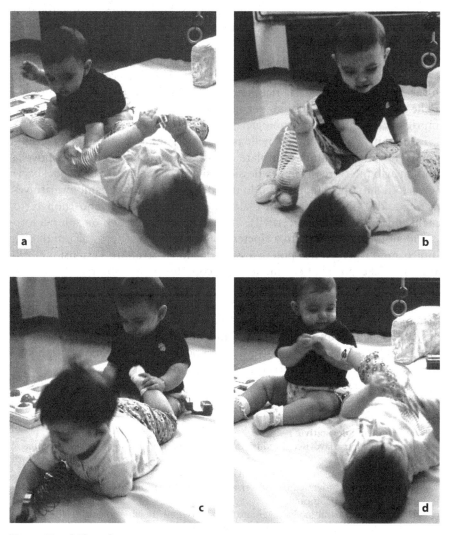

Figura 50 a-d Il rotolo

Mettendosi prono, a quest'epoca (4/5 mesi circa), il bambino impara presto a sostenere il peso del corpo su una sola mano, mentre l'altra può essere utilizzata per afferrare, manipolare e portarsi alla bocca un oggetto. Più tardi scopre anche che spostando alternativamente le mani in senso laterale, può ruotare facendo perno sull'addome, orientando il capo in diverse direzioni, per arrivare più facilmente ad impossessarsi di oggetti posti nelle immediate vicinanze. Questo spostamento è chiamato *pivoting* e può iniziare con una rotazione del capo o un'abduzione dell'arto superiore omolaterale al movimento.

Altre capacità motorie potrebbero affacciarsi all'orizzonte, come il *pivoting* da supino, lo striscio indietro o in avanti.

Infatti il bambino dopo aver maturato il controllo della posizione supina, scopre che puntandosi con un piede e ruotando il capo e le spalle, riesce a girare come le lancette di un orologio: spostamento che dà piacere in quanto tale e consente di arrivare alle sponde del lettino o, da terra, di infilarsi sotto una poltrona o sotto la tavola.

Una breve nota si deve fare in riferimento al bambino con danno celebrale.

Pensando di dover combattere un deficit motorio (sia di eccessivo movimento che di povertà assoluta), la riabilitazione ha sempre proposto degli interventi che stimolassero il bambino, per far emergere le funzioni che sembravano imprigionate negli schemi patologici.

Dagli anni '60 agli anni '80, nelle palestre per l'infanzia sui tappeti i terapisti esercitavano i bambini a rotolare con la famosa manovra della manovella (con un arto inferiore in triplice flessione si provocava una rotazione del bacino verso il lato opposto, inducendo una derotazione, che il bambino risolveva rotolando). Era anche bello e alcuni bambini si divertivano (non certo quelli con problemi dispercettivi!), ma, quando si trovavano da soli nel loro lettino, non riuscivano certo a ripetere l'esperienza. Infatti, per alcuni di essi, l'unico modo per girarsi poteva essere quello di sfruttare l'estensione e la rotazione del capo, o l'afferramento delle coperte o di una sbarra del letto con una mano.

Ci si può chiedere allora a chi e per che cosa servisse quella manovra così disponibile nelle mani di tutti. Forse dava più soddisfazione alla terapista, che riusciva a facilitare un movimento in un bambino molto immobile, piuttosto che al bambino stesso, che si portava a casa ben poco! Anche momenti di piacere possono costituire una frustrazione, quando non si riesce a rievocarli per uno scopo funzionale.

Raddrizzamento derotativo

La posizione supina favorisce il raddrizzamento derotativo, che organizza la rotazione lungo l'asse del corpo.

Infatti se si imprime una rotazione al cingolo pelvico, il cingolo scapolare e il capo tendono a seguire il movimento e viceversa se il capo viene ruotato sono i segmenti inferiori che tendono a riallinearsi.

Una volta che il bambino ha raggiunto la dissociazione tra i due cingoli, diventa facile per lui, superata la linea mediana, rotolare da supino a prono.

La riabilitazione non si dovrebbe occupare di *movimento*, inteso come spostamento del corpo o di una sua parte nello spazio, ma di *azione*, cioè di organizzazione dell'interazione individuo-ambiente. Alla luce di questo, sarebbe importante cercare di individuare con la mamma e il bambino quelle strategie che potrebbero facilitarlo nel girarsi, come ad esempio attaccare alla sbarra del letto una corda di almeno 2 cm di diametro, con un anello finale in modo che il bambino possa facilmente raggiungerla e servirsene per girare, se è in grado di sfruttare lo schema di flessione, senza però togliere niente al piacere di rotolarsi con il bambino nel lettone o su un tappeto. Non possiamo però chiedergli quello che sappiamo che non può fare o che riuscirà a fare in tempi così lunghi da esaurire lo scopo per cui avrebbe dovuto imparare a farlo!!!!

Il rischio, appunto, è di tenere un bambino tetra (vedi classificazione PCI Ferrari 1997) tanti mesi, o anni, su un grande tappeto, per stimolarlo a rotolare, quando si sa che, anche per il bambino sano, questa funzione soddisfa principalmente la necessità di togliersi autonomamente da una posizione fissa, mentre come spostamento viene utilizzato per una fase molto breve, data la sua inefficacia. Quando il bambino con Paralisi Cerebrale impara a rotolare, l'interesse per l'oggetto posto su un tappeto è già svanito da tempo, perché i suoi compagni stanno già seduti a tavolino a disegnare, perciò quella funzione non risulta competente e consonante alle esigenze mutate del bambino e all'ambiente.

Spostarsi dà piacere, ma può essere anche una fatica

Quando il bambino comincia a capire che da solo può muoversi, nasce l'esigenza di appropriarsi dello spazio che lo circonda.

I primi tentativi di progressione sul piano orizzontale richiedono una notevole capacità di fissare un'articolazione e contemporaneamente di spingere. Spesso nel tentativo di organizzarsi per arrivare al gioco posto davanti a sé, il bambino si ritrova più lontano, nella direzione opposta a quella cercata, manifestando un evidente disappunto.

Si può strisciare all'indietro spingendosi simultaneamente sulle due mani o alternandone prima una poi l'altra, ma anche spingendosi con il capo, specialmente sul lettino in cui il materasso è più morbido di un tappeto (Fig. 51).

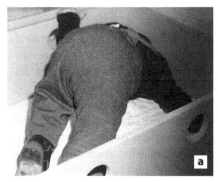
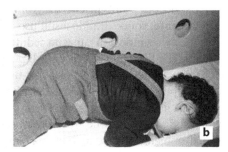

Figura 51 a, b Strisciamento all'indietro

Il fatto che molti bambini inizino a strisciare prima all'indietro si può spiegare considerando che lo sviluppo procede in senso cefalo-caudale, quindi gli arti superiori assumono, prima degli arti inferiori, competenze più mature.

Generalmente i piccoli non demordono e nel giro di una o due settimane riescono a raggiungere lo strisciamento in avanti. È il primo spostamento che, una volta consolidato, permette di raggiungere velocemente il giocattolo desiderato, senza perderlo di vista. Difficilmente insorge prima del 6° mese, ci possono però sempre essere delle eccezioni. Alcuni bambino strisciano dopo che hanno già acquisito la postura seduta sicura, altri iniziano direttamente da proni, altri ancora si girano da supini a proni e poi... partono!

Anche le modalità possono essere le più disparate: alcuni possono avanzare esercitando una spinta simultanea su entrambi gli arti superiori, altri alternandola prima su uno poi sull'altro; in alcuni casi gli arti inferiori non vengono coinvolti nel movimento, in altri ancora compaiono movimenti alternati ed opposti rispetto a quelli degli arti superiori. Alcuni bambini si spostano mantenendo le ginocchia quasi completamente estese, compiendo un raffinato movimento solo di caviglia, con rotazione, fissazione e spinta (Fig. 52).

Alcuni spostamenti sono stati denominati a "lepre", a "bruco" o a "foca", data la somiglianza con il modo di spostarsi di questi animali.

I "bruchi" flettono gli arti inferiori, sollevano il bacino dal piano d'appoggio e si spostano in avanti, scivolando sugli arti superiori, mentre le "lepri", dopo aver flesso le gambe ed aver elevato il bacino compiono un piccolo balzo in avanti, contando sugli arti superiori. Senza parlare poi delle "foche", che faticosamente si tirano avanti con una flessione simultanea degli arti superiori, mantenendo estesi gli inferiori: ciò è possibile solo su pavimenti lisci, non certamente sulla moquette.

Frequenti sono poi gli strisciamenti asimmetrici, in cui una metà del corpo si comporta diversamente dall'altra, oppure gli arti inferiori si muovono alternativamente, mentre uno dei superiori rimane flesso sotto il tronco e l'altro partecipa all'azione.

Non sempre lo strisciamento rappresenta l'unica modalità di spostamento sul piano orizzontale, spesso è solo una fase di passaggio. È però vero anche che, una volta acquisito, rappresenta uno strumento usato dal bambino prima, e dall'adulto poi, al bisogno: per esempio quando al nido si deve passare sotto un ostacolo molto basso o, in età più avanzata, quando si devono sistemare le tegole sul bordo del tetto, proprio sopra alle grondaie!

Ci sono poi bambini che scelgono di non sfruttare queste opportunità di spostamento, concentrandosi sull'uso delle loro mani con giocattoli interessanti, o specializzandosi in capacità seduttive per muoversi attraverso il corpo dell'adulto che li prende in braccio e li porta in giro.

Si può vedere quindi che non è solo un tappeto lavabile, confortevole, ampio, colorato, a promuovere lo sviluppo della funzione, perché il bambino mantiene sempre la sua libertà di scelta che non sempre va nella direzione da noi auspicata o prevista. Non si può neanche attribuire troppa influenza all'educazione e alle occasioni dell'ambiente: per esempio in una famiglia di tre figli uno ha strisciato con schema classico con 4 arti alternati, a 6 mesi, un altro si è spostato sul sedere a 7 mesi, il

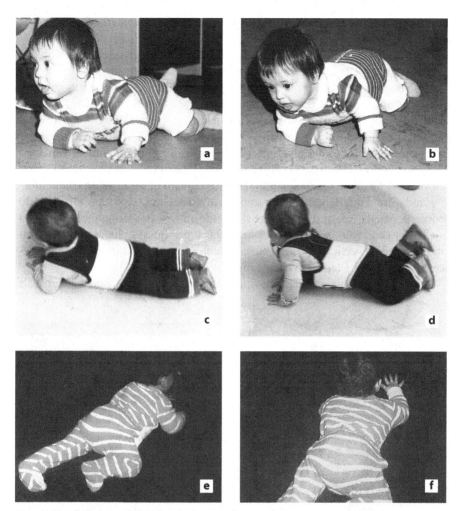

Figura 52 a-f Varie modalità di strisciamento in avanti

terzo ha direttamente gattonato a 8 mesi. In famiglie numerose potremmo trovare modalità di spostamento differenziate, sia rispetto ai tempi che alle modalità.

Raggiunta la posizione seduta, appuntamento fondamentale dello sviluppo, il bambino che vuole andare in giro per la casa, per raccogliere briciole di pane o pilucchi di polvere o per scovare una pallina che si è infilata sotto ad un mobile, può scegliere fra diversi modi di spostarsi: oltre lo strisciamento che abbiamo già considerato, può andare sul sedere, di cui scopriremo varie modalità, può gattonare, andare ad "elefante", ecc. Può però anche scegliere di stare fermo e di convincere gli altri a portare gli oggetti vicino a lui!

Il movimento diventa quindi significativo per esprimere il rapporto io-mondo, rivelando contemporaneamente il soggetto-agente e il mondo nel quale egli agisce.

Strisciare, come gattonare o *camminare*, aspettare, avvicinarsi, allontanarsi, non sono semplici spostamenti nello spazio, ma *comportamenti*, e il comportamento implica un soggetto e un mondo a cui esso si riferisce.

Proprio perché il movimento ha un significato così pregnante, il SNC integro ha la capacità di attivarlo nelle forme più svariate.

Molti bambini, dopo aver guadagnato la postura seduta in modo autonomo, iniziano a pivottare sul sedere, sia con l'aiuto delle mani, che con movimenti all'anca.

Alcuni scelgono poi di spostarsi rimanendo seduti e lo fanno con diverse varianti: c'è chi avanza con movimenti di flesso-estensione simmetrica degli arti inferiori, senza utilizzo dei superiori, chi invece aggiunge un movimento analogo agli arti superiori, chi alterna la flessione-abduzione di un'anca a quella dell'altra, senza uso delle mani, ma inclinando il tronco dal lato opposto all'avanzamento.

L'andatura sul sedere offre al bambino numerosi vantaggi. Spostarsi stando seduti, permette infatti di osservare il mondo in una posizione molto simile a quella del cammino, solo un po' più bassa: è per questo che alcuni bambini ritardano poi la verticalizzazione, non ne sentono una gran bisogno, perché riescono a realizzare a terra ciò che vogliono (Fig. 53).

Inoltre tale andatura consente di riprendere subito a giocare, una volta arrivati

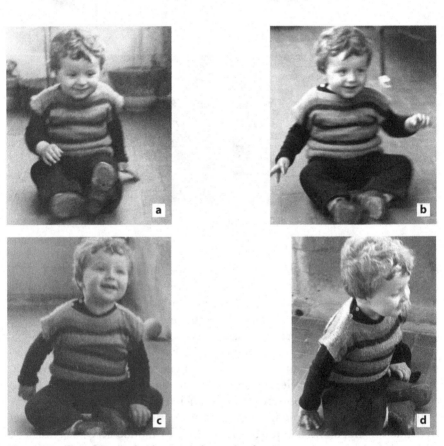

Figura 53 a-d Andatura sul sedere con schema simultaneo

nel luogo desiderato, senza passaggi posturali. A differenza dello striscio e dell'andatura quadrupedica, il bambino ha le mani libere per portare in giro gli oggetti.

La qualità dello spostamento, in alcuni casi, raggiunge l'espressione di una avanzata maturazione del SNC, in quanto necessita di buone reazioni di equilibrio, della capacità di dissociare e ruotare i cingoli, dei movimenti di flesso abduzione all'anca, molto impegnativi e destabilizzanti (Figg. 54, 55).

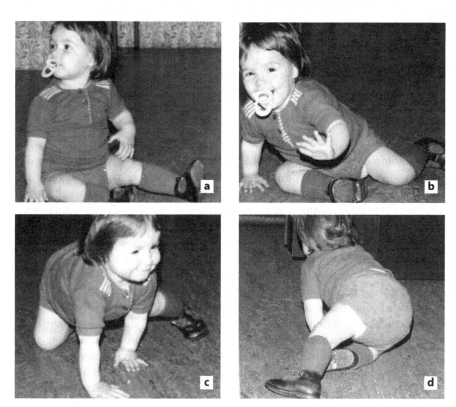

Figura 54 a-d Andatura sul sedere con schema asimmetrico

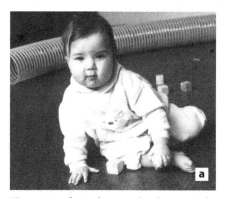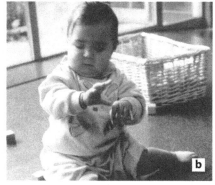

Figura 55 a, b Andatura sul sedere con schema alternato

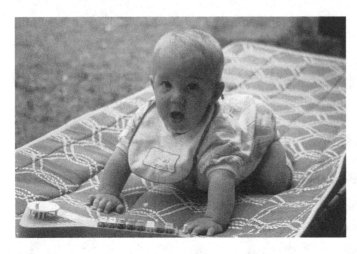

Figura 56 Il bambino si dondola avanti indietro

Il bambino comincia a sollevare l'addome da terra, flette le ginocchia sotto la pancia e si dondola avanti e indietro, come se volesse consolidarsi, regolare gli equilibri, i paracaduti e spostare il carico gradualmente dalle ginocchia alle mani (Fig. 56). Dopo poco comincia ad andare in giro gattonando, sollevando un ginocchio e una mano per avanzare, anche se nella prima fase di avanzamento si rivela ancora incerto e titubante, come se dovesse scegliere con quale schema procedere.

Quando il bambino impara a spostarsi gattonando, ha già acquisito la statica seduta, senza sostegno ed è perciò in grado di portarsi in posizione quadrupedica e di tornare seduto, una volta raggiunto il proprio obiettivo.

Alcuni autori pensano che, rispetto al gattonamento, ci sia un'evoluzione dello schema con cui si manifesta la funzione. Pensano infatti che dallo spostamento simultaneo (arto inferiore destro e arto superiore destro, poi arto inferiore sinistro e arto superiore sinistro) si proceda verso quello alternato, come, rispetto al tempo, si passi da un ritmo asincrono ad uno sincrono (Fig. 57; vedi cap. 3).

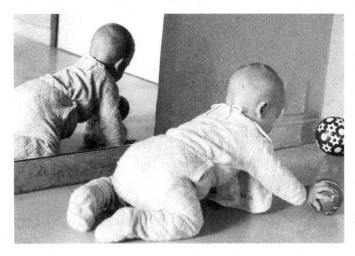

Figura 57 Il gattonamento

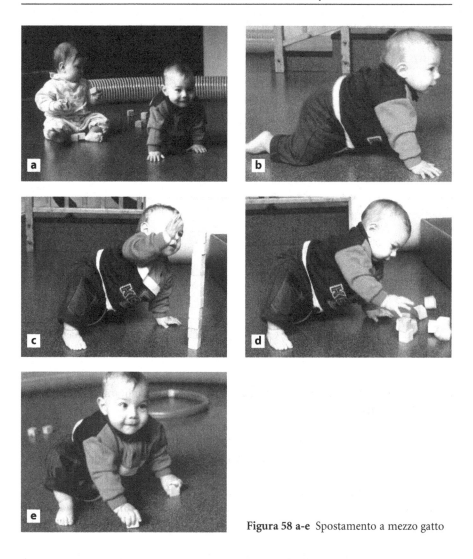

Figura 58 a-e Spostamento a mezzo gatto

Dalle nostre osservazioni possiamo affermare che, nella prima fase di acquisizione, il bambino segua una traccia predeterminata poi, man mano che maturano rotazioni, paracaduti ed equilibri, diventi capace di utilizzare questi ingredienti rimescolandoli insieme per attuare varie modalità di spostamento a seconda della necessità o della inventiva del momento.

Questa ricchezza e velocità di costruzione della funzione da parte del sistema nervoso centrale non può che stupirci ogni volta, soprattutto se pensiamo, per contro, alla fatica realizzata da un bambino con danno cerebrale!

A differenza dell'andatura sul sedere, il gattonamento non consente di portare in giro oggetti, per cui alcuni bambini modificano la strategia e attuano uno spostamento che si potrebbe definire mezzo gatto sul sedere in modo da avere libera una mano (Fig. 58).

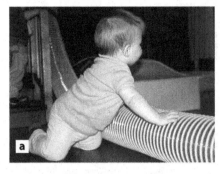
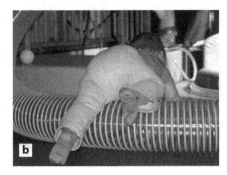
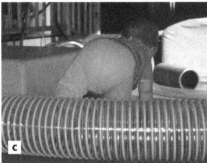

Figura 59 Il gattonamento permette di superare ostacoli

L'utilizzo dell'andatura quadrupedica è uno strumento facilitante per entrare e uscire da un lettino basso.

Permette anche di superare ostacoli bassi di vario genere e diventa quindi uno strumento efficace per nuove scoperte (Fig. 59).

Questo è molto suggestivo, soprattutto per spiegarci la variabilità delle soluzioni che può adottare il sistema nervoso centrale.

Un altro modo molto particolare, ma non tanto usato, di spostarsi sul piano orizzontale è l'andatura plantigrada o ad "orso" o a "elefante": avanzamento alternato di mani e piedi con sollevamento non solo dell'addome, ma anche delle ginocchia.

Generalmente i bambini che gattonano si spostano molto velocemente, il capo però rimane allineato a livello delle spalle ed è meno disponibile a ruotare.

Lo spostamento avviene rapidissimo con una sosta per dare un'occhiata in giro o per determinare la mira successiva e poi di nuovo un altro spostamento velocissimo.

Non viene utilizzato, come unico modo per spostarsi a lungo, ma rimane disponibile per risolvere per esempio il superamento di un ispido zerbino o di una zona mitragliata di chiodini colorati, o l'attraversamento di un giardino pavimentato con palladiana o con sassolini pungenti. Generalmente è usato da bimbi che hanno già le scarpe, che riducono lo stimolo percettivo ai piedi mentre per quanto riguarda le mani, utilizzano il controllo visivo, per cui è più facile guidarne l'appoggio al suolo. In alcuni casi può rappresentare il passaggio alla stazione eretta (Fig. 60).

Riassumendo questo paragrafo sullo spostamento a terra, possiamo dire che:
– ogni bambino si sposta come e quando ne sente l'esigenza;

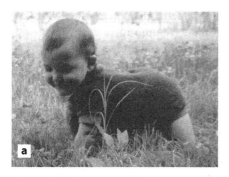 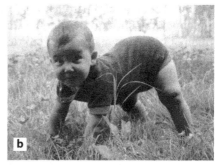

Figura 60 a, b Da gatto ad elefante

– l'ambiente può fornire occasioni diverse, ma è anche vero che i fratelli seguono percorsi differenti;
– l'ambiente del nido offre le stesse possibilità a tutti i bambini, ma ognuno sceglie il suo spostamento e addirittura qualcuno sceglie di non muoversi a terra, prima di aver imparato a camminare (potremmo fare mille ipotesi, su vari piani, neurologico, psicologico, cognitivo, educativo, ...sta di fatto che il cammino ha mostrato, in questi casi, un'integrità neurologica e, avendo seguito i bambini nel tempo, non abbiamo visto comparire compromissioni di altro genere);
– all'esordio della funzione, lo spostamento ha generalmente sempre lo stesso schema, si può modificare o alternare ad altri, soprattutto in riferimento al terreno o all'ambiente in cui è posto il bambino;
– i fattori costituzionali possono influire, per cui vedremo bambini con lassità legamentosa che si sposteranno strisciando o andando sul sedere, ma ne vedremo anche altri con diverse caratteristiche, compiere gli stessi movimenti;
– altri traccianti, come il doppio pannolino per una pre lussazione dell'anca o addirittura un divaricatore, possono condizionare le scelte del bambino, finché sono in uso, ma, una volta libero, il bambino modifica velocemente il suo spostamento, sempre che gli si dia l'occasione!

Nel bambino con patologia centrale, aumenta la complessità delle problematiche in quanto, prima di tutto, bisogna capire se l'esigenza del bambino è quella di muoversi o quella di stare fermo.

Per tanti anni abbiamo dondolato bambini, che avevano un cattivo rapporto con lo spazio aperto, sui palloni Bobath: per quanto le mani della terapista, se non addirittura il suo corpo, fossero contenitivi, era per loro sgradevole sentirsi così alti da terra e a volte il tappeto poteva costituire uno spazio troppo aperto. Dobbiamo perciò interrogarci su quale sia veramente l'esigenza per questi bambini. Ritorna ad emergere il problema che ci ponevamo in ordine al rotolamento: non è detto che ad un soggetto che si muove poco, si debba proporre il movimento e soprattutto come lo si proporrebbe ad un bambino sano. È certo l'interpretazione più scontata, ma forse la meno aderente ai problemi del bambino e soprattutto al funzionamento e all'organizzazione del suo sistema nervoso centrale.

Non tutti i bambini però hanno problemi rispetto alla percezione dello spazio, oppure alcuni non ne sono così prigionieri e hanno forte motivazione ad imitare i fratelli o gli amici, per cui riescono meglio a liberarsene.

Non dimentichiamo i discorsi fatti nei capitoli precedenti, in cui, rispetto alla nascita della funzione, abbiamo considerato gli aspetti legati alla relazione, alla motivazione, all'ambiente, alle occasioni offerte, non solo al movimento e all'integrità delle funzioni cerebrali.

Se poi il bambino ha veramente voglia di muoversi, allora dobbiamo ragionare rispetto alle modalità di spostamento. Dobbiamo differenziare quelli che hanno bisogno di una guida per una funzione, che sicuramente si costruirà, come i diplegici e gli emiplegici, da quelli che sappiamo già, potranno raggiungerla solo per forte motivazione e sicuramente fuori tempo rispetto ai coetanei, come i tetra verticali, da chi non potrà mai raggiungerla in modo funzionale, come i tetra orizzontali o i discinetici.

Per quanto riguarda il primo gruppo sarà di fondamentale importanza, rispetto all'ambiente, favorire delle *occasioni*: pavimenti caldi di linoleum o di legno, angoli della casa predisposti con poltrone basse o cuscinoni messi a terra, che invitino anche gli adulti a stare ad un livello più basso e dare delle *facilitazioni*, vestiti comodi e non scivolosi, magari scarpe di gomma flessibili per poter puntare un piede.

Diverso il discorso durante la seduta di fisioterapia, dove l'obiettivo, ancora una volta, non dovrebbe essere di insegnare uno schema corretto di strisciamento prima e di gattonamento poi, ma di individuare con il bambino e non sul bambino la modalità più funzionale, rispetto alla sua forma clinica.

In piedi è un altro mondo!

Fino ad ora abbiamo visto come il bambino sviluppi quelle competenze motorie che gli permettono di essere sempre più mobile e di ampliare il proprio raggio d'azione, esplorare un ambiente progressivamente più vasto, scoprire cose nuove e raggiungere più facilmente qualsiasi oggetto attragga la sua attenzione.

Nella ricerca di un'interazione con le persone che vivono con lui, avendo poche occasioni di interloquire, anche solo con lo sguardo, con un adulto che si mette a gattoni, ben presto il bambino cerca la via per la stazione eretta.

Il mettersi in piedi non è quindi solo una spinta biologica di crescita, ma anche un'esperienza sociale.

È facile vedere il piccolo che si sposta velocemente sul pavimento, fino ad arrivare al tavolino o al divano, dove è seduto papà, per alzarsi e guardarsi intorno trionfante!

Spesso i genitori assistono agli sforzi che fanno i figli per stare in piedi con sentimenti misti di piacere, orgoglio, ansia.

Osservare un bambino che si solleva faticosamente, cade e cerca di rimettersi in piedi, desta meraviglia, considerando il grande coraggio e la determinazione con cui cerca di conquistare questa abilità e le frustrazioni che dovrà affrontare, prima di riuscirvi.

La conquista della stazione eretta coinvolge molto i genitori, in quanto può rappresentare una conferma di normalità e una ricompensa, per il duro lavoro svolto fino a quel momento. Sappiamo come avere un figlio precoce nello stare in piedi, camminare e parlare, li faccia sentire molto orgogliosi e soddisfatti.

Talvolta viene ad assumere un'importanza eccessiva per i genitori e un'eventuale ritardo causa in loro ansia e inquietudine.

Il bambino si trova a decidere che strategia usare per soddisfare la sua esigenza di mettersi eretto: può passare dal mezzo ginocchio, appoggiando appunto un ginocchio e la pianta del piede controlaterle, o proiettare il tronco in avanti, spingere sulle mani e raddrizzarsi simultaneamente sui piedi, o ancora appoggiare una mano sul tavolino e l'altra sui pantaloni di papà e tirarsi su velocemente, confidando più sull'adulto presente, che non sulle sue reazioni di raddrizzamento, equilibrio e paracadute.

Quando il piccolo non si è ancora staccato per camminare da solo, l'appoggio costante sugli arti superiori durante il passaggio alla stazione eretta è fondamentale, in seguito gli arti inferiori acquisteranno maggiore responsabilità. Da eretti si vede il mondo da un diverso angolo visivo.

Pensate alle videoregistrazioni, fatte dall'altezza del bambino a gatto, proiettate verso l'alto: le gambe degli adulti sembrano pali della luce e le mani tappeti volanti... Mettendosi in piedi, il bambino ridimensiona queste immagini e si avvicina al mondo degli adulti.

Da un'osservazione fatta all'asilo, possiamo vedere la capacità che mostra Gabriele, di 11 mesi, di passare da terra a eretto. Dopo qualche giorno di tentativi nella ricerca di una strategia adeguata, egli cerca un appoggio sicuro con gli arti superiori e al massimo riesce a puntare su un arto inferiore, poi si sposta un po' su, un po' giù, finché non riesce ad estendere anche l'altro arto e portarsi eretto.

Le prime volte è molto lento e insicuro nella manovra, restando saldamente ancorato con gli arti superiori e se un bambino passando lo sfiora, cade sul sedere.

Una volta acquisita con più sicurezza la capacità di stare in piedi con appoggio, impara a spostare il peso corporeo prima su un piede, poi sull'altro, per spostarsi lateralmente senza abbandonare l'appoggio. Tale locomozione è detta "navigazione costiera", per la somiglianza con una barca che naviga lungo la costa senza mai prendere il largo. Essa conferisce maggior autonomia e libertà di movimento, prima della comparsa del cammino autonomo.

Man mano che ha consolidato una migliore stabilità sugli arti inferiori e un equilibrio via via più sicuro, il bambino inizia a liberare un arto inferiore alla volta dalla funzione di sostegno, passando da un supporto all'altro. Comincia così a muovere i primi passi in avanti, appoggiandosi al pianale della sedia, ma si sente più sicuro se sostenuto dall'adulto che gli tiene le mani.

Infatti in questa fase dello sviluppo, il consolidamento di una maggiore stabilità sugli arti inferiori e l'acquisizione di un equilibrio sempre più sicuro, consente di liberare un arto superiore dalla funzione di sostegno, offrendo anche la possibilità di stare in piedi da soli per qualche secondo, per passare ad esempio da un supporto all'altro o per sentire le esclamazioni di compiacimento della mamma!

Alcuni lattanti, prima di iniziare il cammino autonomo, passano un periodo

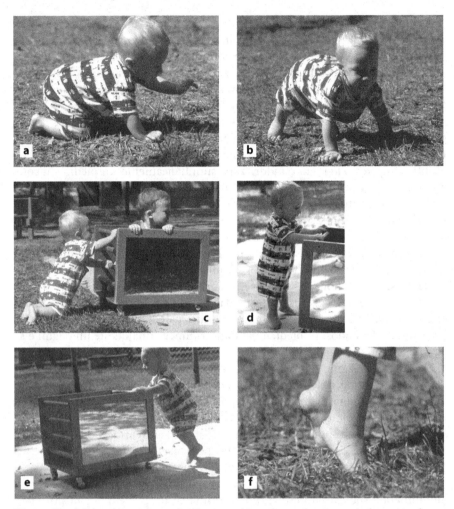

Figura 61 a-f Il bambino è in grado di spostarsi in orizzontale e in verticale spostando un carretto

in cui si spostano spingendo una sedia o altro, preferendo lo spostamento in avanti, che non quello laterale. Queste scelte dipendono sicuramente da molti fattori, principalmente dalla personalità individuale: spesso l'attraversamento della stanza con una sedia risulta più veloce per arrivare all'obiettivo, per chi non sa aspettare, o più piacevole, per voler provare l'ebbrezza della velocità, di quanto né la navigazione costiera, né i futuri primi passi, possono dare (Fig. 61).

Altri preferiscono essere sostenuti dall'adulto a cui chiedono spesso di esser messi in piedi per camminare. All'inizio dovranno esser sostenuti da due mani, per passare poi ad una, richiedendo un minor aiuto (Fig. 62).

Ripensando alle forme diplegiche della Paralisi Cerebrale Infantile, che sicuramente più dei tetra riescono a portarsi in stazione eretta autonomamente, possiamo fare alcune considerazioni.

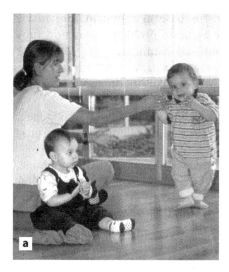

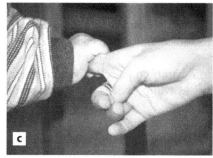

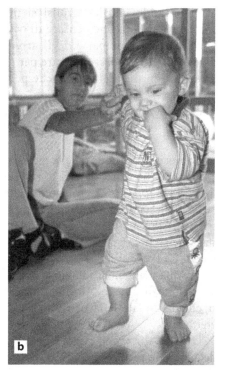

Figura 62 a-c Il bambino cerca di allontanarsi ma vuole il dito dell'adulto

Se nel bambino sano si nota il compiacimento dei genitori, nel caso di un figlio
con diplegia si vede molta sofferenza per l'incertezza del futuro; i mesi passano velocemente e l'acquisizione del cammino viene realizzata in ritardo rispetto ad esempio al fratello o all'amichetto, con fatica e spesso senza spinta verso l'indipendenza.

La riabilitazione infantile, all'interno dei vari metodi proposti, non ha mai
accettato l'idea che un diplegico si potesse alzare da terra simultaneamente con
gli arti inferiori, in quanto con tale modalità è necessario un forte sbilanciamento del tronco in avanti e la base d'appoggio su cui contare è molto ridotta e
vincolata ad uno schema di adduzione - intrarotazione.

Spesso il bambino è costretto ad aspettare l'aiuto del fisioterapista, o comunque di un adulto, per potersi alzare. Infatti per realizzare lo schema del "cavalier
servente" è necessario fissarsi e spingersi su un piede, per sollevarsi e allineare
l'altro: ciò è impossibile per un diplegico che utilizzi uno schema simultaneo, se
non "fingendo" di appoggiare all'esterno solo un arto, per allineare poi velocemente anche l'altro e spingere simultaneamente le ginocchia in estensione.

È necessario il supporto dell'adulto, anche perché si pretende che le mani
vengano tenute in appoggio, per favorire la spinta, senza concedere l'opportunità di esercitare un afferramento.

Ricordando che la paralisi si misura in base al rapporto individuo-ambiente, si potrebbe pensare di ovviare a questo problema fornendo supporti alla maggior parte degli arredi usati dal bambino, come corrimano di legno a cui si possa afferrare per sentirsi sicuro per compiere il passaggio da seduto in piedi e forse anche per mantenersi con una mano in stazione eretta.

La scelta di modificare l'ambiente, nella nostra cultura, è molto impopolare, in quanto sembra stigmatizzare la malattia del bambino e l'impossibilità di guarirla.

È invece importante, anche grazie a queste piccole conquiste di autonomia, che il bambino rinforzi l'idea di riuscire, di essere in grado, per poter procedere nel suo sviluppo come protagonista attivo.

La richiesta di spingere sulle mani può costituire un apprendimento successivo, per spostarsi da un appoggio all'altro o semplicemente per mantenere la stazione eretta, sfruttando una mano e utilizzando l'altra per un gesto funzionale.

Talvolta mantenere a lungo la posizione, può portare ad una esauribilità della reazione di sostegno (forme "tirati su") e richiedere quindi l'impiego di ortesi, che da un lato la favoriscono e dall'altro ostacolano il passaggio da gatto a eretto.

Le ortesi dovranno essere fornite quando il bambino passa la maggior parte del tempo in piedi, o quando si vuole favorire lo sviluppo della verticalità, piuttosto che lo spostamento sul piano orizzontale.

Anche nelle scuole per l'infanzia, dove molte attività si svolgono in piedi davanti ad un tavolo, è importante fornire ai bambini degli appoggi sicuri, per poter svolgere l'attività come i compagni.

Ciao mamma, io cammino!

Il cammino autonomo costituisce l'espressione matura e complessa di tutte le attività motorie acquisite nel corso del primo anno di vita. Infatti è fondamentale il raggiungimento di reazioni di equilibrio mature come il completamento del raddrizzamento assiale e rotazionale e la disponibilità dei paracaduti posteriori.

Il bambino può cominciare a camminare autonomamente dai 10 ai 18 mesi circa: cos'è che può influire sull'insorgenza di questa funzione?

Sicuramente il carattere, infatti i più temerari si butteranno verso lo spazio aperto, desiderosi solo di arrivare al loro obiettivo, mentre i più cauti si sposteranno inizialmente da un appoggio all'altro, prima di staccarsi definitivamente. I più paurosi, poi, si lasceranno influenzare dalle eventuali cadute, ritardando anche di alcune settimane l'esordio del cammino autonomo.

Anche l'ambiente può influenzare, in quanto spazi ampi o lunghi corridoi da esplorare predispongono ad uno spostamento da eretto, più che sul piano orizzontale. La comunità sociale in cui il bambino parte della giornata rappresenta un modello; i coetanei che si spostano tutto il giorno a gattoni, rappresentano un modello diverso dagli adulti della propria famiglia, che sono trepidanti in attesa di vedere il piccolo che si emancipa e che sono disposti anche a porgergli il dito a lungo, pur di anticipare tale progresso.

Un altro elemento che può influenzare è il grado di sicurezza in sé, che gli permette di dire, prima o poi, "ciao mamma, io cammino"!

Il bambino che sta in piedi sulle proprie gambe, ha una più chiara identificazione con l'adulto e comincia a sopportare l'idea di restare più a lungo separato dalla madre.

Ma poiché esiste un rapporto reciproco fra genitori e figli, non deve essere solo il bambino a volersi separare dalla madre, ma anche il contrario. Infatti, facilmente ella proverà un senso di perdita e di rimpianto del rapporto esclusivo che la legava al figlio e che ora sta evolvendo, perché appunto il bambino diventa più sicuro di sé ed ha voglia di mettersi in gioco, coraggiosamente, alla scoperta del mondo.

Se da un lato il bambino si sente più padrone di sé e in grado di separarsi dalla madre, dall'altro gli stessi sentimenti gli creano ansia, in quanto ha perso la corazza di protezione, la madre, e si rende conto che vi sono molte cose che da solo non può fare, in un mondo che non è tutto suo.

Spesso si rende conto che è ancora piccolo e vulnerabile e la sua autostima subisce una ferita, una delle tante con cui dovrà fare i conti nel corso della vita. Quando si accorgerà che la madre non è più l'elemento centrale del suo mondo, concentrata solo su di lui, ma è indipendente, con interessi e aspirazioni proprie, arriverà a pensare che i genitori possano anche perderlo o abbandonarlo, mettendo in atto comportamenti facilmente riconoscibili. Per esempio quando il bambino cammina da poco tempo, si allontana velocemente dalla madre per una rapida esplorazione d'ambiente, ma ritorna altrettanto velocemente da lei, per assicurarsi che sia ancora lì ad aspettarlo e magari le sale anche in collo, per ricaricarsi emotivamente e ricominciare poi le sue esplorazioni.

Un altro comportamento riconoscibile è quello in cui il bambino scappa dalla madre, ma non torna indietro per costringerla a rincorrerlo e verificare se davvero la madre lo seguirà sempre, non permettendogli di perdersi.

Iniziano quelle sfide, nei confronti dei genitori, con cui il bambino vuole affermare la propria libertà, ma contemporaneamente vuole essere sicuro di mantenere un saldo riferimento affettivo.

Il cammino dà la possibilità al bambino di sperimentare una grande libertà d'azione, da cui spesso è intimorito, perché forse non sa dove lo potrebbe portare e cerca quindi, in alcuni momenti, di non staccarsi dalle gonne materne. È un'altalena emotiva fra attaccamento e indipendenza che richiede un buon adattamento (ai cambiamenti d'umore del bambino), da parte della madre. Chiaramente questa fase è vissuta più o meno intensamente a seconda del temperamento del bambino.

Ogni cambiamento, che porta ad una maggiore autonomia, ha di contro il ricorso a piccole regressioni che mostrano la difficoltà dell'essere umano a lasciare il vecchio per il nuovo, il conosciuto per l'ignoto.

Prendiamo ora in considerazione il cammino come funzione motoria complessa, espressione della maturazione di varie competenze.

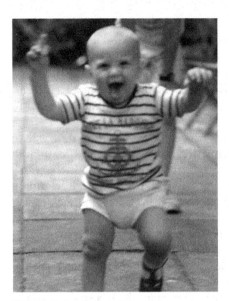

Figura 63 I primi passi

Il problema fondamentale che il bambino deve affrontare e risolvere, quando inizia a camminare, è mantenere il peso del corpo in equilibrio su un solo arto, mentre l'altro è sollevato per fare il passo.

All'esordio è facile che il bambino cada perché l'equilibrio è ancora molto precario; alcuni soggetti compensano aumentando la velocità andando a fermarsi vicino a un appoggio, altri interrompendo il movimento, soffermandosi un po' fra un passo e l'altro, come se sentissero la necessità di ritrovare ogni volta un equilibrio stabile da fermo, prima di sbilanciarsi di nuovo in avanti.

Il bambino può servirsi di strategie di compenso alla precarietà dell'equilibrio come la base allargata e un movimento sul piano frontale con oscillazioni laterali per realizzare l'avanzamento, il mantenimento degli arti superiori in posizione a "guardia" alta o media o bassa, pronti a difenderlo da una brusca caduta in avanti, o l'irrigidimento di alcuni distretti articolari, per semplificarne il controllo (Fig. 63).

All'inizio del cammino e per le prime settimane, l'appoggio del piede a terra avviene di pianta e talvolta di punta; solo dopo 3 mesi l'appoggio diventa taccopunta, come nell'adulto ("La genesi del cammino" ricerca condotta da A. Ferrari e all. Convegno SINFER 1985). Uno dei traccianti più significativi, a questo riguardo, è l'uso del girello che condiziona l'appoggio sulle punte più a lungo (per oltre 3 mesi).

Anche per il cammino, come per la motricità orizzontale, sono state individuate varie forme, a seconda dell'elemento che risultava più significativo: dal

Tabella 6 I primi passi

PRIMI PASSI	
	ARMONICO: raddrizzamenti assiale e rotazionale omogenei.
	SULLE PUNTE: raddrizzamenti assiale e rotazionale omogenei, inversione della sequenza del passo.
	TRAMPOLIERE: accentuata flessione dell'anca e del ginocchio.
	PAPERA: appoggio di pianta con flessione di anca, ginocchio e piede.
SIMMETRICI	**A SCATTO:** anca addotta, appoggio a ginocchio esteso, movimenti bruschi.
	PICCOLI PASSI: mancata risoluzione della flessione dell'anca, accentuazione della lordosi.
	CHARLOT: prevalenza della fase di appoggio su quella di sospensione, enfasi del sollevamento del ginocchio.
	PINGUINO: appoggio a ginocchio esteso; anca allineata.
	ELEMENTARE: anca flessa, avanzamento senza rotazioni, inversione dello schema del passo.
ASIMMETRICI	1) Avanzamento con un arto e successivo allineamento dell'altro, arti superiori modestamente asimmetrici.
	2) Avanzamento di un arto attraverso lo schema di flessione con appoggio di punta e dell'altro attraverso lo schema di flessione adduzione con appoggio di pianta.
	3) Avanzamento con un arto e successivo allineamento dell'altro, guardia alta dal lato dell'arto avanzato e media dal lato allineato.

cammino "Armonico" a quello a "Charlot", a "Piccoli Passi", a "Trampoliere", a "Papera", a "Scatto", a "Pinguino", "Elementare", ma se ne potrebbero individuare altre forme (Tab. 6 e Fig. 64).

Si sono studiate le eventuali correlazioni fra il tipo di cammino in oggetto e lo spostamento sul piano orizzontale sfruttato in epoca precedente, arrivando alla conclusione che non risultano essere significative, tranne che per i casi di esordio del cammino con schema asimmetrico, che provenivano tutti da modalità di locomozione orizzontale, ugualmente asimmetriche.

Infatti come da un eguale modalità di locomozione orizzontale possono emergere cammini diversi, così uno stesso tipo di cammino può essere conseguente a diverse modalità di locomozione orizzontale.

Per esempio, fra tre soggetti che camminano a Charlot, l'uno aveva adottato in precedenza un'andatura quadrupedica, un altro sul sedere e un altro ancora uno strisciamento propulsivo. Reciprocamente l'andatura quadrupedica può scaturire in cammino "Armonico", cammino a "Charlot", cammino a "Trampoliere".

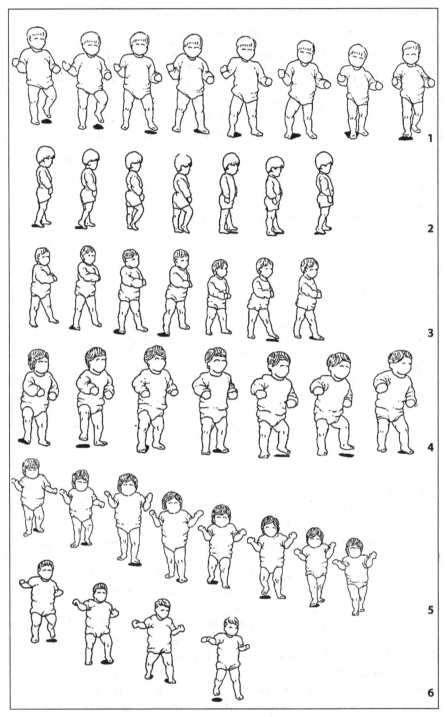

Figura 64 Primi passi: **1** trampoliere; **2** piccoli passi; **3** pinguino; **4** elementare; **5** a papera; **6** assimmetrico

Si può quindi affermare che, nel soggetto sano, qualunque sia la modalità adottata in precedenza, la scelta di espressione della funzione locomotoria si rinnova ad ogni passaggio.

Nel passaggio dai primi passi al cammino maturo è facile osservare un'omogeneizzazione degli schemi adottati: ciò che è importante non è il percorso seguito, ma arrivare alla competenza della funzione, nel rispetto dell'appuntamento evolutivo. Nel tempo lo schema di cammino dell'individuo si modificherà ancora, in relazione al proprio carattere, alle abitudini di vita e per ultimo, alle limitazioni funzionali che l'avanzare dell'età impone.

Nei bambini con paralisi cerebrali infantile, invece, le limitazioni funzionali, la prevalenza di alcuni schemi di movimento su altri, il non rispetto dell'appuntamento evolutivo sono elementi che vincolano l'esordio del cammino.

Al contrario del bambino sano, il bambino affetto da danno cerebrale non ha a disposizione una grande variabilità di combinazioni per esprimere la funzione: tanto più è compromesso, tanto più le combinazioni saranno fisse.

Consideriamo ad esempio la forma tetra verticale, che è l'unica in cui i bambini raggiungono il cammino: quando i bambini sani camminano, questi soggetti sono ancora impegnati a controllare la postura seduta, se non a raggiungere il controllo del capo. Per loro il cammino può essere possibile solo verso i 4/5 anni, dopo aver risolto le limitazioni articolari con la chirurgia ortopedica.

Il cammino di questi bambini sarà comunque lento e faticoso, caratterizzato da movimenti bruschi, con lunghe pause, perché essi sono incapaci di aggiornare il programma motorio a seconda della fase del passo. Ogni passo è come se fosse sempre il primo, senza perciò raggiungere mai la fluenza del cammino.

Inoltre hanno difficoltà a coniugare la reazione di sostegno e la reazione segnapassi, come a distribuire il peso fra gli arti superiori e gli inferiori. Infatti se i sostegni per le mani sono troppo alti, essi flettono i gomiti, se sono troppo bassi, flettono le ginocchia. Non sanno organizzare combinazioni complesse di movimento, per cui adottano un processo di semplificazione dello schema da utilizzare, riducendo il repertorio per migliorarne l'utilizzo.

Difficilmente, fin che sono piccoli, riescono ad organizzarsi in modo autonomo per prendere il deambulatore o i quadripodi e spostarsi nell'ambiente domestico, o scolastico, non riescono ad andare dove vogliono e a prendere ciò che desiderano: tutto deve essere vagliato da una richiesta all'adulto e quando ci si stanca di chiedere o l'adulto non è disponibile, muore l'esigenza! Li si chiama in gergo *bimbi imparati*, in quanto vengono addestrati a compiere determinate azioni all'interno di situazioni costruite dall'adulto, in cui difficilmente si riesce a dar spazio alla creatività del bambino, o perché è molto ridotta o perché è impegnativo farla emergere.

È facile che il cammino sia esercitato come attività fine a se stessa, non come mezzo. Infatti frasi come "è ora di camminare" o "oggi hai camminato solo un'ora" o "fai vedere allo zio come cammini meglio!" sono molto ricorrenti nei contesti di vita di questi bambini.

Sappiamo come una funzione motoria facilmente si perda se non diventa indispensabile per assolvere un'esigenza di cui non possiamo fare a meno, per cui spesso in adolescenza i bambini con tetra verticale, scelgono, quando è loro concesso, di spostarsi in carrozzina, ma conservano la capacità di passare da seduti ad eretti e di fare qualche breve spostamento in casa sempre con appoggio.

Per i diplegici il cammino è possibile molto prima, anche a due anni nelle forme più lievi, ma non per questo comporta meno problemi.

Questi bambini infatti hanno difficoltà a *controllare i generatori d'azione*, per cui per loro è più facile partire piuttosto che fermarsi o andare piano, *ad interrompere la fluenza* per segmentare, isolare, singolarizzare, invertire, sopprimere il movimento, *a stabilizzare la reazione di sostegno*, allineamento, sbilanciamento, soppesamento, *a modificare la direzione della marcia, a coordinare*, durante la marcia, gli arti superiori a quelli inferiori, ecc.

In queste forme, se si deve ricorrere alla chirurgia funzionale, lo si fa solo dopo l'acquisizione del cammino.

Nei diplegici con forti componenti dispercettive non sempre il cammino diventa l'unica espressione per soddisfare l'esigenza di spostamento e spesso essa rappresenta una fonte di disagio più che di piacere.

Spesso per camminare questi soggetti necessitano di ortesi o di bastoni come appoggi, specialmente nelle forme più serie.

Il trattamento fisioterapico è molto impegnativo, soprattutto nei casi in cui sarebbe necessario perfezionare una funzione già esistente, in un soggetto che non ne sente la necessità, con la pressione dei genitori che vorrebbero cancellare ogni traccia del "difetto".

Il momento del cammino autonomo rappresenta, nella mente dei genitori, la possibilità di riconoscere nel figlio, un essere separato che compie il primo passo verso l'indipendenza e l'autonomia, sia fisica che mentale.

La maggior parte dei genitori di bambini con paralisi cerebrale infantile chiede con insistenza quando e se il loro figlio camminerà, concentrando le attese unicamente su questo evento, senza considerare l'importanza di altre "parti" del bambino, che li aiuterebbero a considerarlo un individuo e non un corpo che cammina! Sembra quasi che il cammino, per magia, possa portarsi dietro tutte le altre funzioni e che comunque tutto passi di lì. Spesso quindi non viene neppure considerata l'ipotesi che un bambino piccolo si possa spostare con una carrozzina elettrica o manuale, che gli darebbe la possibilità di sperimentare l'autonomia nello spostamento e che lo aiuterebbe a sviluppare la separazione dal punto di vista affettivo e favorirebbe la sua crescita mentale; tutto ciò per quanto possibile in un bambino che, per molto tempo (se non per sempre, necessita dell'adulto per mangiare, andare in bagno, ecc.).

Il bambino che non cammina spesso viene tenuto per anni in un passeggino grande, ma dello stesso modello di quello dei bambini piccoli, quasi a voler fermare il tempo e aspettare che tanti esercizi di fisioterapia restituiscano al genitore *un bambino nuovo che finalmente cammina*. La carrozzina è vista quindi come lo stigma del fallimento rispetto alla possibilità di camminare, invece che uno strumento attivo e funzionale all'esigenza di spostarsi.

È molto facile per i genitori, ma anche per molti riabilitatori, cadere nel percorso perverso della ricerca di apprendimento di funzioni fine a se stesse, piuttosto che entrare nella logica di sviluppo delle esigenze, che sono vive anche nel bambino con paralisi cerebrali infantili, senza spegnerle, ma, sapendole riconoscere, cercare di alimentarle.

Non si può dimenticare una scena, presso un'officina ortopedica, in cui un bambino diplegico di 9 anni si era recato per provare i tutori e le scarpe. Il suo cammino era realizzato appunto con l'aiuto di tutori e di quadripodi per l'appoggio. Era abbastanza adeguato per gli spostamenti all'interno, mentre all'esterno era costretto a sedere su un grande passeggino ed essere spinto da un adulto. In un momento in cui la mamma doveva rincorrere la sorellina che era scappata fuori, il bambino ha chiesto di farlo sedere su una carrozzina. Subito ha iniziato a muoversi, spostandosi agilmente nell'ambiente. La reazione della madre al suo ritorno, fu un pianto amaro ininterrotto, mentre il bambino così la consolava: "mamma, non piangere, pensa che bello poter uscire con i miei compagni senza che l'insegnante mi spinga! Almeno per le passeggiate lunghe... mamma è comodissima, guarda com'è confortevole." La mamma continuava a dire "no, non ce la faccio, non ti posso vedere lì sopra". Il bambino "Ma, mamma, sto comodo, guarda com'è semplice spostarsi, comunque se tu non vuoi, pazienza".

È difficile per un bambino lottare contro la persona da cui riceve ogni cura quotidiana, da cui dipende per tutto, senza la quale non potrebbe far nulla. Non sono servite le intercessioni e il bambino ha continuato a sforzarsi di camminare e ad essere trasportato in passeggino.

Si sono eliminate le passeggiate quando non c'era più un passeggino di misura, solo trasporti in auto per andare a scuola, a far fisioterapia e qualche volta in piscina, dove, in acqua si notano meno gli schemi patologici e il bambino sembra più vicino agli altri. Questa è solo una tra le tante tristi storie in cui le esigenze del bambino non coincidono con quelle, pur rispettabili, dei genitori, che inevitabilmente hanno il sopravvento.

Ci sono situazioni, in cui per esempio i genitori vogliono fornire il loro bambino di ogni strumento, inventato dalle nuove tecnologie, che gli permetta di soddisfare il più possibile le sue esigenze. In classe il bambino può entrare in carrozzina elettrica da solo, con la possibilità di azionare una leva e di portarsi eretto per scrivere alla lavagna, poi durante l'intervallo può spostarsi con il deambulatore, assistito da un adulto, nel parco può andare in bicicletta e per giocare in camera sua a casa può stare in piedi con i tutori alti; se gli piace il cavallo, può andare a calesse con il suo cappello da fantino e sulla neve può servirsi di uno slittino a due posti, con dietro un amico o un fratello o la mamma. L'auto però non può essere un'utilitaria, ma quasi un furgone, per trasportare le varie attrezzature e molti ausili speciali. Molti di questi non ven-

gono autorizzati dal tariffario nazionale (vedi confronto con l'esperienza svedese al cap. 17), per cui rimangono esperienze possibili solo per una cerchia
limitata di persone.

Per saperne di più

Ferrari A, Cioni G (1993) Paralisi cerebrali infantili: storia naturale e orientamenti riabilita-
tivi. Del Cerro, Tirrenia (PI)
Ferrari A (1997) Proposte riabilitative nelle paralisi cerebrali infantili. Del Cerro, Tirrenia
(PI)

Capitolo 12
Alla scoperta dell'oggetto
Lucia Bertozzi, Luisa Montanari, Isabella Mora

Premessa

La mano rappresenta il primo segmento conosciuto ed un grande *strumento di conoscenza*; ancor prima della nascita (succhiarsi il pollice, spostare il cordone ombelicale) essa acquista un notevole valore nello sviluppo motorio, cognitivo, affettivo, relazionale del bambino.

Prerequisito fondamentale perché il bambino possa manipolare è che si crei in lui una rappresentazione mentale di braccia e mani, parti del suo corpo così importanti.

L'interiorizzazione della mano passa attraverso il vederla, il sentirla, il metterla in bocca, il toccarla o il sentirla toccare da altri, cioè nel farla intimamente propria. Le mani sono le prime parti del corpo che il bambino può contemporaneamente vedere come oggetto esterno ed agire come oggetto interno. Così la mano può diventare uno strumento elettivo di conoscenza: il bambino attraverso la mano scopre se stesso ed il mondo che lo circonda in uno spazio peripersonale. La mano conosce e delimita i confini del corpo dal viso ai piedi, gli oggetti posti a contatto del corpo come quelli raggiungibili dal braccio, in una successione di inesauribili ed indispensabili esperienze che portano il bambino ad aprirsi e ad integrarsi con ciò che gli sta intorno. È irrinunciabile l'esperienza che il bambino fa con le mani rispetto alla conoscenza del proprio corpo: mette le mani in bocca, sul viso, sul torace (si prende la maglietta), sulla pancia fino ad arrivare a prendersi i piedi e a mettere in bocca l'alluce. Attraverso questa attività apparentemente solo motoria il bambino scopre se stesso, riconosce i propri confini, comincia ad attribuirsi una identità (Fig. 65).

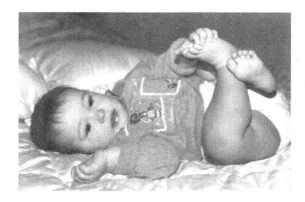

Figura 65 Il bambino attraverso la mano scopre se stesso

Per il bambino tutto è novità e la mano assolve l'esigenza fondamentale di costruire una relazione fra il suo essere individuo, gli oggetti e le persone che lo circondano.

Attraverso il toccare, l'afferrare, il lasciar andare, il lanciare, il passare da una mano all'altra il bambino costruisce alcune delle categorie indispensabili al suo sviluppo psicomotorio.

La progressione temporale degli atti motori della mano (dalla presa digito palmare, alla pinza superiore) non può essere considerata preliminare al progresso della conoscenza, bensì al contrario ogni esperienza conoscitiva del bambino affina, arricchisce, modifica le prestazioni motorie e le rende progressivamente adeguate alla natura dello stimolo ed idonee agli scopi perseguiti. Più il bambino aumenta il suo patrimonio di esperienze manipolative, più diverrà precisa, raffinata e complessa la risposta motoria messa in atto per costruirlo. Ad esempio il bambino che riesce a raccogliere le briciole di pane con una pinza superiore, può farlo perché è già passato attraverso un'esperienza di analisi dell'oggetto (l'oggetto è molto piccolo, friabile, di un certo sapore) e molteplici prove di afferramento per tentativi ed errori.

In questo contesto la mano soddisfa le esigenze che qui di seguito vorremmo esplicitare (Fig. 66).

La mano soddisfa l'esigenza di sentire

L'aspetto percettivo e quello emotivo si intrecciano e si integrano inscindibilmente fra loro. Il neonato attraverso la motricità spontanea entra in contatto con il proprio corpo e con quello della madre; è un sentire con una forte valenza emotiva che gli permette di percepire il corpo materno non solo come *corpo-cosa*, ma come primo oggetto d'amore.

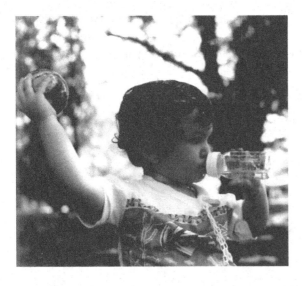

Figura 66 Il bambino sa differenziare l'uso funzionale delle due mani

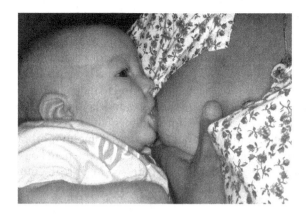

Figura 67 Il neonato entra in contatto con la madre

Nel rapporto con il mondo-seno il bambino *prende* il capezzolo e lo *lascia andare* quando è soddisfatto. A livello del mondo-seno prendere e lasciare si riferiscono ad un rapporto totalizzante fra individuo e mondo, in base al quale prendere il mondo significa nutrirsi e sopravvivere (Fig. 67).

La mano soddisfa l'esigenza di consolarsi

Il primo uso che il bambino fa delle proprie mani è di imparare progressivamente a portarle alla bocca e a succhiare con grande piacere prima il pugno, poi la mano semiaperta e infine il pollice. La conoscenza dell'oggetto-mano e la sensazione di piacere nel succhiarlo si uniscono insieme a rappresentare uno dei primi modelli di autosoddisfazione, così importanti nella crescita psicomotoria del bambino (Fig. 68).

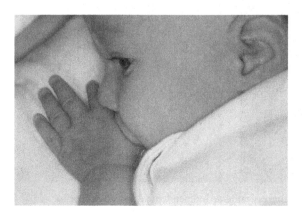

Figura 68 Il bambino succhia il pollice

La mano soddisfa l'esigenza di muoversi

La propriocettività è un elemento fondamentale nell'esecuzione degli atti motori della mano con il braccio, della mano che si muove autonomamente e delle dita che si muovono singolarmente. Nei primi mesi di vita la mano è un tutt'uno con il braccio, ne è il naturale prolungamento. I primi tentativi di afferramento, infatti, si attuano con tutto l'arto. In questa fase non è la mano che si adatta all'oggetto, bensì l'oggetto alla mano. Le prime rudimentali esperienze di manipolazione avvengono con giocattoli fabbricati con materiali molto morbidi ed estremamente duttili che fanno sì che il bambino riesca a mantenere l'oggetto in qualsiasi modo atteggi la mano. Poi il bambino scopre il segmento mano come unità operativa a sé stante ed inizia ad usarla in modo indipendente ed a selezionare e singolarizzare i movimenti di mano e dita. Il percepire l'ampiezza, la direzione, la velocità del movimento consente alla mano di assolvere compiti motori che abbiano correttezza e precisione di esecuzione.

Il bambino impara a controllare sempre più la direzione, la velocità e la precisione dell'atto motorio. I movimenti delle dita assumono via via atteggiamenti anticipatori di afferramento sempre più adattabili all'oggetto desiderato e che organizzeranno prese sempre più precise (integrazione prossimo-distale e disto-prossimale) (Fig. 69).

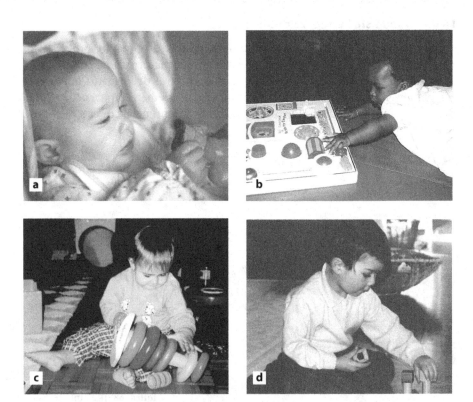

Figura 69 a-d La mano diventa progressivamente indipendente dal resto del corpo

La mano soddisfa l'esigenza di esplorare

Attraverso il movimento la mano diventa un *recettore*, un *raccoglitore* di informazioni: consistenza, forma, dimensione, temperatura, caratteristica delle superfici.

L'esterocettività (tatto, temperatura, pressione) permette di costruire le prime relazioni fra percezione e movimento, rendendo reciprocamente l'uno prerequisito dell'altro. La percezione e l'esplorazione sono infatti rispettivamente la branca afferente ed efferente di uno stesso processo per la conoscenza della realtà che ci circonda. Per poter percepire fisicamente le caratteristiche di un oggetto, occorre esplorarlo. L'esplorazione è dunque un'attività motoria finalizzata ad analizzare gli oggetti in tutte le possibili dimensioni; comporta una serie di modificazioni e trasformazioni dell'oggetto sia in relazione alla realtà circostante, sia al soggetto che vi interagisce. Ad esempio se il bambino vuole conoscere il contenuto di una scatola di pasta deve mettere in atto una serie di movimenti esplorativi di mano e dita che gli permettano di raccogliere informazioni: il maccherone ha un peso, ha una forma, ha una superficie, ha una consistenza. Per far questo il bambino produce molti cambiamenti sull'oggetto: lo gira, lo rigira tra le dita, prova a batterlo, prova a romperlo, prova a stringerlo, prova a lanciarlo, a raccoglierlo di nuovo, a portarlo alla bocca per assaggiarlo, ecc. Allo stesso modo le informazioni percettive che il bambino riceve dal maccherone (è ruvido, leggero, duro, ha due fori) guidano la specializzazione dei movimenti esplorativi, che diventeranno perciò più precisi, più mirati e più efficaci. La capacità esplorativa del bambino si arricchisce attraverso la discriminazione delle informazioni percettive che si fanno via via sempre più ricche attraverso la maturazione dei movimenti esplorativi prodotti per raccoglierle. In alcuni momenti quindi, è la capacità percettiva che guida quella esplorativa, in altri la motricità esplorativa è al servizio di quella percettiva. Il gesto che viene programmato per individuare determinate caratteristiche di un oggetto, è guidato dalle esperienze costruite in precedenza attorno alle stesse informazioni percettive che ricerchiamo: se vogliamo stabilire la temperatura di un corpo, l'ordine esplorativo sarà: "afferra pronto a lasciar andare se il corpo dovesse essere troppo caldo". Possiamo quindi affermare che lo stesso gesto motorio ai fini esplorativi viene guidato e programmato in modo diverso a seconda dell'informazione che intendiamo raccogliere. Se ad esempio la ricerca esplorativa è preceduta dall'informazione "attento che punge", la presa con cui ci si avvicina all'oggetto sarà guidata dagli stimoli a partenza dai recettori dolorifici: la pressione con cui viene afferrato l'oggetto si modificherà in relazione alle informazioni nocicettive. Se invece l'informazione che cerchiamo è sul peso dell'oggetto, l'attenzione durante l'esplorazione, sarà rivolta agli stimoli tatto-pressori; l'afferramento dovrà essere quindi più deciso e stabile. Infine se l'informazione è sulla fragilità dell'oggetto, l'attività conoscitiva sarà guidata dalle afferenze tattili, l'afferramento che ne conseguirà sarà sicuro e delicato al tempo stesso.

Le condotte esplorative divengono così più specifiche ed il bambino impara ad affinare le proprie abilità manipolative. Il palmo delle mani e le dita sono coinvolte nella esplorazione senza che ne sia coinvolto tutto l'arto. Questo permette una maggiore varietà e possibilità di scelta in una continua integrazione percettivo-motoria (Fig. 70).

"Il bambino impara a manipolare."

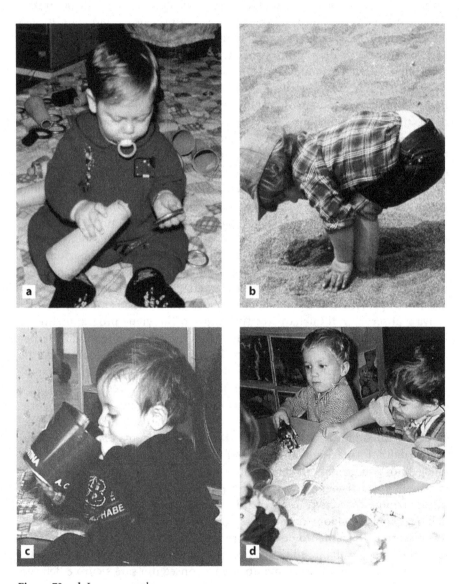

Figura 70 a-d La mano esplora

La mano soddisfa l'esigenza di conoscere e riconoscere

La ricchezza delle informazioni raccolte dalla mano si traduce in altrettante acquisizioni, che sono possibili attraverso il confronto e l'integrazione di informazioni tattili, visive, uditive e che fanno diventare il mondo un patrimonio conosciuto e riconoscibile (rappresentazione mentale). Il bambino entra in possesso del mondo conoscendone situazioni ed oggetti sempre in modo plurisensoriale, impara ad elaborare le informazioni che riceve decodificando la realtà; ciò gli consente di formulare aspettative sui fenomeni che percepisce e di guidare la propria strategia percettiva. Il campo percettivo ottimale è appunto quello nel quale più strumenti operativi si verificano e si completano fra di loro. Nel momento in cui il bambino starà seduto le mani entreranno in gioco acquistando progressivamente un ruolo predominante, soddisfacendo l'esigenza di conoscere attraverso la manipolazione dell'oggetto. La mano ogni volta che afferra, avvicina, lascia andare ecc., compie un atto di conoscenza (Fig. 71).

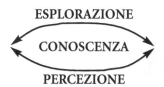

"*Il bambino manipola per imparare.*"

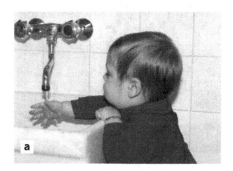

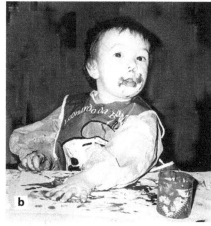

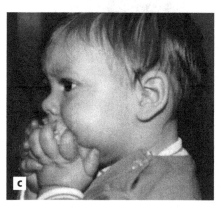

Figura 71 a-c L'esterocettività costruisce la relazione tra percezione e movimento

La mano soddisfa l'esigenza di "usare" gli oggetti

La variabilità dell'ambiente rende necessarie risposte adattive progressivamente più coordinate ed abili in funzione di uno scopo specifico, destinate cioè ad un determinato oggetto, in relazione alle caratteristiche funzionali dell'oggetto stesso. Le azioni infatti, movimenti organizzati cognitivamente per uno scopo, sono progetti che comportano l'utilizzo di una serie di gesti finalizzati (Fig. 72).

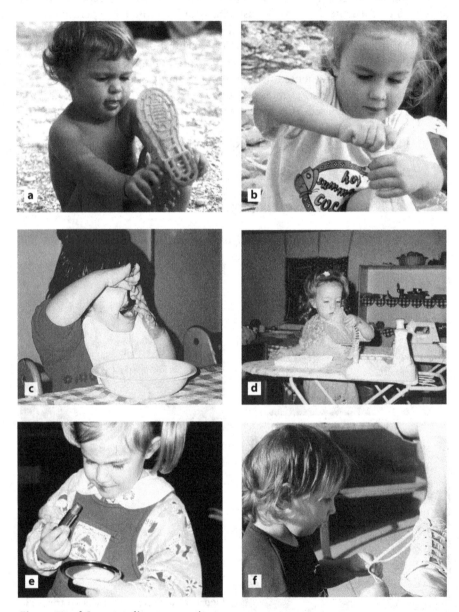

Figura 72 a-f La mano diventa operativa

I movimenti della mano sono diretti ad uno scopo, programmati ed eseguiti per un preciso fine, adatto ed ulteriormente adattabile ad una specifica realtà.

Intenzionalità e destrezza sono, molto probabilmente, strettamente legate fra di loro nel senso che la nascita dell'intenzione coincide temporalmente con la costruzione dei moduli del gesto compiuto con destrezza, abilità e competenza.

La mano soddisfa l'esigenza di comunicare

Fin dai primi periodi di vita extrauterina il neonato dispone di una vera e propria motricità per la comunicazione espressa con sussulti, succhiamenti, smorfie di sorriso, singhiozzi, movimenti leggeri e rapidi degli arti, del capo o di tutto il corpo. Quando il bambino vuole segnalare il proprio stato di disagio può aumentare l'attività motoria e può ridurla in condizioni di benessere. Può valere anche il contrario: il bambino che si agita, si quieta per esprimere il proprio malessere, oppure agitandosi comunica la propria gioia. Già nei primi periodi di vita il piccolo dispone di molti mezzi capaci di attirare l'attenzione degli altri: prima utilizza il sorriso o il pianto, poi con il crescere dell'età e delle abilità motorie allarga il suo repertorio di richiamo acquistando a poco a poco la capacità di emettere segnali comunicativi, usando sia gesti che suoni. Nel bambino piccolo il gesto è il messaggio ed il suono è semplicemente il richiamo, in seguito il gesto diviene un rinforzo, una mediazione o anche la negazione di quanto affermato con il linguaggio. Il movimento serve come modulazione, rinforzo, soppressione di quanto affermano le parole. Ogni movimento ha di per sé un contenuto comunicativo, relazionale, emozionale. La mano molto di più di tutto il resto del corpo ha un suo linguaggio: trasmette messaggi, verbalizza emozioni, accetta o rifiuta, rinforza o rinuncia, accompagna il linguaggio verbale, instaura e mantiene i rapporti con l'ambiente, esprime e comunica anche a distanza (come ad esempio con la scrittura e il disegno) (Fig. 73).

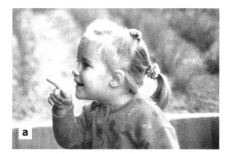
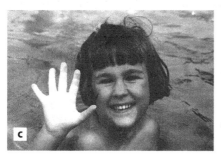
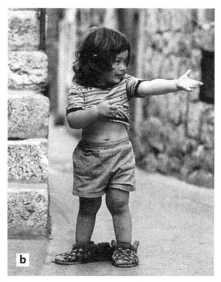

Figura 73 a-c La mano trasmette messaggi

La mano soddisfa l'esigenza di difendere

Gli arti superiori sono coinvolti attivamente con funzione di appoggio, sostegno ed equilibrio nel mantenimento e nel controllo delle posture e dei passaggi posturali. L'esigenza manipolativa-prassica e quella di appoggio-equilibrio sviluppano funzioni che si sostengono a vicenda in un gioco di scelta prevalente dell'una o dell'altra. Si combinano insieme tutte le volte che il bambino compie progressi ed acquisisce nuove competenze. Ad esempio la posizione seduta si sviluppa nel momento in cui il bambino è decisamente proiettato all'esplorazione e alla conoscenza del mondo attraverso l'attività manipolativa. È difficile rinunciare alle mani esplorative per poter stare seduti! Per star seduto però, il piccolo ha bisogno che gli arti superiori diventino un sostegno, prima anteriormente e poi di lato; in questo momento dello sviluppo l'esigenza emergente è quella di sostenersi in una posizione così interessante, per arrivare in poco tempo alla completa autonomia, cioè alla possibilità di manipolare in posizione seduta e di utilizzare paracaduti ed equilibri solo nel momento in cui gli sbilanciamenti del tronco provocherebbero una caduta.

La disponibilità delle due funzioni accompagnerà il bambino nelle acquisizioni successive, nel processo d'integrazione indispensabile per rispondere efficacemente alle diverse esigenze di sviluppo (Fig. 74).

In stazione eretta il bambino ha inizialmente bisogno delle mani che si aggrappano, afferrano, sostengono il corpo, che spingono e danno equilibrio, per integrarsi poi con la capacità di giocare con le mani stando in piedi.

Quando il bambino andrà dalla sua mamma portandole l'orsacchiotto allora di nuovo difesa-equilibri e manipolazione-prassie saranno assieme per rendere possibile, efficace ed economica ogni nuova abilità.

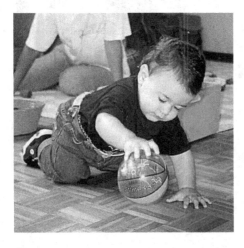

Figura 74 Sostegno e gesto

I moduli di movimento, o singoli atti motori, utilizzati dal bambino per costruire la funzione manipolazione si possono così enunciare:

1) Puntamento   4) Trasporto
2) Raggiungimento   5) Rilascio
3) Presa

Modalità di puntamento:
– rappresentazione visiva dell'oggetto nello spazio
– rappresentazione del proprio corpo nello spazio
– rappresentazione della mano rispetto al corpo
– previsione della traiettoria
– decisione di quale mano utilizzare per la presa

Modalità di raggiungimento (reaching):
– libertà nei movimenti di spalla, gomito e polso
– coordinazione dei segmenti dell'arto (spalla-gomito-polso)
– modulazione tra i segmenti dell'arto
– anticipazione: possibilità di preparare e preadattare la mano all'oggetto

Modalità di presa o afferramento (grasping):
– tenuta a tutta mano di un oggetto posto a contatto
– prensione cubito palmare/palmare
– prensione palmo radiale/pluridigitale
– prensione a tripode/pollice indice
– coordinazione digitale:
  – sinergie semplici (tutte le dita, compreso il pollice, agiscono insieme utilizzando movimenti di flessione)
  – sinergie reciproche (il pollice e le altre dita agiscono utilizzando movimenti diversi: add/abd, fless/est del pollice con flessione delle altre dita)
  – patterns sequenziali (sequenze di movimenti coordinati con brevi pause in cui le dita ritornano nella posizione iniziale)

Modalità di trasporto:
– riprogrammazione del puntamento
– raggiungimento di un altro punto conservando l'afferramento
– movimenti lenti
– movimenti ballistici

Modalità di rilascio:
– movimenti di apertura delle dita senza la capacità di disporre gli oggetti a piacimento
– movimento di gettar via l'oggetto
– movimenti di apertura delle dita, modulati al posizionamento dell'oggetto.

Quante volte abbiamo osservato i bambini gettare gli oggetti dal seggiolone e le mamme *pazientemente* raccoglierli! (gioco parallelo).

Questo è un gioco in cui il bambino scopre come il giocattolo, sfuggito inizialmente in modo casuale alla presa, scompare dalla vista per poi ricomparire laggiù in fondo e scopre come l'adulto può far riemergere ciò che era considerato perduto.

Il gettare gli oggetti potenzia l'iniziativa, la comunicazione, la capacità di previsione, l'opposizione alla madre e allo stesso tempo la capacità di trattenerla entro i propri confini di attività. È una esperienza importante anche dal punto di vista della scoperta delle caratteristiche dell'oggetto (peso, forma, rumore) e dell'esperienza di spazio, profondità, distanza e tempo (prima l'oggetto c'è, poi non c'è più, poi ritorna e potrebbe anche non essere lo stesso).

Quando le nonne legano con l'elastico i giocattoli al seggiolone privano il bambino di queste esperienze, ma ne favoriscono altre come ad esempio la possibilità di lanciare un oggetto sul piano orizzontale senza perderlo di vista e di tarare l'intensità di spinta con la previsione del ritorno.

Alla nascita la mano è abitualmente in flessione, chiusa a pugno, con pollice addotto sotto le altre dita. La prensione è prevalentemente un fenomeno riflesso (Fig. 75 a).

All'incirca al 2° mese il pollice può essere tenuto sullo stesso piano dell'indice, se la mano è chiusa a pugno, oppure essere liberamente mobile sul palmo della mano (Fig. 75 b).

All'incirca al 3° mese compare la prensione. Il bambino afferra gli oggetti e riesce a trattenerli in mano. Le mani si toccano a vicenda, le dita s'intrecciano con movimenti ampi e simmetrici. La prensione si può definire tonica (Fig. 75 c).

Intorno al 4° mese la prensione avviene per contatto, è cubito-palmare, incerta, simultanea, non funzionale. Il bambino oppone il pollice, muove le singole dita, fa la prono-supinazione della mano. Halverson parla di approccio di tipo laterale (Fig. 75 d).

La prensione è cubito-palmare: la mano è tenuta in un piano verticale, l'oggetto è posto fra pollice e mignolo flessi. Il bambino cerca di raggiungere le cose per prenderle senza che vengano messe nella sua mano (Fig. 75 e).

A sei mesi il bambino afferra gli oggetti con una sola mano e li passa da una mano all'altra. Oppone il pollice e compie movimenti isolati delle altre dita (Fig. 75 f).

A sette mesi la prensione si accompagna a movimenti del gomito che cominciano a coordinarsi con quelli di altri segmenti. La prensione diviene palmare: l'oggetto è raccolto dalle dita piegate a gancio ed incastrato tra le ultime quattro dita ed il palmo.

Halverson parla di approccio intermedio (Fig. 75 g).

A otto mesi collaborano tutte le articolazioni dell'arto superiore e la pinza pollice indice arriva sull'oggetto. La prensione è dapprima radio-palmare ed impegna il pollice che rimane esteso per divenire a nove mesi radio-digitale (pinza superiore: polpastrelli del pollice e dell'indice opposti frontalmente). Il bambino riesce a passare gli oggetti, purché non troppo piccoli, da una mano all'altra. Halverson parla di approccio diretto.

Dai nove mesi in poi il bambino è in grado di esplorare sia il funzionamento, sia le singole parti degli oggetti. Usa l'indice per esplorare (Fig. 75 h).

A quindici mesi cambia la manipolazione: mentre prima venivano usate contemporaneamente le due mani per manipolare due oggetti diversi, ora viene usata di preferenza una mano per volta ed impugnata una cosa per volta (Fig. 75 i).

Fra i due e tre anni ogni dito diviene capace di funzioni isolate, ritmiche, corticali. È possibile l'afferramento fra pollice e bordo mediale dell'indice. Successivamente avverrà l'afferramento maturo fra pollice-indice-medio (Fig. 75 l).

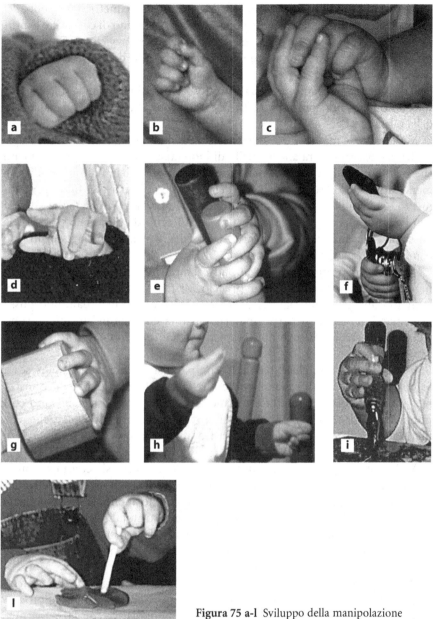

Figura 75 a-l Sviluppo della manipolazione

I vincoli della patologia

Nel bambino con Paralisi Cerebrale Infantile si possono presentare molto precocemente problematiche sul piano motorio che ostacolano l'esprimersi delle esigenze prima descritte, in relazione allo sviluppo della manipolazione.

La persistenza e l'interferenza del riflesso tonico asimmetrico del collo, del grasp, delle risposte in estensione, impediscono al bambino di conoscere le proprie mani e il proprio corpo e rendono più difficile l'avvicinamento al seno materno con un possibile conseguente impoverimento delle sensazioni tattili, così utili per comunicare con la propria madre.

Il dialogo madre-bambino si fa difficoltoso, entrambi cercano la sintonia, ma spesso non trovano soluzioni adatte a stabilire quel dare-avere che è alla base della relazione.

Molte volte le madri si trovano tra le braccia bambini già grandi e il compito del fisioterapista sarà anche quello di individuare soluzioni e aggiustamenti che permettano ai genitori di dialogare con il proprio bambino in condizioni meno faticose. Ad esempio l'angolo del divano può attuare un buon contenimento del bambino e permettere allo stesso tempo la relazione faccia a faccia con l'adulto, così come un cuscino appoggiato al bordo del tavolo può dare la possibilità alla mamma, seduta su di una sedia, di tenere in spalla il proprio bambino senza faticare nel sorreggerlo.

Proporre adattamenti posturali, ad esempio un maggior contenimento nella culla o nella carrozzina e in braccio alla mamma, facilitare il gioco con le mani dalla posizione laterale, fornire occasioni in cui il bambino possa avvicinarsi al viso e al corpo materno in una condizione di quiete, sono alcuni degli strumenti che noi terapisti possiamo e dobbiamo trasferire ai genitori.

È importantissimo che il bambino con paralisi cerebrale infantile riesca a soddisfare l'esigenza di sentirsi e di sentire l'altro, di conoscersi e di conoscere l'altro per potersi proiettare nel mondo. Ed è per questo che sono così importanti i giochi che bambino e genitori possono fare sul *lettone*, che permettono e facilitano la relazione affettiva attraverso il vedere, il toccare e il sentire.

Molto spesso poi l'esigenza di esplorare e conoscere si scontra o con la povertà di moduli motori, o con l'incapacità di utilizzare il repertorio disponibile, per cui la presa potrà essere generica (il bambino applica le stesse modalità a tutti gli oggetti), massiva (esplora l'oggetto nella sua totalità), con conseguenti difficoltà nella preparazione e nell'adattamento della mano all'oggetto, nella differenziazione delle prese in base alle caratteristiche dell'oggetto, nell'uso prevalente di un arto rispetto all'altro.

Perché il bambino abbia una minima possibilità di esplorazione degli oggetti, il fisioterapista deve proporre materiali che favoriscano l'approccio della mano; ad esempio ricercare esperienze manipolative con farina, acqua, riso, colori a dita, carta è sicuramente una buona strada per aumentare le afferenze e quindi la consapevolezza ed il piacere del bambino ad usare le proprie mani.

Per permettere al bambino di progredire nell'evoluzione delle condotte manipolative, favorendo la qualità delle prestazioni, e per assecondarne le esigenze è importante che noi garantiamo una postura sicura e stabile del tronco, attiva, con sostegno o con ausili, e che le nostre proposte catturino l'interesse del bambino e ne sostengano l'attenzione. È necessario avere molta cura delle modalità con le quali vengono proposti gli oggetti, della qualità degli oggetti stessi e del contesto nel quale vengono proposti.

Qualche piccolo accorgimento può rendere fruibile da parte del bambino un oggetto che altrimenti sarebbe di difficile utilizzo. Aumentare ed ammorbidire la superficie di presa di un giocattolo per i bambini con difficoltà a modulare il gesto, rendere stabili dei cubi per fare la torre attraverso dei velcri per i bambini con discinesie, interporre dei feltri tra una pagina e l'altra di un libro cartonato per i bambini in cui è difficile compiere movimenti selettivi delle dita, sono alcuni esempi di come sia possibile ed importante adattare i giocattoli in modo che diventino adeguati ad ogni bambino.

Se l'errore che il bambino compie è stabile, allora riuscirà a finalizzare e ad usare per i propri scopi anche la motricità patologica. Per noi fisioterapisti sarà più facile evidenziare le strategie, valorizzarle ed aiutare il bambino a finalizzare il gesto e a riconoscerne l'utilità (Fig. 76).

Il mancato riconoscimento di un arto come strumento motorio efficace, nel bambino emiplegico ad esempio, orienta la scelta sull'arto controlaterale e di conseguenza sulla iperspecializzazione di questo, affidando all'arto plegico il compito di caricamento e di trasporto degli oggetti, escludendolo da attività prassiche.

Una rappresentazione interna incerta e disomogenea renderà difficile la costruzione di una mappa cognitiva adeguata in cui inserire i programmi funzionali riguardanti l'arto compromesso.

I due arti superiori sono operativi in due emispazi distinti, possono lavorare insieme ma non compensarsi o sostituirsi verso una simmetrizzazione. Cercare la simmetria e la specularità è un errore che il terapista non deve compiere nell'impostare il progetto terapeutico.

Ad esempio se il bambino deve fare la punta alla matita con il temperino, la mano plegica gli servirà di supporto nel reggere il cilindretto e l'altra muoverà

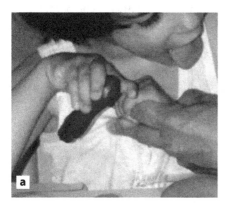 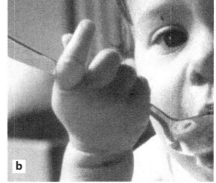

Figura 76 a-b L'importante è mangiare

la matita per temperarla; oppure se deve tirare la cordicella che azionerà l'elica di un elicottero, la mano plegica aggancerà l'anello della cordicella potendo così sfruttare un movimento di spalla, e l'altra fisserà il giocattolo, in quanto compito che richiede più abilità.

Laddove l'errore non è stabile, è sempre diverso e mutevole, ad esempio nel bambino discinetico, l'atteggiamento del terapista dovrà essere quello di suggerire e sperimentare insieme al bambino strategie di compenso atte a identificare una via ripercorribile più volte e più volte riproducibile.

Se l'interferenza del grasp rappresenta un ostacolo all'esplorazione manipolativa, l'avoiding della mano impedisce e condiziona l'espressione di una motricità intenzionale degli arti superiori in relazione alla possibilità di avvicinarsi ad un oggetto.

Se la mano del bambino emiplegico sente poco, quella del bambino discinetico sente troppo per cui il fisioterapista dovrà essere molto attento a selezionare stimoli e a leggere le risposte del bambino per aiutarlo a raccogliere informazioni percettive in progressione sempre maggiore e qualitativamente sempre più significative.

L'operatività e la creatività sono modi di essere e di vivere il rapporto con il mondo, che nel bambino sano si esprimono impetuosamente attraverso la manipolazione nei primi anni di vita, ma che nel bambino patologico rappresentano un traguardo non sempre raggiungibile e comunque problematico. Attraverso il rapporto con il fisioterapista che guida la relazione, facilita il movimento, induce all'azione, il bambino può arrivare a riconoscere le proprie risorse e tentare di ripercorrere da solo le strade sperimentate insieme al terapista. Gli stimoli e le facilitazioni che provengono da un contesto altamente significativo per il bambino, come quello dell'asilo nido e della scuola materna, molto spesso lo costringono a tirar fuori quelle risorse motivazionali molto importanti per il suo progresso.

L'ambiente scolastico aiuta anche il terapista a riconoscere le esigenze del bambino e a trasformare, attraverso fantasia e ricchezza di proposte, l'esperienza manipolativa in una esperienza estremamente significativa anche per il bambino patologico.

Riflesso tonico asimmetrico del collo di Magnus-De Klein (RTAC)
Si ricerca in decubito dorsale (supino) ruotando passivamente il capo del bambino di lato (per alcuni autori in modo rapido, per altri in modo lento ma deciso), oppure inclinandolo di lato, avendo cura di immobilizzare il tronco e di evitare ogni movimento di flessione o di estensione del capo.

In risposta si ottiene l'estensione degli arti dal lato frontale e la flessione di quelli dal lato nucale (l'arto superiore frontale è abdotto e tende alla pronazione; quello nucale è addotto e tende alla supinazione). Il tronco è concavo dal lato nucale. Entrambe le spalle sono estese. la mano nucale è chiusa, quella facciale aperta.

Quando la posizione è completa viene detta dello schermidore.

Nei primi giorni di vita, il riflesso è più evidente agli arti inferiori, con estensione del ginocchio e del piede dal lato frontale e flessione del ginocchio dell'arto nucale.

Successivamente anche agli arti superiori si sviluppa la postura caratteristica, che nel tempo diventa più marcata di quella riconoscibile agli arti inferiori.

Il riflesso si osserva abitualmente tra i due e i quattro mesi e dovrebbe attenuarsi dopo il 4° mese di età.

Riflesso di prensione o riflesso tonico dei flessori di A. Thomas
È un riflesso arcaico che si manifesta sin dal primo giorno di vita. Compare alla 13° settimana di gestazione e dalla 36° si può nettamente rinforzare, la risposta opponendo una resistenza. È un riflesso prettamente tonico in quanto si esprime attraverso un aumento del tono dei flessori. Nei primissimi mesi di vita può variare ampiamente: è debole nel sonno, rinforzato nel pianto, difficile da evocare dopo la poppata, mentre è ben marcato prima di questa. Si esamina con il bambino in posizione supina simmetrica, capo sulla linea mediana, braccia semiflesse, esercitando un eccitamento tattile e leggermente pressorio sul solco metacarpofalangeo con il margine ulnare del dito indice dell'esaminatore. Si ottiene in risposta una reazione tonica in flessione di tutte le dita, intensa e persistente per tutta la durata dello stimolo, che si rinforza se il dito dell'esaminatore aumenta la prensione o tende ad allontanarsi. La flessione dorsale passiva della mano rinforza la reazione, mentre la flessione palmare la diminuisce fino a neutralizzarla.

Il grasp della mano è presente interamente fino al 4° mese, in diminuzione fino al 6°, ma può perdurare per tutto il primo anno di vita. È importante che questo riflesso scompaia perché può interferire con la funzione di sostegno degli arti superiori, con l'organizzazione del prendere e lasciar andare e fa da freno evolutivo nei confronti di altre funzioni quali: coordinazione occhio-mano e occhio-mano-bocca, coordinazione oculo-acustica, esplorazione spaziale. Nei primi due mesi di vita le mani restano chiuse per la maggior parte del tempo, solo verso il terzo-quarto mese le dita vengono tenute preferibilmente estese. Dopo la fine del secondo mese il bambino comincia a preferire le mani aperte. Il riflesso di prensione non è un vero riflesso ma una reazione, perché il bambino non reagisce allo stimolo in maniera riflessa, producendo cioè una risposta costante e stereotipata. A dimostrazione di ciò è il fatto che il bambino, quando è attaccato al seno, appoggia la sua mano alla mammella e compie una serie di movimenti di prensione e di rilasciamento.

Reazione tattile di avoiding
Secondo Sabbadini avviene quando qualunque stimolo esterno determini automaticamente una risposta, senza che lo stimolo stesso sia integrato, riconosciuto e valutato, per cui la risposta è il risultato di una reazione molto elementare della mano ed è essa stessa molto elementare, finalizzata soltanto ad evitare lo stimolo, ad allontanarsi da esso. In italiano potrebbe essere indicata come reazione di repulsione o come reazione di evitamento. Sono note anche una reazione di avoiding del viso ed una reazione di avoiding del piede.

CAPITOLO 13

L'esplorazione visiva come strumento di conoscenza

NATALINA GHEDIN

Premessa

La funzione visiva può essere considerata come la capacità dell'individuo di organizzare e dare significato ai dati sensoriali raccolti dal sistema visivo.

È una funzione *adattiva* che si sviluppa per raggiungere scopi (conoscere, comunicare, muoversi), diventando da *elementare* a sempre più complessa, man mano che evolvono gli strumenti e gli scopi (G. Sabbadini).

Una buona organizzazione della funzione visiva presuppone:
- l'integrità dell'apparato visivo;
- la capacità del bambino d'integrare le esperienze, per costruire dei codici interni in grado di decifrare la realtà esterna.

Gli organizzatori primari dell'esplorazione visiva

Il cucciolo dell'uomo quando viene alla luce si trova di fronte ad una realtà nuova, tutta da scoprire e per iniziare ad orientarsi egli utilizza molto precocemente anche il canale visivo.

Alla nascita l'apparato visivo non è completamente maturo, tuttavia lo sviluppo della funzione è favorito dalla presenza di *organizzatori primari* propri della specie:
- i *movimenti oculari*, che danno la possibilità al neonato di rispondere precocemente agli stimoli visivi dell'ambiente e raccogliere informazioni,
- la *predisposizione innata di fare connessioni tra le diverse esperienze sensoriali*, che risulta essere la base per iniziare a integrare le esperienze e costruire delle rappresentazioni interne per decodificare la realtà esterna.

Nei primi giorni di vita è possibile la fissazione, o capacità di piazzare e mantenere la fovea su un oggetto. La visione dell'oggetto però non è nitida perché la specializzazione retinica tra centro e periferia è ancora carente, i coni foveali sono tozzi e poco compatti, la capacità di messa a fuoco avviene ad una distanza fissa di circa venti centimetri, per l'immaturità del riflesso di accomodazione.

Spesso, quando il neonato è riuscito a fissare lo sguardo su un oggetto, non lo distoglie poi facilmente.

L'iper-fissazione nei primi giorni di vita può essere letta in vari modi:
- la difficoltà a mobilizzare lo sguardo;
- il tentativo di compenso allo scarso controllo del riflesso oculo-vestibolare (VOR), che si manifesta negli spostamenti bruschi del capo;
- il tentativo di contenimento tramite l'ancoraggio a uno stimolo visivo stabile, per supplire alle precarie capacità di controllo della realtà esterna.

Il neonato è in grado di seguire l'oggetto che si sposta lentamente nel campo visivo in senso orizzontale (il numero delle rifissazioni è alto nei primi giorni di vita), mentre in verticale gli risulta più difficile; riesce inoltre a fare dei tentativi di esplorazione dell'ambiente tramite dei movimenti saccadici che sono però ipometrici e poco precisi.

Vari studi di Fantz (61 e 63) hanno messo in evidenza che lo stimolo visivo più interessante per il neonato risulta essere la faccia o le figure che la schematizzano. Questa preferenza elettiva può essere letta come una predisposizione innata per favorire la comunicazione pre-verbale dello sguardo, esigenza prioritaria in questo periodo, perché stimola la *care* e la relazione madre bambino, presupposti determinanti per la crescita: "Il contatto occhio-occhio ha un effetto estremamente intenso nelle risposte della madre"[16] (Fig. 77).

Il neonato inoltre è attratto dalla luce e da oggetti con colori contrastanti e che stimolano più canali sensoriali (suono, movimento).

Osservando con attenzione il comportamento del neonato, si può cogliere come l'interconessione di alcune funzioni sia geneticamente predisposta per facilitare l'integrazione dei vari sistemi e l'organizzazione delle esperienze.

La connessione tra funzione visiva e prensione è evidente. Fin dai primi giorni di vita si possono osservare dei tentativi di afferramento dell'oggetto che capta l'attenzione visiva del bambino: dopo una fissazione prolungata possono comparire dei tentativi di proiezione dell'arto superiore verso l'oggetto. Il gesto è ancora poco modulato, ma sufficientemente direzionato, alcune volte compaiono anche dei tentativi grossolani di correzione.

Anche la connessione tra funzione visiva e funzione uditiva risulta evidente, il bambino precocemente volge lo sguardo verso la fonte sonora e mostra un maggior interesse verso gli stimoli visivo sonori, è in grado inoltre di associare immagini e suoni congruenti.

Nelle osservazioni di Stern il neonato posto di fronte a due immagini proiettate su uno schermo volge lo sguardo verso quella che corrisponde alla colonna sonora che sta ascoltando (predisposizione amodale che permette di associare diverse esperienze sensoriali aventi profili di attivazione simili).

Sempre dalle osservazioni citate da Stern il neonato è in grado di operare delle connessioni tra sensazioni olfattive e visive: se gli vengono posti davanti due succhiotti uguali, guarda in maniera più insistente quello che ha precedentemente succhiato.

Le esperienze visive che il bambino fa nel primo periodo di vita hanno un peso notevole sulla strutturazione della funzione stessa.

Durante i primi mesi di vita il sistema visivo subisce una notevole trasformazione. Avviene una riorganizzazione anatomica delle connessioni all'interno della corteccia visiva in contemporanea alla maturazione della fovea e della via visiva genicolata. Questo sviluppo sembra dipendere in gran parte dalle esperienze visive che il bambino fa nei primi quattro mesi di vita, periodo di grande plasticità del sistema visivo, chiamato *periodo critico* (Von Noorden e Crawford 1979).

---

[16] Stern D (1998) *Le interazioni madre-bambino*. Raffaello Cortina, Milano.

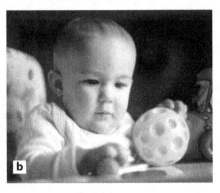

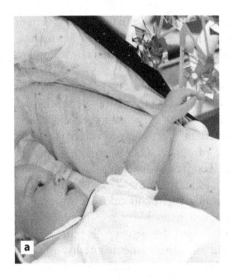

Figura 77 a, b Il bambino guarda gli oggetti più significativi per lui

L'esplorazione visiva: l'inizio della vita cognitiva e di relazione, la scoperta della mano

I movimenti dello sguardo maturano velocemente, verso i tre o quattro mesi di vita risultano meno dipendenti dagli stimoli e più legati a *motivazioni intrinse-che*, a *interessi*.

Il bambino è più curioso, anche in assenza di stimoli di richiamo è in grado di effettuare una ricerca attiva nell'ambiente.

Tramite le esperienze il bambino inizia a cogliere connessioni, per creare dei codici di lettura della realtà esterna.

In questo periodo riesce a mantenere ed inibire la fissazione più facilmente, ad alternare lo sguardo, lanciare saccadici più precisi, mettere a fuoco, iniziare a convergere, a coordinare i movimenti tra gli occhi e il capo.

Il bambino può iniziare, tramite l'uso dello sguardo, a *gestire* i rapporti socia-li. Quando rivolge lo sguardo all'altro manifesta la sua voglia di interagire, quan-do lo distoglie manifesta la volontà d'interrompere o diminuire l'interazione.

Grazie anche al canale visivo, il bambino scopre la sua mano, la guarda spes-so, la succhia (Fig. 78).

Sembra essere invece momentaneamente inibita la connessione tra funzione visi-va e afferramento, la proiezione dell'arto superiore viene meno stimolata dalla visione dell'oggetto, la mano sembra piuttosto calamitata dall'oggetto che la tocca.

Probabilmente la connessione iniziale tra vista e presa seguiva meccanismi sem-plici, ora la mente del bambino si sta sviluppando e i meccanismi per l'interazione di queste due funzioni diventano più complessi e più legati all'intenzionalità.

La curiosità e l'interazione visiva influenzano enormemente anche il con-trollo del capo; ad esempio nella *prova di trazione*, quando si aggancia lo sguar-do del bambino e c'è uno scambio di sguardi e vocalizzi, il capo si allinea o addirittura precede il tronco.

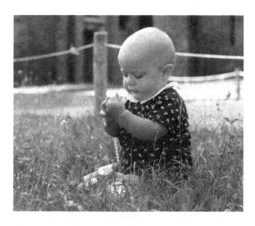

Figura 78 Il bambino si guarda le mani

L'esplorazione visiva e la realtà esterna

Verso i cinque, sei mesi di vita i movimenti oculari coniugati si perfezionano, il bambino raggiunge un'acutezza visiva simile a quella dell'adulto, riesce a mettere in atto strategie di esplorazione più evolute utilizzando movimenti saccadici precisi, inizia la visione stereoscopica che permette la percezione della tridimensionalità.

In questo periodo la vista stimola il bambino ad uscire dal sé corporeo per proiettarsi verso la realtà esterna; essa permette alla mano di passare dal ripiegamento su un sé corporeo *centrato sulla bocca* all'esplorazione dell'oggetto (Fig. 79).

Già dal quarto mese la vista diventa nuovamente un organizzatore dell'*afferramento* volontario, si può osservare come il bambino prima cattura l'oggetto con lo sguardo e poi organizza la presa, che spesso ha lo scopo di portare l'oggetto alla bocca.

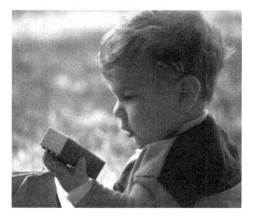

Figura 79 Il bambino esplora un gioco

I primi tentativi di afferramento risultano grossolani ma si affinano abbastanza velocemente. Il ripetersi delle esperienze di *afferramento* permette al bambino di migliorare l'integrazione dei vari sistemi coinvolti, visivo, tattile, motorio.

Il bambino inoltre impara ad utilizzare lo sguardo anche come regolatore dei suoi stati d'animo: ad esempio negli scambi giocosi con gli adulti, quando il suo stato di eccitazione è eccessivo, distoglie per un attimo lo sguardo per ritornare sullo stimolo una volta che lo stato emotivo si è normalizzato.

Tra gli otto-dieci mesi, tramite lo sguardo, inizia anche a condividere gli stati d'animo, contentezza, stupore, tristezza, attenzione reciproca su qualcosa. La funzione visiva risulta, perciò, essere uno strumento estremamente importante per la sintonizzazione affettiva tra madre e bambino.

La sintonizzazione degli affetti permette al bambino di accedere all'intersoggettività, di scoprire di possedere una mente i cui contenuti sono condivisibili (Stern).

L'esplorazione visiva: la scoperta dello spazio, la costanza dell'oggetto

Dal settimo al nono mese il bambino integra sempre meglio vista e manipolazione per esplorare e utilizzare l'oggetto; quando esso gli sfugge, prima lo cerca con gli occhi, poi il desiderio di afferrarlo favorisce i primi tentativi di spostamento.

Lo spazio esplorativo si ampia, l'oggetto che scompare ma che poi ricompare, se gli occhi lo cercano, inizia a creare nel bambino la percezione di persistenza.

Naturalmente il primo oggetto investito di affettività è la madre ed è proprio il suo scomparire e il suo ricomparire che permette al bambino di *mentalizzare* che l'oggetto esiste anche quando non è lì, accanto a lui, immediatamente fruibile.

Questo passaggio è molto importante perché permette al bambino di tollerare di separarsi gradualmente dall'oggetto senza angosciarsi troppo.

Fraiberg ed altri autori, che hanno studiato lo sviluppo del bambino cieco, sottolineano il ruolo centrale che la visione svolge nello sviluppo psicologico del bambino; la vista diventa il principale strumento per la stabilizzazione percettiva della realtà.

È con la vista che il bambino può raccogliere ed integrare informazioni sulle caratteristiche fisiche degli oggetti, che può imparare a conoscere il volto della madre, la costanza dell'oggetto e le prime nozioni di causalità (Fig. 80).

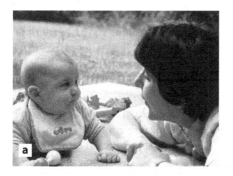
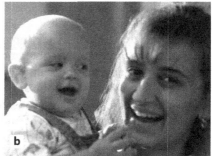

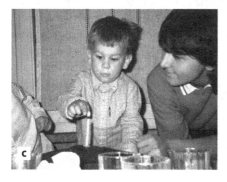

Figura 80 a-c Attraverso la vista esplora lo spazio

L'esplorazione visiva: il movimento, la capacità di separarsi, la comparsa del linguaggio

Dai nove ai quindici mesi la curiosità di esplorare lo spazio prende il sopravvento, il bambino lascia, sempre più spesso, la stabilità posturale per raggiungere l'oggetto che dopo essere stato esplorato, spesso viene lanciato.

Prima di organizzare lo spostamento, il bambino tramite lo sguardo misura la distanza, valuta gli ostacoli, ricerca eventuali appigli.

Quando inizia a muoversi, il gioco attentivo centro-periferia dello sguardo gli permette di mantenere sulla macula l'obbiettivo che deve raggiungere tramite lo spostamento e di controllare con la periferia del campo visivo l'ambiente tridimensionale in cui il suo corpo si muove.

Il bambino ora inizia ad allontanarsi dalla madre, spesso durante lo spostamento ha bisogno di rassicurarsi, usa perciò lo sguardo per ritrovarla velocemente.

L'interazione visiva viene ora supportata dalle prime *paroline*. Dalle osservazioni di Stern e da altri studi recenti, risulta che esiste una correlazione matematica tra interazioni di sguardo madre-bambino e conversazioni verbali degli adulti; questo suggerisce che l'interazione visiva è un precursore sia dell'emergere del linguaggio che dell'attenzione.

Patologie visive e sviluppo

Spesso nei bambini con patologie complesse, sono presenti problemi visivi di vario tipo che ostacolano l'organizzazione delle funzioni.

Questi possono interessare il sistema oculo-motorio: strabismi, nistagmi, difficoltà di fissazione, paralisi dei saccadici, ecc., il sistema visivo periferico: miopia, cataratta, retinopatia del prematuro (Rop), ecc., il sistema visivo centrale: cecità corticale. Ci soffermeremo ad analizzare alcune delle difficoltà che il bambino incontra nel suo sviluppo quando la sua funzione visiva è deficitaria e come il fisioterapista lo può aiutare.

Lo sguardo, come abbiamo visto è uno strumento che il bambino può controllare ed utilizzare molto precocemente per organizzare molteplici funzioni. Quando questo è alterato, ridotto, disorganizzato, lo sviluppo del bambino ne risente, alcune volte in modo molto negativo.

La non integrità del sistema visivo influenza l'organizzazione complessiva di tutte le funzioni motorie. Il fisioterapista perciò, deve essere molto attento a queste problematiche, saperle riconoscere, per rispondere più coerentemente alle esigenze del bambino.

Ad esempio, nel primo periodo di vita di un bambino con paralisi cerebrale infantile osserviamo spesso disturbi dei movimenti dello sguardo: iperfissazione, difficoltà ad usare i saccadici di movimento, difficoltà nella coniugazione degli occhi, difficoltà di inseguimento lento, ecc.

Tutte queste alterazioni incidono fortemente sulla relazione madre-bambino, in quanto impediscono quello scambio di sguardi così necessario, con la difficoltà di utilizzare da parte della madre altri canali comunicativi come quelli tattile e uditivo.

Allo stesso modo rendono imprecisa, confusa, incerta la scoperta e l'esplorazione dello spazio e dell'ambiente che circonda il bambino, alimentandone nel contempo la frustrazione.

Se l'esplorazione dell'ambiente è difficoltosa, anche l'analisi degli oggetti non riuscirà ad essere integrata con la visione, che fornisce informazioni molto importanti per la modulazione dei movimenti esplorativi e percettivi delle mani, così come l'organizzazione degli spostamenti del corpo nello spazio tenderà all'impoverimento e alla riduzione della quantità di movimento.

Rispetto a queste problematiche il fisioterapista si deve porre l'obiettivo di promuovere la comunicazione del bambino, di favorire l'attenzione visiva e la mobilità dello sguardo, di facilitare le esperienze senso motorie per la conoscenza dello spazio e di favorire la conoscenza e la persistenza dell'oggetto.

Il viso è sicuramente uno strumento molto utile per entrare in contatto con il bambino, per attirare la sua attenzione visiva. Parlandogli, toccandolo, portando il viso ad una distanza ottimale per la messa a fuoco, ci si può spostare lentamente in modo da facilitare l'inseguimento sia in orizzontale che in verticale. Il mondo dei giocattoli viene in aiuto perché consente di utilizzare per l'attenzione visiva pupazzi che possiamo illuminare, sonagli con colori contrastanti, oggetti luminescenti, oppure giochi che coinvolgano più canali sensoriali in modo che il bambino impari ad integrare le varie esperienze sfruttando la percezione amodale.

Percezione amodale: Capacità innata del neonato di ricevere l'informazione in una modalità sensoriale e tradurla in qualche modo in un'altra modalità sensoriale (Stern).

Quando si è ottenuta una buona attenzione visiva e un buon coinvolgimento emotivo, si può favorire l'inseguimento spostando lentamente il gioco in varie direzioni, oppure cercando l'arrampicamento dello sguardo mettendo più giochi in successione ad una distanza massima di 15°. Per evocare i movimenti saccadici, mentre il bambino sta fissando, si può cercare di attirare la sua attenzione su un oggetto facendolo comparire nel suo campo visivo periferico, verbalizzando sempre ciò che sta succedendo.

Contemporaneamente è importante che la mamma capisca quanto il disturbo visivo possa alterare il codice comunicativo e come sia importante l'uso di altri canali sensoriali come il tatto e la voce.

Movimenti oculari

Per conoscere ed esplorare gli occhi devono muoversi, sono perciò dotati di muscoli estrinseci oculomotori che permettono la mobilità dello sguardo.

I muscoli oculomotori sono sei: il retto esterno, il retto interno che muovono l'occhio rispettivamente all'esterno e l'interno, il retto superiore che porta il bulbo verso l'alto e l'interno, il retto inferiore verso il basso e l'interno, il grande obliquo che fa ruotare l'occhio verso il basso e l'esterno, il piccolo obliquo verso l'alto e l'esterno.

È importante conoscere il lavoro di questi muscoli per valutare gli strabismi.

I movimenti dello sguardo per l'esplorazione possono essere così suddivisi:

– *la fissazione* o capacità di piazzare e mantenere la fovea su un oggetto. La fovea, la parte infossata della macula, è il punto specializzato per la visione distinta e nitida, dove è possibile un visus di 10/10.

– *L'inseguimento* o capacità di mantenere la fovea su un oggetto che si sposta lentamente nel campo visivo sia in senso orizzontale sia in senso verticale.

– *I saccadici* o movimenti veloci, servono per cambiare fissazione da un obiettivo ad un altro; permettono di esplorare l'ambiente e di spostare lo sguardo su un oggetto che compare alla periferia del campo visivo. I movimenti saccadici possono anche essere evocati da uno stimolo improvviso che compare alla periferia del campo visivo: *movimenti saccadici d'attrazione*. Per lanciare un saccadico il soggetto deve inibire la fissazione, lo spostamento dello sguardo viene poi determinato dalla misura dell'errore retinico (distanza angolare tra l'oggetto che si sta fissando e quello che si vuole fissare).

– *L'arrampicamento* o capacità di spostare lo sguardo con scatti regolari, senza perdere la fissazione, da un oggetto all'altro, lungo una sequenza di oggetti posti ad una distanza angolare tra di loro uguale o minore di 15°.

– *La convergenza* o movimento che regola la posizione degli occhi quando l'oggetto si avvicina o si allontana da essi.

Il riflesso vestibolo oculare (VOR) ha la specifica funzione di stabilizzare la fovea. Esso compensa in maniera automatica le rotazioni del capo attraverso la rotazione degli occhi in direzione opposta, durante le perturbazioni posturali, respiratorie e locomotorie, allo scopo di mantenere stabile l'immagine del mondo esterno sulla retina. Questo meccanismo deve essere necessariamente inibito quando si spostano il capo e gli occhi per mettere a fuoco un oggetto nel campo periferico, dopodiché deve essere liberato e modulato dalla informazione visiva per permettere la stabilizzazione della fovea. Nel neonato questo riflesso non è ancora ben integrato e movimenti bruschi del capo provocano la deviazione dello sguardo nella direzione opposta.

Il nistagmo ottocinetico è una risposta oculare riflessa per stabilizzare le immagini sulla retina quando queste scorrono velocemente davanti ai nostri occhi, ad esempio quando guardiamo il paesaggio mentre il treno corre; esso è caratterizzato da una serie di movimenti lenti d'inseguimento e da una componente rapida di ritorno con le caratteristiche del movimento saccadico. Il nistagmo ottocinetico è evocabile in maniera binoculare fin dalla nascita e può essere utilizzato come strumento tecnico per verificare l'integrità del sistema fissazione-inseguimento (posteriore occipitale) e il sistema saccadico (anteriore frontale).

Riflesso fotomotore diretto o primitivo
Nel neonato e nel lattante si proietta un fascio di luce direttamente sull'occhio e si osserva quindi la contrazione pupillare. Il riflesso è presente fin dalla nascita, ma la risposta in miosi non è così duratura come nei bambini più grandi e negli adulti. Se il neonato è immaturo e la luce poco intensa la reazione può essere torbida.

Riflesso di convergenza
Si invita il soggetto a fissare il dito dell'esaminatore posto a distanza di qualche centimetro dal dorso del naso e si ottiene convergenza dei bulbi oculari, contrazione delle pupille (miosi) e accomodazione. Nel lattante la risposta riflessa è data dalle palpebre che si aprono allargando l'occhio, mentre la contrazione pupillare si può osservare dopo un certo periodo di tempo.

Riflesso di rifissazione (o di attrazione)
Avviene quando uno stimolo di intensità sufficiente compare improvvisamente nel campo visivo del soggetto, richiamandone l'attenzione visiva, prima centrata lontano. L'oggetto luminoso deve comparire alla periferia del campo visivo: il riflesso tende a collocare l'immagine periferica sulla macula spostando i bulbi oculari.

Reazione visiva di avoiding
Secondo G. Sabbadini avviene quando un qualsiasi stimolo esterno determini automaticamente una risposta senza che lo stimolo stesso venga "integrato", riconosciuto e valutato per cui la risposta degli occhi e del capo è molto elementare e finalizzata solo ad evitare lo stimolo e ad allontanarsi da esso.

Può essere indicata in italiano come reazione di repulsione o come reazione di evitamento.

Riflesso degli occhi di bambola
Ruotando passivamente da un lato il capo di un neonato coricato sul dorso e sveglio, si ottiene la deviazione dei globi oculari in senso opposto. Il riflesso non si esaurisce purché i movimenti del capo siano regolari e ritmici. Il fenomeno sembra dovuto all'incapacità del bambino di fissare le immagini e scomparirebbe al comparire della capacità di fissazione.

Il riflesso è già presente alla nascita e scomparirebbe secondo vari autori verso il 10°-12° giorno di vita.

Segno del sole calante
È presente nei bambini sani nelle prime settimane di vita, specie nei cambiamenti di posizione o quando si spegne la luce. Il segno è caratterizzato da due componenti: deviazione verso il basso dei bulbi oculari e retrazione delle palpebre superiori. L'iride viene in parte ricoperta dalla palpebra inferiore e la sclerotica diviene visibile al di sopra dell'iride.

Se è molto evidente e presente in bambini più grandi è indice altamente significativo di ipertensione endocranica.

Riflesso ottico di difesa di Paiper
Bambino in decubito supino, sveglio ad occhi aperti. L'esaminatore avvicina bruscamente la propria mano al viso del bambino, stando attento di fermarsi a 30 cm dal viso per non provocare il riflesso ciliare. All'avvicinarsi della mano dell'esaminatore si ha la chiusura delle palpebre. Non si provoca nel neonato, mentre è costante al 12° mese.

Per saperne di più

Bianchi PE, Fazzi E (1999) Attualità in neuroftalmologia dell'età evolutiva. (a cura di) Franco Angeli, Milano
Sabbadini G, Bianchi PE, Fazzi E, Sabbadini M (2000) Manuale di neuroftalmologia dell'età evolutiva. Franco Angeli, Milano
Stern DN (1998) Le interazioni madre-bambino. Raffaello Cortina, Milano

CAPITOLO 14
La relazione costruisce l'identità

PIER GIUSEPPINA FAGANDINI

L'avventura di crescere: l'esperienza di sé e la costruzione dell'identità nella relazione

I primi anni di vita del bambino sono un periodo estremamente importante.

Oggi siamo consapevoli che i bambini hanno altre esigenze oltre a quelle fisiche primarie (calore, cibo, igiene, sonno, ecc.). I neonati sono sempre stati cullati, coccolati, hanno sempre ricevuto coccole, amore e protezione; ma è passato molto tempo prima che anche questi aspetti fossero considerati assolutamente indispensabili per un sano sviluppo.

Ora sappiamo che, nel primo anno di vita, allo stesso modo in cui il corpo del bambino non può crescere senza un'alimentazione adeguata e un minimo di igiene, così la sua mente (intesa come emozioni, pensiero, crescita mentale ed emotiva) non può svilupparsi se il bambino non riceve amore e attenzione in misura sufficiente.

Un bambino per esistere, crescere, vivere, deve non solo essere accudito fisicamente, ma deve essere *pensato*; occorre che gli adulti che si occupano di lui abbiano uno *spazio* nella loro mente per pensarlo, desiderarlo, amarlo, fantasticare il suo futuro, provare emozioni (felici e difficili) su di lui e per lui.

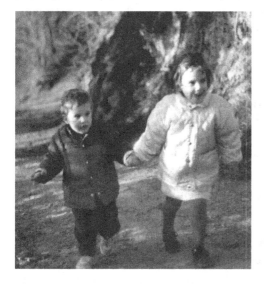

Figura 81 L'avventura del crescere

In questo capitolo si cerca di analizzare lo sviluppo del bambino dal punto di vista delle emozioni e del pensiero e il corrispondente sviluppo della sua fondamentale capacità di entrare in rapporto con gli altri. I genitori tendono istintivamente a percepire i propri figli come creature affascinanti, in grado di suscitare un atteggiamento protettivo, sentimenti di stupore, amore, a volte ansia, preoccupazione.

Questo capitolo vorrebbe fornire un sostegno *teorico* al naturale e indispensabile bisogno di capire i bambini. L'esigenza di comprendere non è solo degli adulti, ma anche i bambini hanno un profondo bisogno di essere capiti. Hanno bisogno che l'adulto recepisca i loro messaggi, che li aiuti a dare un senso ed un significato a ciò che succede nel mondo circostante.

La relazione tra i genitori e il bambino, tra l'adulto (educatore, fisioterapista, medico, ecc.) e il bambino *è un rapporto reciproco* e il bambino vi partecipa fin dai primi istanti (anche nel periodo fetale) provocando sentimenti nell'adulto e stimolando la sua risposta. Si tratta sempre di uno scambio a due direzioni. Mentre l'adulto sta cercando di capire il bambino, il bambino sta cercando di capire l'adulto.

Soprattutto nel primo anno di vita avvengono enormi cambiamenti nello sviluppo del bambino; nella nostra vita non ci svilupperemo mai più altrettanto rapidamente. Il piccolo essere vulnerabile che emerge dal corpo della madre diventa il bambino che, a un anno, è ben avviato verso l'acquisizione del linguaggio e l'autonomia del movimento, è già una *persona* definita. Partendo dalla nascita fisica (gravidanza e parto) il bambino completa gradualmente nei suoi primi tre anni la *nascita psicologica*, la costruzione della sua identità unica e definita che continuerà poi ad evolvere per tutta la vita.

Poiché ogni bambino è unico nella sua specificità, così come ogni relazione adulto – bambino, non possiamo certo dare indicazioni valide per ogni situazione, ma solo fornire spunti di riflessione.

Per capire l'unicità di ogni bambino a volte occorrerebbe pensare a noi stessi, alle nostre esperienze di vita infantile, alle nostre capacità o difficoltà come adulti.

Perché per esempio un certo comportamento di un bambino ci sconvolge, mentre un altro ci trova del tutto disponibili?

La conoscenza emotiva di un figlio o di un bambino con cui lavoriamo, può essere un'importante occasione di più profonda conoscenza di noi stessi.

Il processo d'identificazione: mondo esterno e mondo interno

Chi sono dunque io? Ditemi questo prima di tutto (da "Alice" di L. Carrol)

Il lungo viaggio dell'identità del bambino e dell'adulto

Il bambino nasce una prima volta. Poi è come se continuasse a nascere attraverso una fatica lunga e laboriosa per darsi un'identità, che non è mai completamente definita, ma continua a modificarsi nell'infanzia, nella latenza, nell'adolescenza, nell'età adulta, fino alla morte.

Per darsi il viso, il corpo, il gesto, l'azione, la parola, il pensiero, l'emozione, l'immaginazione, la fantasia, in breve quel sentimento dell'essere, della rappresentazione dell'Io, del Sé, che sono assolutamente necessari alla persona umana per distinguersi dagli altri individui e dalle cose, il bambino estrae, dal rapporto con il proprio corpo e dalle continue interazioni con l'ambiente, gran parte dei materiali costruttivi della sua identità personale, per riconoscersi ed essere riconosciuto, riconoscersi negli altri e negli altri ritrovare parti di sé.

Questa operazione è molto complessa e delicata perché la rete delle interazioni cognitive, affettive e sociali che i bambini vivono è di mutevole natura e incorpora sempre i segni e le contraddizioni del costume sociale, delle culture, dei media, dei *modelli* che filtrano attraverso le esperienze familiari, educative, scolastiche, sociali e che di fatto accreditano e spesso impongono al bambino immagini, risorse, valori tra di loro difformi.

È la capacità di autorappresentazione che, gradualmente, definisce un confine tra due mondi: il mondo esterno e il mondo interno della persona.

Il mondo interno, anche se apparentemente invisibile, è altrettanto vasto e popolato del mondo esterno, è strutturato secondo modalità spaziali e temporali diverse, è lontano ma sempre presente, è la storia e insieme il futuro di quella persona. Vorremmo solo accennare questi concetti generali per sottolineare che il processo di crescita e di apprendimento si situa all'interno del processo di costruzione dell'identità, che apprendimento e relazione si intrecciano continuamente, che pensiero e affettività sono interdipendenti, che in gioco, in questo processo di cambiamento continuo, non c'è solo il bambino ma anche l'adulto. Tutto questo è evidente ed esplosivo nella prima infanzia, ma continua a succedere anche nelle età successive.

Il modello interno si sviluppa a partire dalla vita fetale, dal modo in cui il neonato vive il suo rapporto con il corpo materno, con il seno materno e da come vive l'esperienza dell'allattamento, dell'essere cullato, coccolato, lavato, addormentato, ecc. Il mondo interno del bambino si struttura quindi a partire dalle prime esperienze corporee legate al rapporto con la madre o la persona che si occupa prevalentemente di lui, all'alimentazione e le prime cure. Il modo in cui sono vissute queste prime esperienze, con piacere o con angoscia e persecuzione *segna e colora* il mondo interno del bambino. L'individuo sviluppa in tal modo una sorta di *filtro percettivo* che costituisce successivamente il filtro che media il suo rapporto con il mondo esterno.

In questa prospettiva la realtà non è conoscibile come oggetto a sé stante, ma solo e sempre attraverso la mediazione interna. La scoperta del mondo esterno e l'apprendimento quindi sono possibili solo come fatto non esclusivamente intellettuale né esclusivamente dipendente dalle strutture neurologiche, ma in quanto dipendente anche dallo sviluppo presente, o mancante o incompleto delle emozioni, cioè delle vicissitudini emotive che determinano la qualità e il tipo di incontro con gli oggetti del mondo.

Il bambino che cresce e conosce entra in contatto con un qualsiasi oggetto del mondo esterno, ma la percezione e la seguente introiezione nella mente di questo oggetto o esperienza sono mediate dal suo mondo interno, cioè dalle sue emozioni, dai suoi affetti, dalle sue fantasie. Il corpo è, in questo senso, anche un oggetto esterno che il bambino deve scoprire, sentire e fare proprio.

Quindi la conoscenza, l'apprendimento autentico nasce solo nell'esperienza. L'apprendimento è un'esperienza emotiva, che avviene all'interno di una relazione affettiva.

In questo lungo processo di conoscenza, in cui mondo esterno e mondo interno s'intrecciano, l'obiettivo per l'Io maturo è saper distinguere tra ciò che è reale, riconoscibile collettivamente e condivisibile nel mondo esterno e ciò che è proiettato su di esso dal nostro mondo interno, fantasie, sogni, paure, desideri.

L'insegnamento e l'apprendimento poi dei codici simbolici (disegno, scrittura, matematica) utilizzati nella nostra cultura per riconoscere il reale, rappresenta un percorso fondamentale di questo processo di costruzione dell'Io maturo e dell'identità personale, culturale e sociale del bambino.

Attraverso la conoscenza del linguaggio verbale prima e del linguaggio scritto e matematico poi, il bambino impara a riconoscere, dare un significato e un ordine, non solo al mondo esterno, ma anche al proprio mondo interno. Il pensiero, utilizzando questi nuovi strumenti, può dare un nome e quindi un significato almeno a una parte dei sentimenti, affetti, fantasie, buoni e cattivi, che popolano il mondo interno e, gradualmente, realizzare una integrazione nella mente delle sue varie parti, in particolare di quelle problematiche, dolorose o *cattive*.

La crescita e lo sviluppo della mente e dell'identità sono possibili solo all'interno di una relazione

Il processo educativo è un'interazione tra menti che s'influenzano reciprocamente.

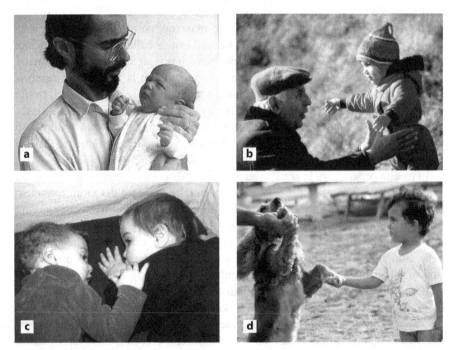

Figura 82 a-d La crescita avviene nella relazione

L'educazione e l'insegnamento sono una *relazione* in cui i due poli giocano un'influenza reciproca.

Ritornando alla relazione madre-bambino come prototipo delle successive relazioni comprese quelle educative, possiamo osservare che la madre sufficientemente buona (Winnicott, 1993) è quella capace di contenere l'angoscia del bambino, di essere per lui supporto mentale nel momento in cui cresce, cioè attraversa le sue vicissitudini emotive. Una madre, un adulto, in grado di fare questo, accoglie l'emozione troppo forte del bambino, la contiene e restituisce al bambino una risposta bonificata dall'angoscia, un'emozione che ha un significato, che si può capire e quindi tollerare e fare propria ed interiorizzare. L'adulto fornisce l'esempio di una mente che pensa e favorisce la conseguente speranza e fiducia del bambino nei suoi confronti, quindi la possibilità di dipendere da chi lo educa, la possibilità di aver bisogno di chi lo può aiutare.

La possibilità che abbiamo di pensare, l'attivazione di una funzione cognitiva nella nostra mente dipende dunque anche dall'aver potuto incontrare una relazione in cui l'altro è stato in grado di contenerci e di aiutarci a mettere dentro di noi una mente che pensa, la capacità di aspettare, di rinviare la soddisfazione immediata dei nostri bisogni.

Winnicott sostiene che il neonato ha bisogno di essere tenuto, contenuto fisicamente e mentalmente dalla madre; l'attività educativa e formativa e/o riabilitativa deve svolgere una funzione simile all'*holding* materna, cioè deve costituire uno spazio fisico e mentale in cui il bambino si può muovere per esprimere le sue emozioni positive e difficili e rielaborarle attraverso la funzione di contenimento che ne farà l'adulto (genitore, educatore, riabilitatore).

L'attività educativa è tale quando insieme alla crescita del bambino c'è una contemporanea crescita dell'adulto. Così come un'attività di apprendimento per il bambino implica sempre il confronto con il nuovo e con ciò che è sconosciuto, anche l'attività dell'adulto genitore, educatore, insegnante, si deve confrontare con il nuovo e lo sconosciuto, che è rappresentato dal bambino sempre non completamente conoscibile e come tale è un'esperienza anche ansiogena e frustrante quando è davvero incisiva e innovativa e promuove l'apprendimento dall'esperienza.

La relazione con i bambini non è solo un fatto cognitivo, ma un fatto emozionale che rimanda a elementi primari, a stati infantili della mente; la funzione dell'adulto è di ascoltare, riconoscere, accogliere e raccogliere questi elementi, in modo da renderli visibili e vivibili, permettendo al soggetto di riconoscerli e quindi non solo di apprendere qualcosa, ma anche di apprendere riguardo al proprio particolare modo di apprendere.

Nell'incontro tra adulto e bambino c'è un flusso di sentimenti ed emozioni che comprende anche sentimenti difficili come l'ambiguità, la sfiducia, l'aggressività, il bisogno di controllo, la paura, la rabbia, l'amore e l'odio.

Proprio perché la relazione educativa è affettivamente molto intensa e anche inevitabilmente ambivalente (contraddittoria), è un continuo movimento di attaccamenti e separazioni, di bisogno di dare e ricevere protezione e insieme di bisogno di essere e far diventare autonomi e indipendenti, di contenere, riparare e insieme di far crescere.

Nella società contemporanea occidentale, molti adulti, soprattutto i genitori, sembrano aver sempre più paura ad aiutare i propri figli a crescere; forse si sentono inadeguati. Il venir meno della certezza delle regole e dei valori ha prodotto confusione ed incertezza, il tempo per stare insieme è sempre minore, la delega alla scuola, agli esperti delle varie discipline è sempre più diffusa. I bambini rischiano di ritrovarsi sempre più soli di fronte a richieste sociali di competenze, di prestazioni sempre maggiori e complesse. Abbiamo invece visto quanto è importante la funzione adulta per aiutare il bambino a crescere, per farlo diventare consapevole delle proprie potenzialità e per sperimentarle; un adulto che non comprime, che non opprime e non protegge troppo, un adulto che è presente e pensa al bambino mentre il bambino sperimenta, scopre, rischia, sbaglia, soffre ed è felice, può accompagnarlo nell'avventura della sua crescita.

L'altra fondamentale necessità e risorsa per la crescita è la relazione con gli altri bambini, fratelli, amici, compagni di nido, scuola. È fondamentale per il confronto – incontro con altre identità in formazione, per specchiarsi, condividere e insieme differenziarsi, conoscere le proprie differenze, valorizzare le diversità e rassicurarsi con la continuità e la complicità.

Un bambino non può crescere solo.

L'inizio: la gravidanza e la nascita

Sempre la nascita di un bambino non conduce all'originario ma al reale inconoscibile (Ansermet)

Quando nasce un bambino cade l'illusione di scoprire il bambino che abbiamo immaginato durante la gravidanza, il bambino *ideale*; alla nascita i genitori incontrano sempre una persona sconosciuta. In questo incontro facciamo un'esperienza privilegiata di libertà, ci rapportiamo, noi adulti e il neonato, con un orizzonte sconfinato di possibilità.

Questa è la bellezza, ma anche la prima potenziale fragilità di una relazione nascente, che ha dunque bisogno di confini e di limiti per assestarsi. Il corpo rappresenta il primo e fondamentale confine.

Durante la gravidanza, attraverso il cambiamento del proprio corpo e del corpo del bambino, la madre si abitua pian piano all'idea che avrà un figlio, mentre il figlio si prepara gradatamente alla vita esterna. Proprio attraverso il contatto tra il proprio corpo e quello materno, il bambino comincia a percepire sensazioni che costituiscono le prime tracce della sua mente in formazione, tracce sensoriali, che poi diventeranno percezioni sempre più consapevoli e poi tracce mnestiche.

È dimostrato che il feto, durante le varie fasi della gravidanza percepisce gradualmente in modo sempre più consapevole ciò che succede nel corpo della madre e fuori di lei. Le ricerche in questo campo hanno dimostrato per esempio, che i bambini nelle ultime settimane di gestazione, reagiscono alla musica e sono in grado di sentire la voce della madre, del padre o dei fratellini.

I neonati spesso si rivolgono verso la madre quando ne sentono la voce, come se la riconoscessero fra le altre. Nell'utero materno quindi, il bambino si forma non solo fisicamente, ma comincia a formarsi anche emotivamente e mentalmente.

La nascita rappresenta, per i corpi e le menti di madre e bambino e indirettamente del padre un'esperienza fortissima. Il neonato deve abbandonare per sempre l'utero e un'esistenza caratterizzata dall'intima unione con l'organismo materno; perde la sensazione di essere racchiuso entro uno spazio protetto dove tutti i suoi bisogni vengono soddisfatti senza che vi siano sensazioni di mancanza, di separazione, di lontananza. Il feto non sa cosa significhi essere una persona separata, come del resto non conosce la fame, il freddo, la mancanza di sostegno o l'essere solo. Con il parto il neonato viene catapultato all'esterno, in un mondo sconosciuto che ha solo in parte udito fino a quel momento.

La nuova mamma e il neonato hanno bisogno di un certo tempo per trovare il proprio equilibrio.

Anche in questo caso il contatto ritrovato dei corpi della madre e del bambino è fondamentale; attaccare precocemente il neonato al seno, permettere alla madre di tenere il proprio bimbo appena nato sul proprio corpo, permette il riconoscersi fisicamente ed emotivamente, favorisce l'attaccamento. Il termine *bonding* indica l'importante legame che si crea tra madre e figlio. Il futuro sviluppo del bambino può essere fortemente condizionato dal fatto che, nei primi mesi di vita, possa ricevere continue ed amorevoli cure da una persona privilegiata, la madre o un'altra persona, ma che abbia un forte legame affettivo con il bimbo.

È importante sottolineare che, già alla nascita, si individuano comportamenti e attitudini diverse tra i vari neonati; ogni bambino nasce diverso e in parte definito nelle propria specificità e si plasma in modo diverso già durante la gravidanza, la nascita e nei primi mesi di vita in base anche alle esperienze vissute. Anche la capacità dei neonati di far fronte alle avversità varia dall'uno all'altro in base sia alle caratteristiche personali che alle caratteristiche dell'ambiente che li ha accolti. È molto importante, per l'equilibrio emotivo di madre e neonato, che la madre non sia lasciata sola, che il padre o qualcuno di fiducia della madre, sia pronto ad aiutarla quando lei lo richiede.

Tutte le culture ritengono fondamentale proteggere madre e neonato nei primi mesi di vita del bambino. La nostra società, dopo una fase in cui si ritenevano importanti solo l'igiene, l'alimentazione, il controllo sanitario, le cure mediche, sta ora riscoprendo l'importanza dei fattori emotivi, affettivi e il significato affettivo del linguaggio del corpo: l'allattamento al seno, il massaggio, le coccole, il contatto fisico.

I bisogni essenziali nei primi mesi: la costruzione della mente attraverso il corpo

Nei primi mesi di vita, il neonato ha paura di cadere e ha bisogno della sicurezza trasmessa dall'essere tenuti dolcemente in braccio. All'interno del grembo materno, le pareti dell'utero lo sostenevano e lo circondavano da ogni lato. Ora che si trova all'esterno ha bisogno di sentire il proprio corpo delimitato e definito dal contatto con un'altra persona. È dall'esperienza di essere tenuto in braccio dalla madre e di sentirsi offrire il seno o il biberon, di incontrare gli occhi e il viso della madre che il bambino inizia la scoperta del corpo della madre e del proprio corpo come separati; in questo modo si costruisce gradualmente la percezione di Sé come entità, corpo e poi individuo separato dall'altro da Sé (madre, padre, fratelli... mondo esterno).

Il sostegno fisico può e deve diventare sostegno mentale.

D. Winnicott, eminente pediatra inglese e psicoanalista infantile, ha parlato a questo proposito di preoccupazione materna primaria, intendendo riferirsi allo stato mentale in cui la madre si trova di solito durante le prime settimane di vita del figlio. La sua mente gli è costantemente rivolta. Il neonato ha bisogno che si pensi a lui; la madre deve pensare in vece sua fino a quando egli sarà in grado di farlo da solo. Un neonato che piange trasmette la sua sofferenza confusa e ha bisogno di qualcuno che accolga e comprenda il suo messaggio. Il pianto di un bambino richiede che l'adulto sia emotivamente e mentalmente preparato a comprenderne il significato.

Nel neonato corpo e mente sono strettamente uniti: l'eliminazione di un disagio o di un dolore fisico, significa immediatamente sollievo psichico per il bambino. Quindi anche la pulizia del suo corpo, il cambio, il bagno hanno un'importanza fondamentale.

Nutrirsi è l'esperienza centrale della vita del neonato perché è la prima, fondamentale attività del prendere. È su questa che poi si baseranno tutte le altre varianti dell'azione di afferrare, accettare, assorbire fisicamente e mentalmente. Con il latte i bambini ricevono molto di più che il semplice cibo: ricevono amore e contatto e ciò consente loro di crescere sia fisicamente che mentalmente. Se si pensa a quanto sia fondamentale il cibo per il mantenimento della vita dal punto di vista fisico, si può anche capire come l'intera esperienza del nutrire sia vitale dal punto di vista psicologico.

Nel complesso i primi mesi sono come un viaggio esplorativo faticoso ed eccitante, per il neonato e per i genitori. Il bambino impara a scoprire il mondo esterno: le voci, gli sguardi, le sensazioni tattili, gli odori, il mondo del latte e del contatto mentale. Comincia anche a scoprire sé stesso, il proprio corpo con i propri bisogni e il proprio mondo interiore, fatto di sensazioni ed emozioni, che gradualmente individua come appartenenti a Sé. Infine scopre il modo in cui questo suo mondo interno entra in contatto con il mondo esterno, rappresentato dagli altri e comincia a comunicare non solo con il pianto, ma anche con il sorriso, il porgere le mani, cercando di prendere, sostenere, volgere il capo per indirizzare meglio lo sguardo, sollevarsi, girarsi ecc. Il movimento del corpo diventa uno strumento di comunicazione importantissimo.

Il cammino verso l'indipendenza

Il movimento è una delle componenti fondamentali non solo del mondo esterno del bambino, ma anche del suo mondo interno. Attraverso il movimento nel bambino si esprime l'impulso a vivere, il piacere, l'impulso di vita.

Il movimento cioè è una via dominante dell'espressione del piacere e della fantasia, un veicolo per i desideri, quali il mettere in bocca, il toccare, il prendere, il muoversi, il giocare ed anche del dispiacere.

Attraverso il movimento il bambino piccolo esprime i sentimenti *difficili*, la paura, l'angoscia, la rabbia; il movimento è cioè anche uno strumento di difesa, quando serve per piangere, agitarsi, cambiare posizione buttare fuori la rabbia e la paura attraverso i calci, spingere via le cose pericolose o che fanno male.

Il movimento è pure un mezzo fondamentale per esprimere la vicinanza e la lontananza, cioè lo sviluppo della individuazione, percezione e consapevolezza di Sé e della separazione: l'altro diverso da me, che esiste fuori di me.

Il movimento con le sue componenti di stato o moto, uso reale o uso fantasmatico (fantasie, sogni, immaginazione), sensazioni di piacere – dispiacere, mezzo per organizzare adattamenti o difese, costituisce uno degli strumenti fondamentali per l'organizzazione del Sé.

Il movimento permette l'introiezione di esperienze di piacere – dispiacere, autonomia – dipendenza, relazioni di attaccamento – separazione.

Tutto questo diventa particolarmente evidente dalla seconda metà del primo anno di vita.

In questa seconda parte si verificano cambiamenti fondamentali.

Il bambino sta seduto da solo, rotola, striscia, gattona, comincia ad allontanarsi dai genitori, infine cammina. Viene svezzato, deve gradualmente abbandonare l'allattamento al seno e accettare di essere nutrito non solo dal corpo della madre, ma con alimenti esterni. Gradualmente il bambino giunge ad avere e ad essere consapevole di avere un'esistenza separata da quella dei genitori.

È importante il movimento non solo del bambino, ma anche degli altri; la mamma e il papà appaiono e scompaiono, poi ritornano. Il bambino capisce che possono scomparire alla sua vista, ma poi ritornare, che continuano ad esistere nella sua mente anche se sono lontano da lui. Il mondo interno del bambino sviluppa sempre più il pensiero proprio attraverso la consapevolezza dei cambiamenti del mondo attorno a lui.

Essere in grado di muoversi per conto proprio e a proprio piacimento significa molto per il bambino in termini di sensazione di indipendenza, di esistere come individuo autonomo. Lo spostamento può essere finalizzato a cercare la madre, o ritornare a lei, allontanarsi da qualcosa di spiacevole o avvicinarsi a qualcosa di attraente.

Lo sviluppo è un continuo susseguirsi di cambiamenti, perdite, rinunce e nuove conquiste. La sensazione di andare avanti, progredire suscita sempre emozioni contrastanti. Il bambino si sente spinto a dirigersi verso nuove esperienze, ma allo stesso tempo un impulso contrario lo può frenare perché insicuro del cambiamento, timoroso di perdere ciò che ama e che conosce.

Anche la madre prova sentimenti ambivalenti: desidera che il figlio cresca e insieme soffre nel perdere l'attaccamento totale dei primi mesi. La separazione dello svezzamento, del cammino, della crescita rappresentano un'importante evoluzione, ma anche un cambiamento che fa soffrire, una perdita.

Però la sensazione di forza e potenza che il bambino prova nel sentirsi autonomo, proprio attraverso il movimento, sostiene la spinta a crescere e trasmette anche ai genitori la spinta vitale, l'orgoglio del figlio che *diventa grande*, altro da loro, una persona indipendente e totalmente nuova.

Da uno a tre anni. Camminare e parlare: una differente visione del mondo

Il mondo diventa un luogo del tutto diverso quando si è in grado di muoversi secondo la propria volontà. L'impulso naturale a esplorare, limitato in precedenza al proprio corpo e a quello della madre o agli oggetti che gli venivano offerti, può ora essere diretto verso obiettivi più ampi.

Una volta assunta la posizione eretta, l'orizzonte visivo del bambino cambia e le sue mani sono libere di fare altre cose.

In molti casi il bambino esprime uno *scoppio* di autoaffermazione ai limiti della onnipotenza. In piedi sulle proprie gambe ha una più chiara identificazione con l'adulto e comincia a controllare i propri spostamenti e a sopportare l'idea di restare più a lungo separato dalla madre. I segni esterni attraverso i quali manifesta la sua crescente indipendenza sono accompagnati da una sensazione interiore di maggiore sicurezza di sé.

Paradossalmente però, gradualmente, il senso di maggior *separatezza* che il bambino prova nei confronti della madre, fa nascere in lui numerose ansie. Sebbene si senta e sia realmente meno indifeso, la crescente consapevolezza gli consente di rendersi conto che vi sono molte cose che non può fare ma che, a differenza di quanto pensava, il mondo non è affatto suo. L'onnipotenza cade e il bambino è costretto a constatare che in realtà è piccolo e vulnerabile. Ciò gli fa temere che i genitori possano perderlo o abbandonarlo. Un tipico gioco di quest'età è il farsi rincorrere e riprendere; il bambino si rassicura così dell'accettazione, protezione e disponibilità dell'adulto di fronte alle sue prime incerte manifestazioni di libertà.

Da uno a due, tre anni è quindi quasi costante un'altalena emotiva fra indipendenza e attaccamento.

Fin dalla gravidanza è istintivo nelle madri parlare al proprio figlio, non solo perché questo è un modo naturale di esprimersi per gli adulti, ma anche perché la voce può colmare una distanza. Anche quando non lo tiene in braccio, la sua voce dà al bambino la sensazione di essere contenuto.

Durante il primo anno il figlio continua a comunicare con la madre sempre tramite i sensi, ma in modo diverso. Il pianto, lo sguardo, il sorriso, le vocalizzazioni preparano il linguaggio.

Verso la fine del primo anno, quando il bambino comincia a strutturarsi come persona a sé stante, lentamente emergono suoni più complessi che, simili a parole, cercano di imitare quelle pronunciate dalla madre e dagli altri adulti e bambini. Questa capacità è originata direttamente dall'esigenza naturale di stabilire un contatto, ma anche dall'esperienza di ascoltare la madre che parla. Ascoltare le parole dell'adulto e degli altri bambini aiuta il bambino ad abituarsi ai suoni e alle parole, alla tonalità e alle cadenze, ai significati. Essere ascoltato è uno dei fattori fondamentali che contribuiscono al processo di imparare a esprimersi verbalmente.

Alla crescente conoscenza ed uso del linguaggio si accompagna una maggiore capacità di pensiero: il *linguaggio mentale*. Aumentano sia la spinta a comunicare che lo sforzo di capire.

Il bambino comincia a scoprire che il linguaggio è uno strumento importantissimo di conoscenza e quindi di *controllo* del mondo esterno (gli altri) e anche del proprio mondo interno (il suo pensiero). La sua identità fisica viene così rafforzata da un'identità interiore sempre più definita che comincia ad esprimersi attraverso le *parole chiave*: NO, MIO e successivamente IO.

Le parole e i pensieri poi sono fondamentali per tollerare la separazione e l'assenza degli *altri* importanti; quando la mamma o il papà non ci sono, si possono chiamare, cercare, pensare e aspettare. È la nascita della mente.

Il lavoro del bambino: il gioco

Il gioco è un'attività naturale, ma anche molto misteriosa, che il bambino ripete continuamente (Freud)

Accenniamo al gioco per sottolineare che costituisce l'attività più seria e impegnata a cui il bambino si dedica nel corso della sua infanzia; consente di esprimere emozioni, vissuti, sentimenti e soprattutto rielaborare esperienze che, con le parole, non sempre sarebbe in grado di far affiorare. Il bambino ricorre al gioco per riuscire a capire il mondo, per imitare gli adulti e gli altri bambini, per padroneggiare la realtà.

Il gioco è uno strumento fondamentale di sviluppo, sia dal punto di vista cognitivo che affettivo. Il gioco rappresenta un momento fondamentale nel lun-

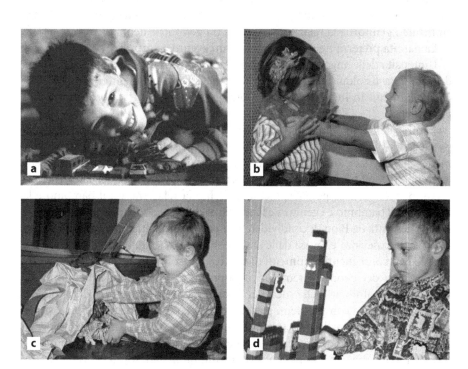

Figura 83 a-d Il gioco fantastico

go processo che porta gli esseri viventi dalla loro condizione di totale dipendenza dai bisogni biologici e dalla realtà concreta verso la conquista di una dimensione psichica, di un relativo grado di libertà personale e possibilità di creatività autonoma. Giocare significa provare piacere, divertirsi, fantasticare e quindi usare le fantasie per capire e cambiare la realtà.

Osservando e partecipando al gioco dei bambini è possibile ricavare elementi per riuscire a comprenderli meglio.

Quando qualcosa non va: la nascita prematura o patologica

La morte e la nascita non sono pensabili, rappresentabili attraverso i "normali" codici simbolici. La medicina perinatale conduce la persona a confrontarsi con un reale non rappresentabile. La medicina oggi sa fare interventi sul corpo prima, durante e dopo la nascita che costringono a confrontarsi con realtà che vanno oltre i limiti del pensabile, del rappresentabile simbolicamente. La realtà senza pensiero è vissuta come "straniera", ansiogena e persecutoria. (Ansermet)

Durante la gravidanza la preparazione psicologica al nuovo bambino comporta il desiderio di un bambino perfetto e insieme la paura di un bambino malato. L'immagine nella madre del *bambino atteso* è un amalgama di rappresentazioni di Sé e delle persone amate, ma anche collegata ad antichi problemi, paure, conflitti. Quando questo processo preparatorio adattativo alla nascita del *bambino reale* viene interrotto bruscamente dalla nascita prematura o patologica di un bambino che potrebbe essere o è malato, il trauma psichico colpisce ambedue i genitori e la relazione nascente tra genitori e neonato.

La nascita pretermine e/o patologica è un evento catastrofico reale.

L'intensità delle angosce primarie emergenti al momento della nascita, anche della nascita fisiologica, viene accentuata e resa emotivamente insopportabile dall'isolamento in incubatrice, dalle terapie invasive, dal rischio di morte e di patologia.

L'ambivalenza di fronte alla nascita, tra la potenzialità creativa e vitale e la potenzialità distruttiva e regressiva, sembra in queste situazioni così massicciamente allagata dalle angosce di morte e da percezioni catastrofiche da rappresentare un'irruzione traumatica nella mente, un vero e proprio attacco al pensiero.

Tutto questo rende potenzialmente a rischio la relazione tra il bambino e la madre, tra il bambino e i genitori e la relazione di coppia. Viene a mancare la possibilità descritta da Bion di condividere le esperienze, di attribuire loro significato mentale; la coscienza è invasa dalle angosce massive che attaccano il pensiero e il legame con conseguenti sentimenti di confusione, solitudine ed isolamento.

I genitori dei neonati prematuri, e soprattutto i genitori dei bambini che nascono con patologie o che successivamente ricevono la diagnosi di patologia, non sono pazienti con problemi psicopatologici, ma persone che, in una situazione gravemente e realmente traumatica, hanno bisogno di un sostegno per sé stessi, per la coppia e per la costruzione della relazione con il loro bambino.

La difficoltà maggiore per i genitori di bambini malati, soprattutto di bambini con paralisi cerebrale infantile, sembra sia il potersi riconoscere in una storia comune ad altri; una storia del proprio bambino e di sé da poter narrare, in cui si possa suscitare non solo lo sgomento ma anche il sorriso e la speranza e l'orgoglio per le conquiste e la crescita.

Il bambino atteso e il bambino reale

Quando viene diagnosticata una paralisi cerebrale infantile, l'elaborazione del lutto per la tragica perdita del bambino desiderato e atteso ha un carattere ripetitivo e prolungato. Affrontare la realtà esterna di un bambino con patologia e contemporaneamente la realtà interna del sentimento di perdita del bambino desiderato richiede una grande quantità di lavoro psichico, lento ed emotivamente doloroso, che procede attraverso la scarica graduale e ripetuta di ricordi e sentimenti intensi.

Queste reazioni emotive e mentali mettono i genitori in grado di riconoscere la realtà del bambino disabile e adattarvisi. L'impatto quotidiano della presenza del bambino disabile soprattutto sulla madre è inesorabile e i tentativi di ritirare il desiderio dal bambino sano mai nato sono vanificati dall'esigenza di attaccarsi, proteggere, amare il bambino malato nato.

Si tratta di un lutto molto più complesso e prolungato rispetto al lutto per la morte reale di un figlio neonato.

Quando una persona è in lutto la sua capacità di riconoscere la realtà, valutarla ed adattarvisi è spesso menomata in modo significativo. Risulta quindi inevitabilmente più complesso e difficile lo sviluppo della relazione tra neonato e genitori di cui abbiamo parlato nelle altre parti del capitolo. La crescita stessa del bambino ne può risentire, non solo per le conseguenze della patologia organica, ma per il dolore che attacca così fortemente il legame affettivo e le relazioni emotive tra il bambino e la sua famiglia.

Anche il *contatto* fisico ed emotivo con il neonato prematuro e/o patologico dei genitori è reso fin dall'inizio più difficile per la situazione di ricovero in Terapia Intensiva Neonatale, la sua immaturità fisiologica e l'isolamento del neonato in incubatrice. I genitori stessi, soprattutto la madre non sono pronti ad affrontare la nascita se è prematura e ad incontrare il proprio bambino, che diventa più difficile da riconoscere, toccare, vedere, abbracciare.

Come per il neonato l'impatto con il mondo è doloroso e angosciante, anche per i genitori i primi mesi di vita con il loro bambino diventano colmi di ansie, paure, che si rinnovano durante il ricovero ospedaliero, alle successive visite di follow-up e, se la diagnosi di patologia viene confermata, durante tutta la crescita del proprio bambino.

È un percorso lungo e doloroso, ma è anche vero, basta entrare in un reparto di neonatologia per rendersi conto, che le situazioni a rischio attivano sia nei neonati che nei genitori risorse emotive e fisiche fortissime. Questo istinto di vita nella relazione genitori – figli permette spesso la sopravvivenza e la crescita fisica ma anche emotiva e psicologica di neonati in situazioni estreme e lo sviluppo di un attaccamento affettivo da parte dei genitori ancora più intenso e vitale che in situazioni normali.

È responsabilità degli operatori sanitari che incontrano questi genitori e i loro bambini aiutarli a tenere vive queste risorse, senza negare la patologia fisica dei bambini e il dolore mentale che accompagna sempre queste esperienze.

Va sottolineato che, negli ultimi anni, la consapevolezza che la qualità della relazione precoce genitori-neonato è di importanza vitale per il successivo sviluppo psico-fisico del bambino, ha indotto a sperimentare variazioni nell'organizzazione del lavoro nei reparti di Neonatologia. Sono state individuate metodiche di *care* che rispondano il più possibile ai bisogni affettivi dei neonati ricoverati (per esempio l'infant massage) e soprattutto si è favorita l'apertura del reparto non solo alla madre ma alla coppia genitoriale e il coinvolgimento dei genitori nell'accudimento del bambino, anche in Terapia Intensiva Neonatale. Occuparsi, prendersi cura del bambino aiuta ad accettarlo e favorisce l'attaccamento.

Il tentativo di questa organizzazione di reparto è fornire ai neonati e ai loro genitori, pur nell'inevitabile trauma ed incertezza del percorso di degenza, diagnostico e terapeutico, un'esperienza emotiva di contenimento e di continuità per poter iniziare a stabilire la relazione primaria in questa fase critica e non rinviabile per l'attaccamento.

Sappiamo che la sofferenza mentale dei genitori non si può ridurre, né si può eliminare, ma si può scambiare nella relazione, se gli operatori riescono ad ascoltare il dolore mentale dei genitori ed il proprio dolore, accettandolo e contenendolo.

In questo modo è forse possibile evitare che la sofferenza, il dolore mentale di genitori e bambini si trasformi in psicopatologia.

Lo sviluppo del Sé nel bambino con paralisi cerebrale infantile

Faremo solo un accenno ad un argomento complesso, che merita approfondimenti ben più definiti.

Come descritto nella prima parte del capitolo, il Sé è un'istanza intrapsichica, nasce nella relazione fra il bambino, con le sue specifiche caratteristiche genetiche, neurofunzionali, la madre, il padre e l'ambiente; presuppone una prima fase di attaccamento, poi una graduale differenziazione fra Sé, l'altro e gli oggetti, per cui le caratteristiche di ognuno possono essere percepite, forse osservate, solo dopo l'inizio della *separazione*.

Lo sviluppo del Sé nel bambino con paralisi cerebrale è invece sovradeterminato dal danno del sistema nervoso centrale, con le sue varie localizzazioni, tipo ed estensione e momento di emergenza, i condizionamenti neurofunzionali legati alla carenza di movimento, le alterazioni delle afferenze sensoriali e la conseguente distorsione degli apporti cognitivi.

È naturalmente influenzato anche dalle esperienze relazionali, come per tutti i bambini, ma è influenzato in modo particolare dalle gravi esperienze traumatiche che in genere circondano la nascita, sia per il bambino che per i genitori (separazione, nascita prematura, ospedalizzazioni), sia per le caratteristiche personali dei genitori e le loro reazioni al trauma della nascita patologica. Vi sono poi le esperienze relazionali con i fisioterapisti che entrano spesso molto presto nella vita di questi bambini.

Un altro argomento importante che sarebbe da approfondire con attenzione è quanto e come le alterazioni tonico-motorie e sensoriali precoci, il vissuto della propria patologia e delle cure conseguenti influenzano il Sé corporeo e psichico del bambino con paralisi cerebrale infantile.

Per saperne di più

Per gli operatori:
De Ajuriaguerra J, Marcelli D (1992) Psicopatologia del bambino. Masson, Milano
Harris M (1986) Capire i bambini. Armando, Roma
Latmiral S, Lombardo C (2001) Pensieri Prematuri Borla, Roma
Monti F e al (2000) Viaggi di andata e ritorno zero-tre anni. QuattroVenti, Urbino
Moser T (1991) Grammatica dei sentimenti. R. Cortina, Milano
Negri R (1994) Il neonato in terapia intensiva. R. Cortina, Milano
Quaderni di Psicoterapia Infantile (1994) Handicap e Collasso familiare N° 29. Borla, Roma
    Winnicott DW (1987) I bambini e le loro madri. R. Cortina, Milano

Da consigliare ai genitori:
Centro Tavistock (2000) Comprendere il vostro bambino. Red, Milano
Dolto F (1992) Le parole dei bambini e l'adulto sordo. A. Mondadori, Milano
Pontiggia G (2000) Nati due volte. A. Mondadori, Milano
Stern D (1996) Diario di un bambino. A. Mondadori, Milano
Sturiale A (1996) Il libro di Alice. Polistampa, Firenze
Winnicott DW (1993) Colloqui con i genitori. R. Cortina, Milano

Luogo, gioco e ausili: elementi importanti nello sviluppo del bambino

Introduzione

L'argomento di cui parleremo nel cap. 15 è il contesto in cui il bambino vive e soprattutto quello in cui compie esperienze di gioco con i coetanei, asilo nido e scuola materna.

Riteniamo che il luogo e la sua diversificazione siano elementi molto utili per la crescita del bambino perché lo aiutano ad appropriarsi di nuove competenze sia sul piano motorio, percettivo e cognitivo.

Per il bambino lo strumento elettivo di conoscenza e per la relazione con il mondo è il gioco.

Svilupperemo (cap. 16) un aspetto particolare e suggestivo del percorso di gioco dei bambini, che è rappresentato dalla importanza e dalla necessità del giocare anche in autonomia. I giocattoli non strutturati e non vincolati e il tempo trascorso con essi offrono al bambino la possibilità di arricchirsi, di aumentare la sua autostima e di affermare la sua indipendenza.

Di contro per dare al bambino disabile motorio la possibilità di esprimere al meglio il suo gioco e per dare a chi lo cura tutti i possibili supporti e suggerimenti (cap. 17), sarà indispensabile fornire a lui e a chi lo accudisce gli ausili che gli permetteranno una vita sociale e una vita domestica più aderenti ai suoi desideri e alle sue aspettative. A questo proposito ci siamo rivolti ad una collega svedese alla quale abbiamo chiesto di descrivere l'esperienza, in questo settore, del suo paese dove le politiche sociali e della salute sono particolarmente attente a questo specifico campo.

Capitolo 15
Il contesto: spazi ed educazione

Maria Annunziata Piacentini

Educazione: quale immagine di bambino?

"La cura dell'istruzione", cioè dell'educazione, "è amore" (Sap. 6, 17)

La concezione contemporanea occidentale dei bambini e delle bambine come persone e dunque soggetti aventi diritti, è il risultato della relativamente giovane scoperta dell'infanzia e della rapida evoluzione delle scienze ad essa connesse, dalla psicologia alla pedagogia, alla neuropsichiatria, alla antropologia, alla sociologia, alla filosofia, all'architettura... Tuttavia mi sembra si possa constatare il sopravvivere *de facto* di un'antica visione del bambino come *entità amorfa*, da modellare con travasi di conoscenze e di modelli culturali preordinati (il "sacco da riempire"[17] o la "lavagna pulita su cui tutto deve essere scritto"[18]), che latita e soggiace come tenace patina del tempo anche laddove superficialmente si applicano le più recenti e moderne tecniche educative (vedi cap. 1).

A ciò si affianca pericolosamente l'idea di bambino come futuro produttore e consumatore di beni, e dunque una potenziale risorsa per la società produttiva: vedi nuovi indirizzi scolastici rivolti principalmente all'apprendimento di tecniche come informatica, internet e inglese, piuttosto che all'arricchimento culturale e la svalutazione della speculazione filosofica; o come un piccolo adulto con grande potere da sottomettere alle logiche del mercato, cioè del profitto altrui: vedi l'immagine del bambino mediatico, vestito ed agghindato come un adolescente, che mai potrà correre o arrampicarsi su di un albero, o rotolarsi in un prato, o (non sia mai) stancarsi, sudare, farsi male, sporcarsi. È lo stesso bambino che consuma carte, figurine, gadget, pupazzi, film, cartoni animati e videogames a comando delle multinazionali del gioco, come è accaduto per i Pokèmon, per Harry Potter e come pare accadrà per le campagne prossime future, visti gli astronomici fatturati della Nintendo (vedi cap. 5).

In più ogni educatore, dal genitore alle figure professionali, deve fare i conti con il proprio modello culturale di riferimento, con i condizionamenti derivanti dalla propria educazione e dai modelli di trasmissione ereditati con i geni e assorbiti con il latte materno.

---

[17] Cavalletti S (1979) *Il potenziale religioso del bambino da tre a sei anni*. Città Nuova, Roma.
[18] Tonucci F (1996) *La città dei bambini*. Laterza, Roma.

La revisione critica dei propri atteggiamenti mentali, che si può individuare nell'osservazione e nella personalizzazione dei progetti educativi, è
senza dubbio il lavoro di vigilanza più faticoso, poiché primario, costante,
quotidiano e personale, a cui ogni persona, che lavora con i bambini deve
sottomettersi.

In sostanza esso si traduce nella capacità di mettersi in relazione empatica,
nell'uscire da sé ed andare con rispetto verso l'altro. La stessa etimologia del
termine educare (e - ducere) cioè portare, condurre fuori, verso..., rivela il
compito dell'educatore e le modalità dell'educare: il centro spostato dal sé al
fine che sta fuori di sé, nella costruzione di rapporti e relazioni con gli altri e
con il mondo.

In questa visione complessiva le Istituzioni per l'Infanzia (scuole, asili, atelier, centri-gioco) si possono collocare primariamente non come luogo dell'apprendimento ma come *luogo di vita*, inteso non come luogo dove il bambino
apprende cose *sul* mondo, ma trae il proprio sapere *dal* mondo; non luogo dove
il bambino semplicemente vive ma dove *impara a vivere*.

L'ambiente scuola, inteso in senso proprio ed in senso lato, si offre allora
come un complesso e molteplice sistema di occasioni di vita, dove i bambini e
le bambine agiscono e sono considerati come soggetti attivi impegnati in un
processo di continua interazione con i pari, gli adulti, l'ambiente e la cultura in
un complesso intreccio di influenze, in un flusso ininterrotto di movimenti e
relazioni con il territorio, luogo dell'identità, della memoria e del futuro, inteso
come complessità di sistemi geografici, etnici, culturali, civili, relazionali, religiosi. Tali relazioni sono finalizzate alla costruzione dell'identità, all'autonomia,
all'acquisizione di piena competenza, alla socializzazione, cioè alla costruzione
del pensiero attraverso il fare.

Fare e giocare

La ricerca scientifica attuale pone l'esplosione dello sviluppo negli anni precedenti la scolarizzazione, anzi, all'età della ragione (intorno ai sei anni), mentre
gli apprendimenti più importanti ed essenziali per la vita futura, e sui quali si
costituirà la conoscenza successiva, sono già acquisiti o difficilmente recupe-
rabili. Questi sono stati costruiti attraverso la relazione presente nella cura e
nel gioco, attività prevalente dell'infante e del bambino, in cui egli vive l'esperienza unica di confrontarsi da solo con la complessità del mondo, con la
libertà di fare, di inventare, di esplorare, di manipolare e la gioia di scoprire e
di conoscere.

Infatti la mente del bambino progredisce e matura per mezzo della rappresentazione della realtà e della costruzione di rapporti fra le diverse rappresentazioni del vissuto. Se il bambino conosce la mappa del suo territorio diviene persona autonoma e indipendente sia nell'azione che nel pensiero, non avrà bisogno di alcuna indicazione di altri per trovare la sua via.

Il passaggio dalla realtà alla sua rappresentazione avviene attraverso la sim-
bolizzazione che ordina, classifica, categorizza, divenendo nel contempo codice
di comunicazione: i sistemi simbolico-culturali in formazione sono assimilati

attraverso il *fare*. Dunque il pensiero infantile non solo è capace di relazionare con l'ambiente circostante, ma di rappresentarselo, di costruire un'immagine mentale della propria esperienza e della realtà e di comunicarla agli altri. Attraverso le percezioni degli oggetti, degli spazi e dell'ambiente vengono stabilite le relazioni tra gli elementi costitutivi del mondo circostante, si riconoscono le qualità e le proprietà delle cose stesse, si organizzano il sé ed il mondo: la costruzione della propria identità (in relazione con).

L'essere unico ed irripetibile di ogni persona proviene dalla diversità con cui si sviluppano queste relazioni, dalla fusione di temperamento e capacità, dalla storia personale (esperienze del vissuto), dalla pertinenza degli elementi che costituiscono la sua realtà circostante (ambiente), allo stesso modo in cui nascono e si sviluppano le relazioni personali. È il bisogno di essere riconosciuti e quello di riconoscersi. L'organizzazione del pensiero e la messa in atto di funzioni pertinenti e competenti avvengono a seconda delle situazioni che il bambino vive e costruisce, nella molteplicità degli stimoli dati dalle occasioni dell'ambiente e dalle opportunità delle relazioni. Mettere in campo tutte le potenzialità in tali ambiti significa favorire nel bambino la possibilità piena di esplorare e costruire, in modo sempre più complesso e personale, la sua rappresentazione della realtà (vedi cap. 4).

Spazio fisico e metafisico

Per esplicitare il concetto di quanto il contesto esterno, organizzato con particolari criteri, possa promuovere e favorire le funzioni nel bambino che cresce, non posso esimermi dal citare un'esperienza autobiografica.

Infatti, ad una pedagogista che mi chiedeva le ragioni della mia passione educativa ho risposto d'istinto "*ho avuto un'infanzia felice*". Ho infatti vissuto uno spazio fisico, architettonico, pensato e progettato per vivere quello metafisico della libertà e dell'autonomia, della fatica e del limite, della socialità e della privatezza, dell'incontro, della relazione e della cooperazione in un sistema duttile, flessibile, mutevole, osmotico di interazioni e di sperimentazioni, di laboratori creativi del fare e del pensare in cui sperimentare la realtà con tutta me stessa, in un *tutt'uno indiviso e non contraddittorio di corpo, anima e spirito*. In uno spazio così costituito la gioia della conquista del *sapere* diviene *saper vivere*; in quella *unitarietà* del soggetto bambino che verrà rincorsa per tutto il resto della vita, adulti violentati dalla frammentarietà e dalla disgregazione prodotte dalla separazione dei saperi, dallo specialismo esasperato, dalla settorialità, dal tecnicismo asettico ed individualista che dimenticano la relazione o la finalizzano ai processi produttivi (vedi le nuove politiche aziendali: chi sta bene produce di più).

Spazi esterni che consentono l'esplorazione, la sperimentazione, la conoscenza, l'appropriazione, il possesso, la valenza emotiva e dunque la relazione: vialetti asfaltati, panchine e sentieri, montagnole, pedonali, cordoli, prati, alberi, fioriture e cespugli, piccoli boschi di pioppi e spiazzi erbosi, siepi e cancelli; linee curve e rette, nicchie ed aperture, gradini bassi ed alti, muretti, cuciti in un insieme organico ed armonioso e recintati in modo da favorire la più completa libertà ed autonomia a seconda delle età, capacità e possibilità.

Porte mai chiuse a chiave, in cui consueto era l'entrare e l'uscire, il chiamare gli amici, il portare dentro e fuori giochi ma soprattutto cose di casa (coltelli da cucina per scavare buche, pentole, scolapasta e mestoli per fare i soldati o i re e le regine o meravigliosi pranzi d'erbe e fiori, fiammiferi sottratti alle tasche del papà per imprudenti fuochi di piumini e foglie, imballi di lavatrici come tane fantastiche o juke-box in cui ascoltare i mitici Beatles dei più grandi o TV in bianco e nero per impegnative drammatizzazioni – ricordo in particolare "Piccole donne" che ci occupò una intera estate; candele e tappeti per la casa sull'albero, il vestito bello della mamma a ruota intera per stupirsi e stupire in una girandola di piroette, corde e legni per improbabili ed instabili costruzioni...

Nessun gioco da esterno di quelli pensati dai grandi abitava il nostro spazio: non altalene, scivoli, castelli, navi: solo due spelacchiate porte da calcio per infinite partite spesso giocate tra maschi e femmine, che sconfinavano in accanite discussioni con insulto o, in casi di accordo irraggiungibile, in pestaggi liberi (in contrapposizione con la preoccupazione odierna di una gestione pacifica dei conflitti in un mondo che non sa più neppure sanamente litigare per poi potere fare pace).

Ed ancora: salti in bicicletta o coi pattini a rotelle dai gradini bassi, corse allo sfinimento per prendere o non essere presi, arrampicate sugli alberi fino a raggiungere i rami più alti dai quali chiamare la mamma per farla impaurire, i salti tra i fossi e dal tetto dei garage, l'attraversamento prudente della strada adiacente alle abitazioni, i rotoloni sul lieve – ora che lo si vede con l'occhio dell'adulto - pendio di una montagnola, il nascondino al buio nelle sere d'estate quando ogni fruscio, stormire, passo, poteva essere il lupo o l'orco degli incubi più paurosi, fino all'arrampicata sulla ciminiera della lavanderia: momenti di stimolo reciproco da affrontarsi quando lo si decideva e ci si sentiva pronti.

Alcuni rituali sancivano e scandivano la crescita segnando il passaggio all'età superiore: se per i più piccoli la prova di coraggio era nascondersi dietro l'alta fitta e paurosa siepe di lauro e rimanervi fino ad essere scoperto o a liberarsi, per gli adolescenti era saltare dai due metri e mezzo del tetto dei garage o arrampicarsi sulla ciminiera della lavanderia assolutamente proibita.

Nessun adulto interferiva con i nostri giochi, regola non scritta ed osservata da tutti i genitori era lasciare la gestione in mano nostra: se qualcuno osava lamentarsi o rifugiarsi in casa nella speranza di qualche consolazione materna, diveniva oggetto di infiniti scherni, umiliazioni e lazzi impietosi dai cinquanta compagni di gioco, e spesso, come in "Ragazzo negro" di R. Wright anche impietosamente "pattonato" per imparare a gestirsi da solo.

Così è stato possibile imparare a conoscere le capacità e potenzialità del proprio corpo, a misurarsi con gli ostacoli, affrontarli e comprendere il senso del limite, sentire il dolore e la fatica, rapportarsi, contrattare ed accordarsi con gli altri - tutti gli altri, non solo i pari età - per una condivisione ed accettazione di regole comuni, mossi dal piacere di stare insieme e non dal dovere di sottostare a pur studiatissime e competentissime proposte altrui.

Dunque, il luogo come opportunità, non come struttura predefinita per favorire determinate funzioni e fruizioni, già pensate da chi progetta; inoltre, un luogo non troppo rigido può favorire aggiustamenti per i bambini con disabilità motoria.

Spazi aperti e spazi chiusi

Per esprimere il concetto di quanto il predisporre lo spazio interno sia importante per favorire le funzioni del bambino, ci limiteremo a considerare le istituzioni per l'infanzia, le strutture più fruite dai bambini.

Il rapporto tra lo spazio (inteso come *spazio aperto* - cioè tutto quello che riguarda il rapporto con la natura e le cose - e come *spazio chiuso* - cioè organizzazione di spazi e arredi, pieni e vuoti, materiali, colori, luci ed ombre, suoni e silenzi, odori e sapori, e delle finalizzazioni educative ad essi connesse) e l'educazione è inscindibile: infatti è stato oggetto di tutta la riflessione pedagogica dell'ultimo secolo, a partire dalle sorelle Agazzi e da M. Montessori, che ha fatto dell'organizzazione dello spazio attrezzato e degli strumenti il fondamento del suo modello educativo, fino alle contemporanee teorie dell'apprendimento (J.Bruner, H.Gardner, J.Piaget). Ben lungi dall'essere praticato ovunque, questo concetto è però basilare nell'educazione al Nido ed alla scuola dell'Infanzia, tant'è che buona parte del tempo all'inizio dell'anno scolastico prima dell'apertura e durante l'anno viene dedicata alla progettazione e all'organizzazione degli spazi comuni e di sezione, personalizzandoli sui bisogni e sulla fisionomia di chi realmente lo abiterà (quei bambini e bambine, quegli insegnanti, quei genitori), e a una verifica e correzione in itinere in conformità all'utilizzo più consono dei fruitori.

Come infatti non c'è una casa uguale all'altra e le case arredate dagli architetti a tavolino assumono sempre quell'aria un poco fredda ed impersonale, non vissuta ed invecchiata (memoria ed identità), una casa diviene casa, nido, e dunque *accoglienza, relazione, empatia*, solo quando porta i segni di chi la abita: analogo è il discorso per quanto riguarda gli spazi fruiti da utenti definiti in senso lato. Perché il treno, l'albergo, l'ufficio, la casa di cura o di riposo mettono malinconia e tristezza? Sono spazi pensati per fruitori generici, appiattiti all'utenza definita *media*; cosicché ognuno di noi, se si è trovato ad affrontare una lunga permanenza, ha personalizzato il suo spesso esiguo spazio con fiori, libri, spostando di un quarto di giro il tavolino in dotazione, appendendo cartoline o fotografie per fare un poco suo lo spazio di tutti, che in realtà nasce e rimane spazio di nessuno.

"Si puo anche dire che, dopo le auto, gli architetti sono i peggiori nemici dei bambini[19]".

---

[19] Bambini e architetti, in: *Spazio e società*, n° 67, anno 1994.

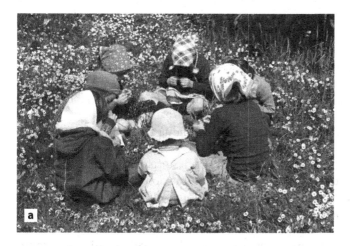

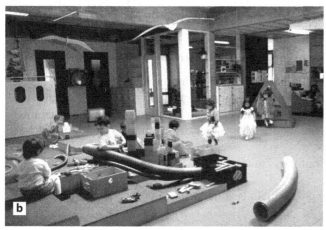

Figura 84 Auto-or-ganizzazione in spa-zio aperto (**a**) e in spazio chiuso (**b**)

Criteri di organizzazione degli spazi

L'ambiente per i bambini che funziona vede il benessere di tutti quelli che lo abi-tano, anche gli adulti: i genitori, i visitatori, il personale ausiliario e le insegnanti.

Ciò si verifica quando confluiscono e si amalgamano razionalità e progetta-zione, fruibilità, funzionalità, finalizzazione, flessibilità e duttilità in un sistema equilibrato tra funzione ed estetica.

Il primo criterio da considerare sono le finalità educative: lo sviluppo dell'i-dentità personale e dell'autonomia, l'acquisizione di competenze, lo sviluppo della creatività, la promozione della condivisione-cooperazione, o meglio di relazioni e interazioni con l'ambiente, le cose, il mondo, gli altri (Fig. 84).

Criteri indicativi di verifica del rapporto struttura funzione

I criteri architettonici dovrebbero essere stabiliti in una cooperazione fra tecni-ci specializzati, pedagogisti, insegnanti, genitori, in ascolto delle esigenze dei bambini, ed anche progettati e concretamente costruiti con loro (vedi le recenti esperienze a livello di partecipazione nei progetti "La città dei bambini e delle bambine").

Fondamentale è che, per ogni luogo, sia evidente il suo uso rispetto alla finalizzazione ed alla funzionalità: non si mangia in bagno e non si va al cesso in soggiorno come nell'esilarante paradosso del film "Il fantasma della libertà" di L. Buñuel.

La duttilità o la flessibilità, ancor meglio fluidità di ambienti non troppo neutri ma nemmeno troppo definiti, si esplicita nella scelta di materiali polimorfi e di colori sfumati, di trasparenze, di arredi su ruote: criteri che presentano la versatilità come ricchezza per un ambiente armonico e sinfonico.

In tal modo la correlazione degli spazi tra loro sarà composta in un equilibrato sistema di relazioni reciproche, ad esempio la concezione di vetrate e finestre come momento di continuità fra il dentro e il fuori; infatti la definizione di spazio come organismo vivente soggiace alla concezione di scuola come casa (F. Tonucci) o come villaggio rinascimentale (L. Malaguzzi) o come città (A. Branzi).

Criteri indicativi per la progettazione dell'arredo

Nell'organizzare e progettare lo spazio si dovrà dunque tener conto di:
– spazi per attività collettive, cioè per grande gruppo, come saloni, pedane, gradini; per piccolo gruppo, come la sezione e la suddivisione degli spazi interni alla sezione; per l'individualità e la privatezza come gli angoli protetti o le nicchie (Fig. 85 a);
– spazi per attività motorie, come palestrine, castelli, carrelli, scivoli, materassi (Fig. 85 b);
– spazi per attività di lavoro quali la zona tavoli, la postazione informatica;
– spazi lettura;
– spazi costruzioni;
– spazi per attività creative come l'angolo per la manipolazione, le attività grafico pittoriche, l'atelier;
– spazi per il gioco simbolico: casetta, cucina, asse da stiro, casa delle bambole, fino all'angolo del travestimento e del trucco con utilizzo di specchi (Fig. 85 c);
– spazi per le routines: ingresso e accoglienza, appello e conversazione, bagno, pranzo, sonno...
– spazi per i genitori: divanetti, pannelli comunicazioni, ingressi;
– spazi per le insegnanti: laboratorio di studio, postazione informatica, segreteria;
– spazi di documentazione: archivio, biblioteca, pannelli.

Nota: F Tonucci, op. cit.
Reggio Children, Domus Academy Research Center (1998)
Bambini, spazi, relazioni
Metaprogetto di ambiente per l'infanzia. Reggio Children, Reggio Emilia

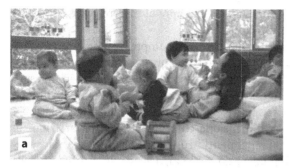

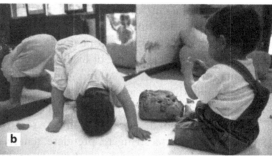

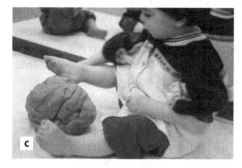

Figura 85 a-c Spazi per attività motorie, creative e simboliche

Spazio e gioco: costruzione del sé

Il bambino in cammino verso la propria identità passa gradualmente dalla condizione di fusione (simbiosi) con il portatore di cura alla percezione di sé come essere separato, autonomo, indipendente. Il primo movimento che il bambino *riceve*, elemento del linguaggio corporeo nell'accudimento in tutte le culture, è il *gioco tonico - fusionale*, substrato che permetterà la nascita del movimento, il piacere e la consapevolezza di agire con il proprio corpo nello spazio e sugli oggetti (vedi cap. 14 e 15).

Mantenuto e favorito dagli spazi raccolti, dalle nicchie e dagli angoli morbidi, luoghi del cullare e del ninnare, ad esempio durante la fase di distacco nell'inserimento in strutture educative, comunica benessere, presenza, rilassamento, stabilendo continuità e unità tra i due avvolti in un unico equilibrio e ritmo; situazione di pienezza, totalità ed armonia che consolidano il vissuto fondamentale di esistere ed esistere *con*, vissuto che apre al piacere condiviso e alla comunicazione, alla relazione, alla fiducia.

Il gioco senso motorio è la condizione successiva comprensiva di differenti fasi:
- la prima è la coscienza del proprio corpo come qualcosa di unitario che racchiude, definisce e delimita un *io* diviso e separato da un *non io*, in un esperienza unitaria fisica e psichica: il gioco ruota attorno a ciò che delimita e costruisce l'identità corporea: girare, rotolare, cadere, saltare, scivolare per rilevare e perdere la propria dimensione corporea attraverso variazioni di peso e di equilibrio; caduta con contatti bruschi e violenti per la riacquisizione dei confini corporei. È lo spazio del letto, dell'angolo morbido e della piccola palestra: cuscini, materassi elastici, gradini, pedane, scivoli, altalene, giostre e girotondi, tunnel e palloni. Il pavimento che per l'adulto è semplicemente piano di deambulazione diviene un universo per l'esplorazione corporea, attraverso variazione di livelli e di percezioni (vedi cap. 11). L'adulto diventa un sostegno fisico e dunque emotivo alle angosce primarie legate alle sensazioni di disgregazione corporea;
- la seconda contempla la percezione dell'io agente separata dall'oggetto che amplifica il vissuto del sé potente: tirare a sé, attrarre, spingere, allontanare da, afferrare, trattenere, stringere, prendere, tenere, strappare, respingere, buttare fuori, in cui l'oggetto deve rispondere ad una duplice qualità: essere abbastanza resistente, ma non tanto da annullare l'azione e l'effetto del movimento;
- l'esperienza positiva del rapporto io-tu porta al dare, accettare, prendere, chiedere, ricevere. Ad esempio trasportare un contenuto in un contenitore è il piacere del controllo sull'oggetto e sullo spazio attraverso un movimento organizzato e finalizzato; gli arredi saranno dunque ceste, contenitori, mobili a cassetti, cubi su ruote;
- la sperimentazione dello spazio attraverso i sensi il cui fine è stare bene con sé stessi e col mondo: passare sotto, strisciare in un posto stretto e basso, arrampicarsi in alto, entrare e uscire da un luogo comporta arredi quali veli, contenitori, tunnel, labirinti; cambiare il proprio punto di vista: a testa in giù, guardare dall'alto in basso, da uno spiraglio o da una fessura; aprire, chiudere, creare spazi grandi e piccoli, scoprire, toccare e gustare oggetti che si vedono, si toccano, suonano, odorano; farli apparire e scomparire; lanciare e raccogliere; correre e ascoltare il proprio passo o quello degli altri, i suoni e i rumori di ciò che è portato o mosso; sentire il suolo sotto i propri passi: cioè, in definitiva, scoprire in tutte le possibilità motorie del proprio corpo l'ambiente esterno, attraverso le sensazioni che esso offre. L'adulto è il campo base, i limiti, il contenimento: il bambino può allontanarsi senza perdersi, rimanendo in contatto con sé stesso e le proprie sensazioni, nel piacere e nella fiducia in sé e nelle proprie capacità.

Nel *gioco pre simbolico* l'io che agisce diviene soggetto rispetto al prodotto della propria azione.

In termini psichici qui nasce il mondo del reale, degli oggetti da conoscere, manipolare, trasformare. L'oggetto inizialmente è informe, sconosciuto, indifferenziato. Nei giochi senso-motori i pezzi vengono uniti, separati, divisi, ammucchiati, messi in fila, in alto, in lungo: oggetti malleabili, manipolabili, messi dentro o fuori in uno spazio contenitore oppure uniti ad altri pezzi per creare forme modificabili. Il piacere consiste nel fare e disfare, distruggere e ricostruire per potere rifare, preludio al gioco simbolico. Gli spazi e i materiali sono cubi, palloni, cilindri, costruzioni, incastri.

Il gioco simbolico è il gioco del far finta. È organizzato in maniera libera con materiale poco strutturato per lasciare posto alla libera espressività del bambino. Utilizzando tutte le categorie del linguaggio corporeo a livello simbolico, osservando l'unità e la congruenza dell'espressività del bambino si può determinare il livello del gioco stesso.

1. livello di realtà (gioco imitativo);
2. livello simbolico vero e proprio (gioco simbolico).

Per esempio il bastone può essere usato come:
– oggetto reale per colpire un altro oggetto reale (piano funzionale);
– oggetto reale per colpire un oggetto simbolico (piano senso-motorio);
– oggetto simbolico come la spada (piano simbolico)(Figg. 86, 87).

Alcuni esempi:
La CASA è il primo simbolo del corpo. L'entrare fa prender coscienza del dentro e fuori di sé.

Le porte e finestre aperte mettono in comunicazione il dentro e il fuori; la casa diviene rifugio, campo base: difesa del "cattivo" che è fuori. Interiorizza il valore del corpo come coscienza unitaria, sede dell'Io, corpo contenente; successivamente è strumento dell'identificazione dei ruoli e consapevolezza dell'identità di genere. Nel gioco creativo tutto diviene casa: un telo, un tappeto, una sedia rovesciata, lo spazio sotto il tavolo, un perimetro.

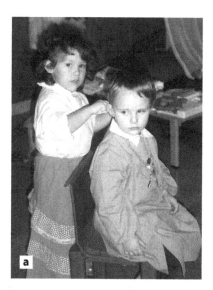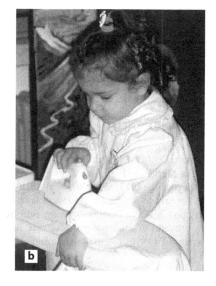

Figura 86 a, b Lo spazio per il gioco simbolico

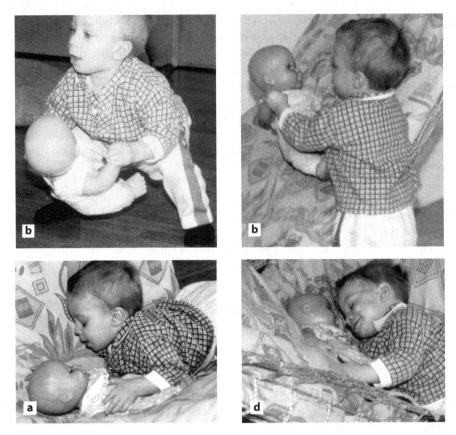

Figura 87 a-d ...come una mamma con il suo bambino

LE ARMI esprimono la tappa edipica e sono contenuto del corpo: forza, potenza e dunque bontà, valenza positiva e non portatrici di morte. Il far finta di morire rimanda a riconoscere ed enfatizzare la potenza dell'altro; diviene gioco di positività, di esaltazione della vita e non di distruzione. Attraverso questo prolungamento del sé il bambino fa uscire tutto ciò che è dentro, nell'insieme indifferenziato: elabora il contenuto del "dentro al corpo".

Per saperne di più

Armstrong T (1999) A modo loro. La Meridiana Partenze, Molfetta
Novara D (1999) Ricominciare da un libro. Percorsi bibliografici per l'educazione alla pace.
    La Meridiana Partenze, Molfetta
Malaguzzi L (1975) Il ruolo dell'ambiente nel processo educativo
    In: Arredo Scuola 75. Per la scuola che cambia, L. Massoni Editore, Como
Reggio Children. Domus Academy Research Center (1998) Bambini, spazi, relazioni. Meta-progetto di ambiente per l'infanzia. Reggio Children, Reggio Emilia
Tonucci F (1996) La città dei bambini. Laterza, Roma

CAPITOLO 16

Il gioco autonomo come base per lo sviluppo delle funzioni

MONIKA ALY

Premessa

Giocare è un'esigenza elementare, interna di ogni bambino. Il gioco regola tensioni e sviluppa l'attenzione e la perseveranza. L'offerta precoce di tutti i giocattoli possibili, quasi sempre troppi e per giunta inadeguati, non incentiva il gioco, ma molte volte lo inibisce o lo limita.

Sviluppo del gioco e del movimento

Le possibilità e la capacità di giocare non dipendono solo dal rapido progresso dello sviluppo motorio, ma da un certo grado di libertà di movimento e di sicurezza di sé.

Un lattante, durante le prime fasi dello sviluppo motorio, può manipolare bene un *oggetto di gioco* in decubito laterale. Non si devono perciò ricercare posizioni che richiedano un maggior controllo posturale. È molto più importante che il bambino si senta assolutamente sicuro. Solo così raggiungerà la libertà di giocare e di sperimentare.

Se per esempio lo sviluppo delle competenze posturali di un bambino, cioè sedersi e alzarsi, è rallentato, non saranno per questo penalizzati lo sviluppo cognitivo, mentale e la manipolazione. Lo sviluppo cognitivo non dipende solamente dallo sviluppo motorio, come spesso si sostiene.

Anche in decubito laterale un bambino piccolo riesce a svolgere complessi atti di gioco, come li compie un bambino seduto. Un lattante che, messo a sedere passivamente, siede completamente insicuro, riesce appena ad entrare in relazione con il gioco, poiché adopera tutta la sua attenzione per mantenersi in equilibrio. Quanto più il bambino si muove con sicurezza e mantiene stabilità ed equilibrio, tanto più riesce a esplorare attentamente se stesso ed il suo ambiente attraverso il gioco e la sensorialità: riesce cioè ad apprendere dalle proprie esperienze.

Il gioco libero rafforza la fiducia in sé stesso

Un lattante che conosce il proprio ritmo quotidiano, che dispone di una scelta di *materiale di gioco* adeguato al suo livello di sviluppo se non viene distratto da adulti, da fratelli maggiori o da altre tentazioni, può giocare autonomamente per lungo tempo. Questa occupazione autonoma ed indisturbata ha un alto, inestimabile valore per lo sviluppo della sua personalità. Fintantoché prevale l'opinione, che il lattante sia felice solamente in braccio alla mamma, il valore del gioco in autonomia non può essere sufficientemente compreso.

La capacità di giocare autonomamente crea precocemente le basi della sicurezza di sé, dell'attenzione, della concentrazione, dell'apprendimento, della creatività e del riposo interiore.

Così come il bambino piccolo necessita di pochi stimoli e consigli da parte dell'adulto per quel che riguarda lo sviluppo motorio, altrettanto poco li adopera per giocare. Sono utili per lui *oggetti per giocare* adeguati alla sua età ed un ambiente tranquillo, protetto e facilmente controllabile, accuratamente adeguato al suo sviluppo motorio (Fig. 88). Il lattante ha bisogno soprattutto di sicurezza emotiva: il giocare è molto più dipendente dal proprio "sentirsi bene", che il non movimento. Questo lo si vede bene in bambini trascurati psichicamente, il cui sviluppo motorio scorre apparentemente regolare, in cui però si evidenzia l'incapacità di sviluppare proprie idee di gioco e di variarle.

Inizio dello sviluppo del gioco

Un lattante tranquillo in posizione supina già dopo alcune settimane, scoprirà le sue manine e si soffermerà su una guardandola, aprendola, chiudendola, ruotandola (Fig. 89).

Prima casualmente, poi coscientemente porta una delle sue manine nel campo visivo, inizialmente con il braccio esteso lateralmente, accanto al capo, poi inizia a sostenere una o l'altra mano davanti al viso osservandola minuziosamente. Cerca di muovere singolarmente le dita, *le conta*. Dopo un po' di tempo scopre la sua seconda mano e la porta verso l'altra: le mani si incontrano. È accaduto qualcosa di importante: le esperienze visive e quelle sensoriali si collegano. Con l'esplorazione delle mani, il lattante può essere impegnato per mesi, scoprendo sempre qualcosa di nuovo.

Alcuni genitori si preoccupano se il loro bambino gioca *solo* con le proprie mani, potrebbe annoiarsi e *ricevere stimoli ridotti*. Così si posizionano sopra il bambino supino sul fasciatoio, sul lettino, o sulla carrozzina giostrine e piccoli ponti (definiti nei cataloghi come "Esercizi per il gioco e per la prensione") ai quali sono appesi *oggetti di gioco*. I movimenti del bambino sono ancora "nervosi" e dismetrici Egli sbatte sugli oggetti appesi, questi iniziano a tintinnare e a produrre suoni, senza che abbia la possibilità di comprendere la relazione tra il proprio agire e le sue conseguenze (gioco di causa ed effetto).

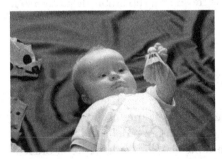 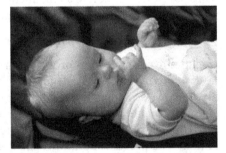

Figura 88 Luogo perfetto, oggetti da afferrare

Figura 89 Bimbo di 9 mesi, con Sindrone di Down, che scopre le sue mani

Completamente diverso è il comportamento se il primo oggetto di gioco è un telo di stoffa: si muove tra le dita del lattante fintanto che egli le muove; giace sul suo viso fintanto che non lo tira via, la relazione causa – effetto è sperimentabile per il bambino in ogni momento (Fig. 90 a, b). Analoghi vantaggi li offre anche un volano o piccoli e leggeri cestini intrecciati (Fig. 91). Questi oggetti non rotolano via, forniscono informazioni sensoriali attraverso il tatto e la vista, non fanno suoni e movimenti imprevisti, lasciano largo spazio all'iniziativa e all'attività, quindi allo sperimentare e all'apprendere (Fig. 91).

Al contrario, un oggetto che è messo direttamente davanti a lui, ha una così forte attrazione che al lattante viene tolta di fatto la possibilità di decidere con che cosa giocare. In questo modo egli non viene incentivato, bensì limitato nello sviluppo della propria attività.

Oggetti semplici – come teli, barattoli, cestini, piccole ciotole di plastica o colini, oggetti da cucina, consentono al bambino di fare esperienze che lo arricchiscono di nuove informazioni. Questi oggetti lasciano alla sua fantasia la libertà necessaria, soddisfano le sue esigenze naturali di palpare, di prendere le cose e quindi di sperimentarne l'uso. I giocattoli idonei per il bambino piccolo devono essere interessanti e corrispondere alle sue capacità motorie, alla sua forza muscolare ed al suo livello di maturità intellettiva. In parole povere, il bambino deve poter manipolare autonomamente.

I giocattoli per l'appunto stimolano lo sviluppo motorio e psicologico non tanto se sono appesi sopra il lattante e si muovono da soli, ma se invece sono

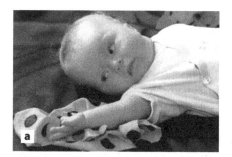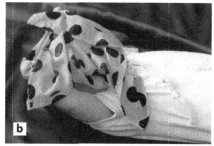

Figura 90 a, b Il primo giocattolo, un fazzoletto

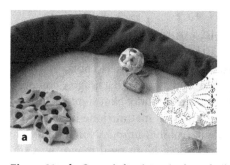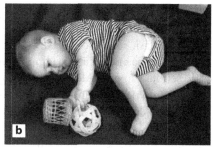

Figura 91 a, b Oggetti che si manipolano facilmente e aiutano l'attività

posti vicino a lui e se con il progredire dell'età si adeguano al crescente raggio di movimento compiuto dal bambino.

Diverso è il comportamento con il bambino disabile motorio che non riesce a prendere autonomamente il suo oggetto desiderato. Ha bisogno di vie più brevi per arrivare alla sua meta. Per questi bambini è importante che gli oggetti offerti siano vicini o appesi sopra di lui. Ma solamente fino a quando lo sviluppo motorio pone dei limiti.

Oggetti adatti e oggetti non adatti

Un sonaglino di legno scelto con amore messo dai genitori direttamente in mano al bambino di circa tre mesi, è di solito insoddisfacente. Il bambino non può più rilasciare l'oggetto, non può più aprire volontariamente il pugno, perché lo stimolo troppo forte dell'impugnatura o dell'anello nel palmo della mano evocano il riflesso di prensione ancora presente che impedisce al bambino di esplorare l'oggetto e di lasciarlo andare volontariamente.

Il bambino probabilmente si sbatterà questo sonaglino sulla testa e a causa dello spavento lo rilascerà improvvisamente. In questo modo non raccoglierà esperienze positive, poiché mancano ancora una serie di presupposti motori e sensoriali per poter manipolare autonomamente un tale oggetto.

Altrettanto vale per gli oggetti che rotolano via come la palla. Inizialmente il bambino non riesce a seguirla, perciò si scoraggia. Questo favorisce la dipendenza dall'adulto e disturba il volontario e fantasioso sviluppo del gioco.

Afferrare e rilasciare

L'afferramento *mirato* avviene verso il quarto mese. Un telo che è posto vicino al lattante è osservato, toccato, palpato ed afferrato. Il bambino lo porta sul suo viso e si rallegra quando riesce nuovamente a liberarsene. Così scopre da solo il gioco del nascondino, nessuno glielo ha insegnato. Poco tempo dopo porta il panno da una mano all'altra. La difficoltà all'inizio non è l'afferrare ma il rilasciare, per cui è più facile liberarsi di un oggetto morbido che si adatta alla sua mano. Per questo il bambino può prendere e anche rilasciare un panno che è vicino a lui perché questo materiale non stimola il riflesso di prensione ancora presente.

Passando da uno a due oggetti

Il lattante si accorge quando un oggetto gli cade dalla mano. Poi ne prende un altro qualsiasi, senza scelta. All'età di quattro mesi il rapporto con il singolo oggetto non ha ancora alcuna importanza. Lo guarda, lo batte, lo porta alla bocca, lo scuote e lo gira. Alcuni bambini giocano e manipolano a lungo e con perseveranza un oggetto, fino a che ne prendono un secondo. Non si può accelerare questo sviluppo poiché si tratta di un processo di maturazione intellettiva e di sviluppo dell'interesse intenzionale, cioè la volontà *mirata*. Non appena un bambino inizia a giocare con due oggetti capisce che in ogni mano tiene un oggetto e che le mani possono agire insieme o separatamente ed impara a portare e coordinare insieme gli oggetti sulla linea mediana. Questo è un grande passo nello sviluppo intellettivo.

Oggetti più grandi

A circa otto mesi di età il bambino può giocare con oggetti più grandi, ad esempio con scodelle di plastica o un colino. Li può spingere, battere, metterseli sulla faccia o girarsi con essi sul pavimento. Questi *oggetti per giocare* casalinghi stimolano la sua motricità e gli rendono possibile una moltitudine di nuove esperienze (Fig. 92).

Al contrario giocattoli complicati, che magari funzionano da soli o che dopo un breve tocco iniziano a produrre suoni, si muovono o si illuminano, inibiscono l'iniziativa propria. Attraverso colore, lucchichio, suoni e movimento tali oggetti attirano l'attenzione su se stessi più a lungo e con più intensità, di quanto il bambino avrebbe interesse da se stesso. Esigono troppo dalla sua "capacità di ricevere" e gli tolgono la possibilità di decidere da solo i tempi di gioco. Tali giocattoli non consentono al bambino di imporre il suo interesse, o anche disinteresse, gli impediscono di decidere autonomamente una pausa e di sviluppare nuove modalità di avvicinamento al giocattolo.

Inizio di un atto di gioco

Un successivo e molto importante passo dello sviluppo è rappresentato dalla capacità del bambino di non perdere di vista gli oggetti, anche se non li tiene più in mano. Non dimentica più gli oggetti desiderati. Ora il bambino ha bisogno di una più grande quantità di materiale di gioco per poter scegliere. Gradualmente, nell'ultimo trimestre del primo anno di vita, inizia a giocare con più oggetti, a svuotare contenitori e poi presto a mettere un oggetto in una scodella, a girarla nuovamente, a guardare quando l'oggetto è al di fuori della terrina e dove giace. Il bambino ora ha bisogno di scodelle, cesti e di oggetti più piccoli per metterli nei contenitori. Esplora, tocca, tasta, palpa le superfici con la punta delle sue dita, all'occorrenza non afferra più con tutta la mano ma con indice e pollice, getta via oggetti e li segue con lo sguardo.

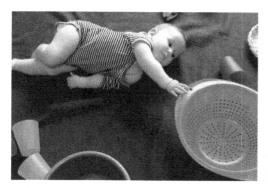

Figura 92 Gli oggetti più grandi richiedono una maggiore abilità

La scelta dei giocattoli

Ora i giocattoli dovrebbero essere da un lato abbastanza grandi, perché il bambino si muova di più, dall'altro sufficientemente piccoli da sviluppare la motricità fine e la sensibilità fine, ma non così piccoli che li possa inghiottire o infilare nel naso o nelle orecchie. Però ha anche bisogno di una varietà di piccoli oggetti per giocare da poter succhiare in pace, scuotere, grattare, cioè esercitare attività che controlla già da molto tempo.

Anche nello sviluppo del gioco il bambino ricorre a giocattoli e attività con cui è in confidenza da tempo. È estremamente tranquillizzante tenersi occupato con oggetti con i quali ha già fatto molte esperienze. In questo modo il bambino è rassicurato da una situazione già conosciuta, alla quale è abituato e non di rado questo momento può durare alcune settimane. Non è motivo di preoccupazione, anzi il bambino ha bisogno di tali pause per prepararsi alla successiva tappa di sviluppo.

Gli oggetti adatti per giocare devono essere presenti in gran quantità e riordinati più volte al giorno. Un bambino smette di giocare quando tutto è sparso disordinatamente e gli oggetti non sono più riuniti secondo lo scopo di gioco a cui servono; per questo la cassa dei giochi, così frequentemente usata, non rappresenta una buona offerta per il bambino, perché ci sono troppe cose per scopi differenti. Con il proporre i giochi in modo ordinato, i genitori favoriscono lo sviluppo del gioco: dopo poco il bambino inizierà a distinguere e catalogare da solo i vari oggetti (Fig. 93).

Nel primo anno di vita si presta troppo poca attenzione all'attività di manipolazione rispetto allo sviluppo della motricità di spostamento. Ma proprio questo esplorare se stessi in modo tranquillo, il guardare le proprie mani, portarle vicine, combinare, unire due oggetti aumentano al bambino piccolo le sue competenze e l'indipendenza dall'adulto. La gioia di riuscire, attraverso tanti piccoli invisibili successi, gli dà sicurezza, aumenta l'autostima e l'equilibrio interiore.

Ruolo dell'adulto

Il genitore può sostenere le esigenze di gioco del proprio bambino preparando il materiale di gioco adeguato e idoneo allo sviluppo, arredando un angolo di gioco protetto, come ad esempio una stalla, con animali.

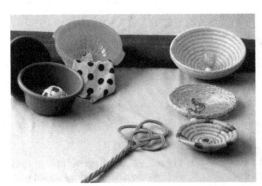

Figura 93 Proposte per giocare, buttare dentro e tirare fuori

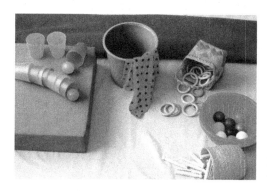

Figura 94 Oggetti a scelta da mettere dentro, tirare fuori, ordinare e impilare

Oltre a ciò i genitori dovrebbero rispettare fin dal primo giorno di vita gli interessi, la curiosità, la voglia di sperimentare, di scoprire e di imparare del loro bambino; ciò vuol dire, che non dovrebbero distrarlo e non interrompere le sue attività. Il bambino non ha bisogno né di lodi dirette, né dell'adulto come partner di gioco. Naturalmente in queste pagine si sta parlando di gioco libero e non della relazione con i genitori e del gioco di contatto o di comunicazione con essi che ha di volta in volta un proprio significato individuale.

Il gioco nella terapia

Nel setting terapeutico il gioco ha un ruolo molto importante. Il terapista propone al bambino una stanza allestita (Fig. 94). Questo ambiente tiene in considerazione i problemi del bambino comprendendo anche il successivo passo dello sviluppo. Il bambino nell'ora di terapia amplia il suo repertorio sensomotorio e cognitivo attraverso il gioco. In primo piano stanno l'iniziativa propria e la massima autonomia possibile. Il terapista deve valutare in modo preciso gli interessi e le risorse del bambino, per preparare in ogni momento del materiale di gioco che non esiga troppo, né troppo poco da lui. Soprattutto i giochi non devono fare del bambino uno spettatore passivo. Anche ai bambini con possibilità di movimento molto ridotte, dovrebbero venir proposti giochi che richiedono la massima attività possibile.

Le esperienze che il bambino ha fatto provando da sé stesso, possono essere ripetute, variate, ampliate a casa o alla scuola materna. Compito del terapista è proporre aiuti adeguati, affinché il bambino possa utilizzare tutte le sue competenze di manipolazione e inoltre ne sperimenti l'efficacia. Così anche il bambino disabile impara che provare e sperimentare autonomamente procura gioia e rafforza la propria identità.

Per saperne di più

Trinci M (1993) Il bambino che gioca (a cura di) Bollati Boringhieri, Torino
Pikler E (1999) Datemi tempo. Red, Milano

CAPITOLO 17

Come soddisfare la funzione con l'aiuto degli ausili

ASA BARTONEK

Premessa

In Svezia il "sistema ausili" si fonda su una lunga tradizione. Il personale dei servizi riabilitativi si adopera affinché, ai bambini con disturbi funzionali, vengano forniti gli ausili idonei e affinché si ipotizzi un progetto per i loro bisogni futuri. La formulazione di un programma riabilitativo deve avvenire una volta all'anno e deve essere sempre messo a punto con la collaborazione dei genitori. Nell'Istituto per gli ausili di Stoccolma si lavora attivamente per la ricerca e lo sviluppo in collaborazione con le Associazioni dei genitori. Nel loro ultimo rapporto queste associazioni hanno posto l'accento soprattutto sulla necessità di stimolare la partecipazione del bambino con disabilità funzionale e quella dei suoi genitori alle decisioni e hanno ribadito che gli stessi siano coinvolti in misura sempre maggiore nella ricerca nel campo degli ausili.

Oggi, avendo la consapevolezza che gli ausili possano incentivare lo sviluppo psicologico, intellettivo, verbale, emozionale e sociale del bambino, si richiede alla ricerca svedese in questo ambito di lavorare per far sì che il bambino e il suo ambiente ricevano il sostegno che desiderano e di cui hanno esigenza, facendo attenzione che al bambino sia assegnato l'ausilio di cui egli stesso pensa di aver bisogno.

Chi può prescrivere gli ausili?

Medici, infermieri, fisioterapisti, ergoterapisti e logopedisti del Sistema sanitario pubblico sono autorizzati a prescrivere gli ausili. Ogni gruppo professionale ha competenza sugli ausili riferibili al proprio ambito. Qualora le competenze professionali si sovrappongono, si lavora in accordo internamente al team.

Centro ausili

L'erogazione degli ausili è demandata ai Centri Ausili nei quali, per la scelta e l'adattamento degli stessi, sono competenti gli ergoterapisti. C'è un'attiva collaborazione con la terapista che segue il bambino, sia essa una fisioterapista, una ergoterapista o, nel caso di ausili per facilitare la comunicazione, una logopedista. Il Centro Ausili si aggiorna continuamente sul reperimento di nuovi prodotti e raccoglie le nuove idee e i consigli suggeriti dai fisioterapisti. Anche i genitori partecipano attivamente all'ideazione di ausili.

Durante il primo incontro del bambino e dei suoi genitori con le ergoterapiste che lavorano presso il Centro, è auspicabile che sia presente anche la terapista che segue il bambino affinché possa fornire informazioni dettagliate. Nelle sale di esposizione e nei magazzini c'è la possibilità di vedere e di provare i prodotti delle varie ditte. Spesso si richiede ai rappresentanti delle ditte di contribuire dando indicazioni più precise. Il bambino può portare direttamente a casa l'ausilio provato, se dello stesso articolo sono presenti più pezzi.

I servizi di riabilitazione sono forniti di una scorta degli ausili più frequentemente utilizzati. Spesso i terapisti ordinano un prodotto per poterlo provare per un certo periodo con il bambino che hanno in trattamento.

La prova degli ausili per bambini piccoli è delegata ai Centri ausili infanzia. Esiste anche una ludoteca dove si possono prendere in prestito giochi pedagogici rivolti ai bambini con disturbi sia motori che di altro genere. Nei centri informatici i bambini con disturbi funzionali ed i loro genitori hanno la possibilità di acquisire nozioni e competenze sulle possibilità del Computer, come strumento per giocare e apprendere. I Centri Ausili offrono informazioni particolari sulle tecniche avanzate computerizzate, per l'udito, per la vista, la logopedia, l'ortopedia e le stomie. Il Centro comprende anche un "Centro traduzioni".

Sistema di prestito

Tutti gli ausili sono disponibili per gli utenti, a prestito gratuito. Si conta sulla restituzione degli ausili quando non sono più funzionali o non corrispondono più per misura al bambino. Il sistema di prestito è particolarmente utile per i bambini e famiglie in quanto consente, per esempio, che si possa semplicemente cambiare un prodotto in rapporto alla misura, o che si possa sostituire un modello, che inizialmente si dimostrava molto funzionale e che, a causa del successivo sviluppo del bambino, non è più idoneo alla funzione. Se nel Centro Ausili ci sono giacenze di prodotti non più fabbricati, queste possono essere prese in prestito.

Adattamento individuale

Accade molto frequentemente che sia necessario adattare i prodotti ai singoli bambini. In questo caso si richiede ai tecnici dell'officina del Centro Ausili di trovare la soluzione migliore con la collaborazione dei terapisti e dei genitori. A seguito della nuova legge ISO 9999, è diventato più difficile realizzare modifiche individuali agli ausili, questo perché le norme di sicurezza sono diventate più severe e il Centro risponde in caso di incidente.

Un ulteriore compito del personale dell'officina è quello di ripristinare i prodotti restituiti, preparandoli per un nuovo prestito. L'officina è disponibile anche nel fine settimana per riparazioni urgenti alle carrozzine.

Soddisfare i bisogni del bambino

Non ci sono limitazioni, in linea di massima, sulla prescrizione degli ausili per i bambini. Se necessario, un ausilio può venir messo a disposizione anche in duplice copia, per esempio per il periodo che il bambino trascorre dai nonni o all'asilo. Il concetto prevalente è quello di lasciar sviluppare al bambino la miglior funzione e facilitare il più possibile la sua partecipazione alla vita sociale, adeguatamente all'età ed allo stadio di sviluppo.

Ausili nei vari ambiti funzionali

Non c'è nessuna definizione di *ausilio* accettata in assoluto, né in Svezia né tanto meno a livello internazionale. Solitamente si definisce con questo termine il prodotto che concorre a ridurre o compensare le conseguenze di un'alterazione funzionale.

La classificazione internazionale della Organizzazione Mondiale della Sanità (WHO) propone, le seguenti linee guida nella descrizione della funzione di un bambino (ICF2001).

- funzioni e strutture fisiche relative alla diagnosi
- svolgimento delle attività della vita quotidiana
- partecipazione del bambino a varie situazioni
- condizione dell'ambiente fisico e sociale

Questo capitolo illustra come gli ausili possano essere un utile strumento per la realizzazione di una funzione motoria e per il miglioramento delle attività della vita quotidiana e della partecipazione alla vita sociale. Per le rispettive funzioni si cerca di far riferimento alle linee guida proposte dall'Organizzazione Mondiale della Sanità. Il capitolo rispecchia l'attuale prassi e il modo di pensare in Svezia.

Anche la fornitura di ortesi è spesso necessaria per sostenere le abilità della vita quotidiana e per consentire la partecipazione sociale. Le ortesi in Svezia vengono prodotte da ditte ortopediche, e sono separate dalla distribuzione degli ausili. Escluse alcune eccezioni, sono prescritte solo da medici.

Così come per gli ausili, per bambini con alterazioni funzionali, anche la distribuzione delle ortesi è gratuita.

Per consentire il riposo

Ai bambini che hanno difficoltà a modificare la loro posizione durante il sonno e per quelli che dipendono dall'aiuto dei genitori, si consiglia di utilizzare letti con funzioni speciali: altezza e angolo della seduta modificabili ecc., per gli stessi è anche importante trovare soluzioni per una posizione seduta a letto durante i periodi lunghi di malattia. Anche i bambini con problemi respiratori necessitano di cambiamenti frequenti di posizione e quindi sono molto importanti adattamenti individuali rispetto alla posizione sdraiata. Per consentire la posizione distesa più comoda in situazioni variabili, si possono progettare soluzioni di volta in volta individuali ricorrendo a cuscini di vari materiali. Un lettino per bambini con sponde ed altezza dal pavimento regolabile, favorisce i genitori sia nel prendere in braccio il bambino che nella cura (Fig. 95).

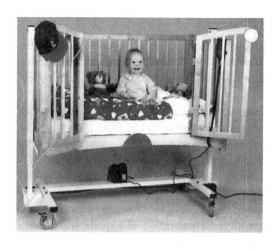

Figura 95 Un lettino per bambini con sponde ed altezza dal pavimento regolabile - MAYDAY AID AB www.maydayaid.se

Per favorire l'igiene

Per bambini che non sanno stare seduti da soli su uno sgabello o su una sedia da doccia, una sedia a sdraio è un pratico ausilio per i genitori. Il vantaggio della sedia a sdraio è quello di poterla ripiegare e applicare alla parete sopra la vasca da bagno. Se è grande 140 o 160 cm può assumere anche la funzione di fasciatoio. Alcuni bambini possono utilizzare anche un sedile nella vasca da bagno (Fig. 96).

Per aumentare l'attività di bambini, che controllano la posizione seduta, si possono utilizzare diversi tipi di riduttori per W.C.: a volte è sufficiente una ciambella adattata e uno sgabello per appoggiare i piedi. Ulteriori aiuti in bagno sono le maniglie per sostenersi vicino alla tazza del w.c ed alla vasca da bagno. Per bambini di età scolare è importante l'installazione di un lavabo, modificabile in altezza. Il bambino guadagna ulteriormente in autonomia se l'acqua esce da un miscelatore, ad una temperatura costante. Si consiglia di disporre una cabina doccia a chiusura stagna per bambini, che necessitano di ortesi per il cammino e che potrebbero scivolare su un pavimento bagnato.

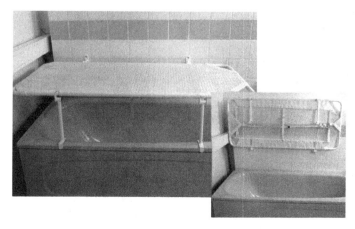

Figura 96 Sedia a sdraio da doccia – SWERECO REHAB AB – www.swereco.se

Per facilitare il vestire – svestire

Un letto modificabile in altezza è una soluzione pratica per i genitori di bambini con gravi handicap per poterli vestire e spogliare in una posizione ergonomica. Ciò è possibile anche con l'installazione di un sollevatore a comando elettrico sotto un letto normale (Fig. 97).

Alcuni bambini partecipano attivamente al vestirsi e allo svestirsi, ma hanno bisogno di un sostegno per la postura, per poter utilizzare gli arti superiori. In questo caso è utile proporre ai genitori o al personale del centro diurno uno sgabello per A.D.L. Uno sgabello dalla forma "a pera" consente all'adulto di avere posto dietro il bambino e contemporaneamente consente al bambino una adeguata abduzione degli arti inferiori (Fig. 98).

Alcuni bambini mostrano una migliore libertà di movimento degli arti superiori in stazione eretta. Una barra sporgente dal muro, alla quale il bambino possa appoggiarsi può facilitare l'attività dello vestirsi-svestirsi in stazione eretta. Questa barra è ribaltabile e può essere montata preferibilmente nell'entrata. A seconda delle capacità del bambino la barra può essere utilizzata per alzarsi, per tenersi o per appoggiarsi.

Bambini che sanno stare seduti autonomamente, ma che hanno bisogno per sentirsi sicuri di avere un appoggio, possono trarre profitto dalla panca per le A.D.L. Questa panchetta, che ha gambe intercambiabili per l'adattamento alla corrispondente lunghezza degli arti inferiori, favorisce la collaborazione del bambino nel vestirsi-svestisi ed evita che il bambino venga messo a sedere sul pavimento quando arriva dall'esterno. Diventa quindi un pratico aiuto per l'adulto.

Capi di abbigliamento con particolari accorgimenti per agevolare il vestire-svestire, sono vantaggiosi sia per il bambino con disabilità che per l'adulto che lo accudisce.

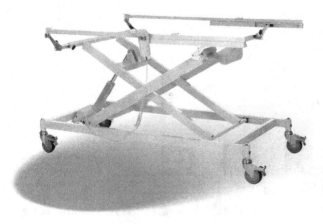

Figura 97 Sollevatore a comando elettrico sotto un letto normale – Invacare AB – sweden@invacare.com

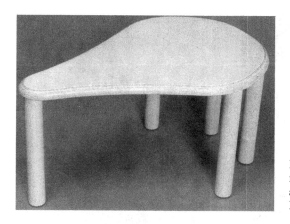

Figura 98 Uno sgabello dalla forma "a pera" consente all'adulto di avere posto dietro il bambino – Bokobo – www.bokobo.com

Per la posizione seduta

Per soddisfare le esigenze del bambino in posizione seduta è indispensabile utilizzare sedie di vario genere e che si possano adattare. Nasce così l'esigenza di costruire sedie modificabili (Fig. 99). Per le caratteristiche di ogni singolo individuo, è spesso necessario produrre sedili costruiti su misura. Un modulo di seduta che si adatta ai movimenti estensori di un bambino con spasticità, contribuisce sicuramente al suo benessere.

Per la funzione dell'alimentazione si usano varie soluzioni per la stazione seduta. Non è sempre necessario ordinare sedie speciali. Alcuni modelli, che vengono utilizzati anche dai bambini sani, si possono modificare con piccoli adattamenti. Una soluzione ottimale e semplice può essere il confezionamento di un gilet che, in varie grandezze, può essere applicato ad una sedia *normale*.

Bambini che necessitano di un sostegno maggiore per mangiare, possono servirsi di sedie che sono utili anche per altri scopi. È bene partire da un modello standard, che in caso di bisogno può venir accessoriato con uno schienale alto, pedane, ecc. Questa sedia può essere utilizzata anche come una sedia per scrivere nelle scuola materna e a scuola. Moduli di seduta, regolabili in altezza, profondità e larghezza sono adatti a bambini con diverse diagnosi. A seconda della maturazione del raddrizzamento assiale, la postura seduta può essere regolata in modo più o meno attivo, nel senso che il raddrizzamento del tronco viene influenzato dalla stabilizzazione del bacino. Ci sono bambini che traggono vantaggio dai cambiamenti posturali durante le varie attività, o dal riposarsi sdraiandosi per alcuni momenti.

Si possono fornire carrozzine elettriche, modificabili in altezza, per uso interno, facilitando i bambini un po' più grandi a partecipare alla situazione scolastica e anche alla vita pratica di casa (Fig. 100).

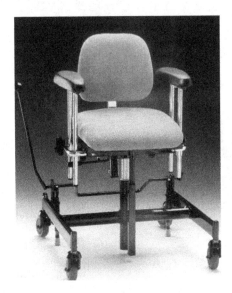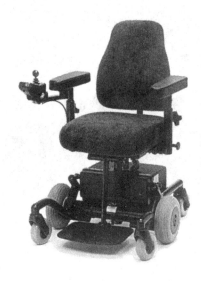

Figura 99 Sedia modificabile; modello standard che, in caso di bisogno, può venir accessoriato con uno schienale alto e pedane – Mercado Medic AB – www.Mercado.se

Figura 100 Carrozzine elettriche, modificabili in altezza, per uso interno – Mercado Medic AB – www.mercado.se

Per la stazione eretta

I vantaggi della stazione eretta e del carico sugli arti inferiori sono indiscussi. In molti casi si promuove la stazione eretta anche per prevenire un accorciamento muscolare con conseguente rigidità delle articolazioni. Per questo motivo è stata creata una serie di tavoli da statica e di ausili per la stazione eretta. Molti bambini utilizzano inoltre ortesi gamba-piede o un'ortesi alta, costruita su misura con calco in gesso.

Può essere funzionale l'uso di uno stabilizzatore con ruote così il bambino può essere portato dai genitori e dai fratelli in ogni stanza (Fig. 101).

Spostarsi con una carrozzina con dispositivo di verticalizzazione è funzionale per spostarsi in casa e all'asilo. Se il bambino ha anche la possibilità di spostarsi in piedi autonomamente si dovrebbe fare attenzione a non proporgli contemporaneamente troppe alternative di spostamento (Fig. 102).

Per il cammino

Per poter raggiungere un cammino funzionale molti bambini, a seconda della diagnosi, hanno bisogno, di ortesi. Associati a queste vengono proposti ausili per il cammino. Esiste una grande varietà di prodotti e modelli, iniziando dai *quadripodi* e *rollator* fino al *carretto* per camminare. Stabili carretti in legno per bambini, *baby-walker* possono essere utili per il primo addestramento al cammino.

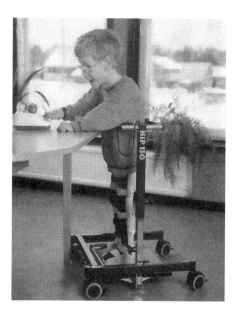

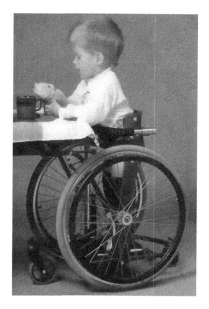

Figura 101 Uno stabilizzatore con ruote – AKTIVERA Sweden – www.aktivera.se

Figura 102 Carrozzina con dispositivo di verticalizzazione è funzionale per spostarsi in casa – AKTIVERA Sweden – www.aktivera.se

Per gli spostamenti

Raramente si utilizzano elevatori a soffitto per bambini con meno di sei anni, ma i bambini con malattie muscolari vengono sollevati meglio con un elevatore che non dalla persona che li assiste. Esistono anche una serie di modelli di varie cinghie per elevatori. Spesso si fabbricano prodotti su misura.

Esistono vari modelli di carrozzine/passeggini per trasporto di bambini piccoli o gravemente handicappati. Per i bambini in età scolare si utilizzano preferibilmente le carrozzine.

Per sostenere gli spostamenti autonomi ci sono molti modelli di carrozzine manuali (Fig. 103). In questo settore la tecnologia si sviluppa specialmente attraverso il lavoro della Associazione dei Paraplegici, che trasmette la sua esperienza alle ditte che producono carrozzine per bambini. Per pazienti con malattie muscolari sono state create carrozzine leggere che rendono possibile un avanzamento autonomo su superfici piane.

Questa possibilità offre una buona motivazione ai bambini con grave debolezza muscolare e con scarsa possibilità di movimento autonomo. Quanto è possibile in relazione alle funzioni motorie e al grado di maturazione del bambino, si propone una carrozzina elettrica già nella prima infanzia. Questo è importante per un adeguato scambio con coetanei e per garantire la più vasta partecipazione alla vita sociale (Fig. 104).

Per i bambini sono fabbricate biciclette con trazione manuale degli arti supe-

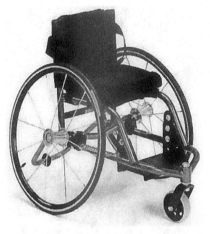

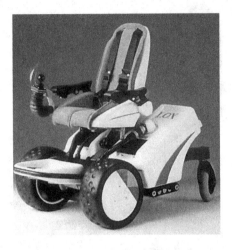

Figura 103 Pantera – Carrozzine leggere

Figura 104 Carrozzina elettrica nella prima infanzia – www.handicare.no

riori. I bambini con disturbi funzionali più evidenti hanno bisogno di biciclette o tricicli molto particolari, spesso con adattamenti speciali per consentire un avanzamento autonomo (Fig. 105).

Soprattutto per bambini piccoli con disturbi motori e ritardo mentale, viene utilizzata una carrozzina su rotaia magnetica che viene trascinata da una guida inserita in rotaie.

L'uso di questo ausilio dovrebbe dare ai bambini la possibilità di fare una esperienza di autonomia minima poiché iniziano e fermano il movimento da soli. Per le gite con la famiglia in vari ambienti sono necessari ausili con caratteristiche speciali (Fig. 106), ad esempio un carretto per le gite su terreni boschivi.

Ci sono anche alcune carrozzine elettriche che sono state create apposta per questo scopo. Bambini che abitano in campagna hanno bisogno di ausili per lo

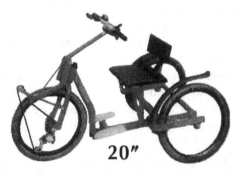

Figura 105 Bicicletta con trazione manuale degli arti superiori

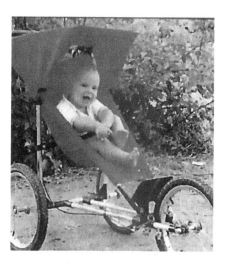

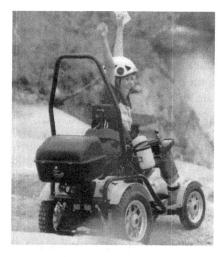

Figura 106 Baby Jogger –
www.Babyjogger.com

Figura 107 Carrozzine elettriche per lo spostamento adatti ai vari terreni

spostamento adatti ai vari terreni, per poter condurre una vita il più possibilmente autonoma (Fig. 107).

Per i genitori di bambini con problemi di apprendimento o mentali può essere utile fare gite in tandem (Fig. 108). Una novità è la "Paar-Rad", un ciclo tipo risciò, dove il bambino è posto di fianco all'adulto, può essere utile sia ai genitori che ai bambini in età scolare, viene utilizzato anche per i ciechi. Un'altra possibilità è un "Fun trailer" che puo essere applicato a ogni tipo di bicicletta.

Per un'adeguata partecipazione all'ambiente, sia dal punto di vista del bambino che dei genitori, spesso sono valide soluzioni semplici. Un esempio è l'a-

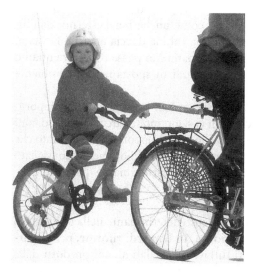

Figura 108 Tandem

dattamento di un normale seggiolino per bambino con pedana e sostegno nucale sulla bici di un adulto. In tempo per la prima neve si dovrebbe portare la slitta da neve all'officina del Centro ausili per montare un sedile con schienale. Questi adattamenti possono essere impiegati in varie attività del tempo libero come per esempio in barca, in canoa, ecc. Nell'ambiente sportivo è molto popolare lo "Sit-ski".

Altri prodotti

Cuscini, per sedersi, costruiti con materiale di qualità sono prodotti molto importanti per una buona riuscita degli ausili scelti. Sono disponibili, oppure possono essere cucite su misura, cinture di varie larghezze e lunghezze, per assicurare o sostenere le posture. Per l'inverno si può ordinare un sacco, che racchiude gli arti inferiori, che risulta molto vantaggioso per i bambini con handicap grave. Per chi assiste è importante un'adeguata altezza ed eventualmente l'adattamento dell'impugnatura, per spingere il passeggino o la carrozzina. In conclusione è necessario un preciso aggiustamento di tutte le parti di ogni ausilio, per garantire la migliore funzione possibile.

Sussidi per l'auto

Genitori che trasportano il loro bambino in carrozzina, e che hanno bisogno di un'automobile più grande perché ci sia posto anche per i fratelli, possono richiedere un sussidio finanziario. Ciò è valido anche per adattamenti nell'auto o per cambiare per esempio il sedile del passeggero con uno girevole per introdurre in macchina più agevolmente il bambino.

Adattamenti alla casa

Per un'adeguata vita familiare con un bambino disabile è indispensabile l'adattamento dell'ambiente abitativo. L'ergoterapista, che segue il bambino disabile, ha le conoscenze necessarie per consigliare i genitori sulle possibilità e può anche collaborare nell'elaborazione di un progetto. L'adattamento dell'ambiente abitativo è valido per l'interno come anche per l'esterno; dall'ingrandimento del bagno, per esempio con una cabina doccia anziché la vasca, fino all'asfaltatura del cortile in modo che il bambino possa esplorare quanto più possibile, autonomamente con i suoi mezzi di spostamento, l'ambiente domestico.

Nonostante in Svezia il sistema degli ausili sia ben organizzato, un rapporto uscito recentemente lamenta il fatto che non ci siano molti parchi giochi, adattati per i bambini con disturbi motori. Inoltre nello stesso rapporto si è dichiarato che pavimenti sabbiosi non sono adatti alle carrozzine. Il miglioramento consigliato consiste in una base di gomma dura da apporre alla carrozzina, su questi terreni.

Considerazioni finali

La fornitura degli ausili in Svezia è un elemento determinante nella politica dei disabili e pertanto dotata di assoluta priorità. In tempi di riforme, per risparmiare sulla spesa pubblica, sono stati tuttavia cancellati alcuni prodotti dalla lista degli ausili. Questi non vengono più classificati come tali, poiché vengono ritenuti necessari anche per bambini non disabili, per esempio sedili per auto, seggioloni, piccoli tavoli, dondoli ecc. Al contrario, negli ultimi anni si è discusso sul fatto che la prescrizione degli ausili avvenga troppo presto nel percorso riabilitativo. Infatti un adulto disabile ha fatto notare che prescrivere precocemente ausili, rischia di togliere al bambino la possibilità di sviluppare autonomamente più funzioni. Questa è una critica fondata e dovrebbe farci riflettere.

Nel lavoro pratico spesso dobbiamo affrontare i problemi della disabilità non solo per quanto riguarda le problematiche del bambino ma anche quelle dei genitori. È quindi necessario offrire la propria competenza e conoscenza attraverso un dialogo con i portatori di cura. L'obiettivo dovrebbe essere quello di gestire con rispetto l'incontro con il bambino e la sua famiglia; è importante sostenerli nella scelta della loro condotta di vita.

Per saperne di più

www.maydayaid.se
www.swereco.se
sweden@invacare.com
www.bokobo.com
www.mercado.se
www.aktivera.se
www.handicare.no
www.armbike.se
www.tvaaket.se
www.hem.fyristorg.com/NordicSitski

Glossario (a cura di Adriano Ferrari)

Abasia
- Cessazione della marcia automatica del neonato.
- Perdita più o meno completa della facoltà di camminare.

Abilità
Le attività che il paziente riesce a compiere con vera destrezza, frutto da un lato di una maggior esercitazione e dall'altro di un maggior interesse o di una maggior attenzione verso un risultato di qualità. Potremmo indicarle come le cose che egli riesce a fare bene.

Adattabilità
Capacità di modificarsi rispetto alle diverse situazioni ambientali.
Adattabilità posturale: capacità di modificare le relazioni tra le diverse parti del corpo nello spazio, progressivamente, fino ad una completa compensazione degli sbilanciamenti sia indotti dall'ambiente, sia prodotti dal corpo, per poter mantenere la propria attività finalistica (Nashner, Pierro).

Adattivo
Adatto all'attore, idoneo allo scopo ed adeguato al contesto.
Vantaggioso per sé (Pierro).
Funzione adattiva: soluzione a compiti biologicamente significativi, costituiti da complesse equazioni di vincolo coordinativo intergiunture tra variazioni ambientali e compensazioni del corpo (Pierro).
Funzioni adattive: attività adatte ed adattabili ad uno specifico contesto (Sabbadini). Le funzioni adattive sono tali se hanno valore cognitivo, cioè se sono adattamenti realizzati per uno scopo ed in vista di un risultato: acquistano, per esempio valore di *prassia* nel senso di Piaget, valore di *gnosia* cioè di percetti aventi significato (categorizzazione percettiva e categorizzazione semantica), valori di *concetti*, di *astrazioni* e di *strategie* (di pianificazione) per *risolvere problemi* (Sabbadini).

Apprendimento
Acquisizione per modificazione (Sabbadini). Presa di coscienza dei meccanismi o dei processi cognitivi che sono alla base di una funzione (ad esempio nella lettura) ma anche marcato controllo dei singoli costituenti di una funzione senza consapevolezza (ad esempio nel gesto sportivo).
Tutto ciò che arricchisce la nostra esperienza e la nostra conoscenza, modifica il nostro comportamento e quindi il nostro io (Mazzucchi).

Processo geneticamente programmato che permette la conquista di abilità geneticamente non previste attraverso esperienze significative più o meno ripetute (Milani).

Costruzione di rappresentazioni mentali stabili e potenzialmente trasferibili (Lodesani, Muzzini).

Apprendimento motorio

È una modificazione adattiva del comportamento motorio che porta all'acquisizione stabile di abilità: si attua attraverso un complesso processo percettivo-motorio-cognitivo nella ricerca di una soluzione ad un compito che emerge nella interazione fra individuo ed ambiente (Woollacott).

Appuntamenti funzionali

Essi costituiscono scadenze in cui differenti competenze evolutive individuali, neuromotorie, cognitive e relazionali e risorse ambientali, tecniche, familiari e sociali devono confluire per la realizzazione di funzioni critiche dello sviluppo, ad esempio la deambulazione. È sufficiente la mancanza *all'appuntamento* di un requisito per bloccare la competenza motoria già pronta (Milani Comparetti).

Astasia

– Cessazione della reazione positiva di sostegno nel lattante.
– Impossibilità di mantenere la stazione eretta, senza che vi sia paralisi.

Attaccamento

Mary Ainsworth: vincolo o legame affettivo che l'individuo stabilisce tra sé ed un altro individuo in particolare. Il legame di attaccamento è soggetto ad un processo di crescita che lo rende più forte e protratto nel tempo. Il processo di attaccamento è bidirezionale, in quanto sia il genitore sia il bambino lo sviluppano ed è attivo fin dalla nascita (Rossini).

Atteggiamento corporeo

Sinonimo di postura

Attenzione

Intesa come funzione mentale relativa alla focalizzazione-concentrazione su uno stimolo per un dato periodo. In particolare occorre analizzare:
– *attenzione selettiva*: la funzione di base relativa ai processi di attivazione/eccitazione riferiti alla focalizzazione dell'attenzione su un singolo oggetto o stimolo;
– *attenzione sostenuta*: concerne la focalizzazione dell'attenzione necessaria all'esecuzione di un compito per un periodo stabilito (concentrazione);
– *shifting of attention*: spostamento dell'attenzione o capacità di spostare l'attenzione da un compito o da uno stimolo ad un altro;
– *attenzione divisa*: capacità di prestare attenzione a più stimoli o compiti contemporaneamente (controllo simultaneo).

È un meccanismo destinato a selezionare informazioni sensoriali.

È un processo modulare che normalmente non può essere selezionato come risposta visibile.

Attività
Prestazione che il paziente è in grado di compiere per utilità, per necessità, per compito, per vantaggio, per dovere, ecc. Le cose insomma che egli riesce, volendo, a fare (Ferrari).
La natura e l'estensione delle capacità funzionali a livello della persona. L'attività può essere limitata in natura, durata e qualità. (Classificazione Internazionale del Funzionamento, della Disabilità e della Salute dell'O.MS.)

Attività primarie della vita quotidiana (activity daily living, ADL)
Funzioni motorie di base necessarie per attività fondamentali per la mobilità e la cura della persona come mangiare, lavarsi, vestirsi, spostarsi, camminare, usare la toilette, espletare le funzioni viscerali.

Atto motorio
Sequenza di posizioni (Sabbadini). Una sequenza di atti motori produce a sua volta una azione motoria (Sabbadini).
    Movimento destinato ad uno scopo.

Ausilio
Tutti i dispositivi, gli accorgimenti e le idee che consentono al soggetto di fare cose altrimenti impossibili, di ridurre la sua fatica, di alleviare il dolore nelle attività funzionali, di ridurre la necessità di assistenza (Boccardi).

Autonomia
Possibilità e capacità di progettare la propria esistenza per entrare in relazione con gli altri e con gli altri partecipare attivamente alla costruzione della società (Porqueddu).

Azione
Trasformazione della realtà esterna ed interna poiché l'individuo, riflettendo sulla propria azione, modifica le proprie strutture cognitive. L'azione è lo strumento di formazione della conoscenza sul mondo ed ha, in questo senso, le stesse caratteristiche del pensiero (Piaget).
    L'azione è un modo per costruirsi una rappresentazione, una codifica del reale (Bruner).

Azione motoria
Sequenza di atti motori (Sabbadini).
    Ecforia (portare fuori) di engrammi (Bernstein).
    Movimento destinato ad uno scopo cognitivamente organizzato.
    Sequenza di atti motori modulari interattivi finalizzata ad uno scopo (Pierro). Uso finalizzato di sequenze di atti motori.

Coccolabilità (cuddliness)
Pattern dell'espressione corporea di ricerca attiva di contatto e di contenimento fra madre e neonato (Brazelton interpretato da Milani).

Cognitivo

Significa studio dei processi: cioè studio di come lavora il cervello (Sabbadini). Possiamo intendere per *cognitivo* il valore che una funzione assume nel momento in cui l'adattamento è realizzato per uno scopo, in vista di un risultato (Piaget 1936, Bruner 1968, Sabbadini 1993).

Coordinazione

Regola la direzione e l'ampiezza del movimento rendendolo efficace ed armonico. Secondo Sherrington un movimento è coordinato se agonisti ed antagonisti lavorano assieme, cioè se alla contrazione degli agonisti corrisponde una proporzionale decontrazione degli antagonisti.

Diadicasia

Conflitto fra patterns motori, fra normalità e patologia (Milani Comparetti).
    Detta anche interazione competitiva.

Diarchia (due padroni)

Milani indica con questo termine il bambino con PCI prigioniero della prepotenza di due soli patterns che impediscono la libertà di scelta fra tutti i patterns potenzialmente disponibili, producendo la tipica povertà di movimento.

Disabilità

Mancanza o perdita permanente di competenze adattive specifiche della specie, del genere e dell'età del soggetto (Papini e Allori a proposito di PCI).
    Perdita di una capacità funzionale. Riguarda la persona.
    Nell'ambito delle evenienze inerenti la salute la disabilità è una limitazione o perdita (conseguente a menomazione) della capacità di effettuare un'attività nel modo e nell'ampiezza o nei limiti considerati normali per un essere umano. La disabilità è caratterizzata da eccessi o difetti nelle abituali attività, prestazioni o comportamenti, che possono essere temporanei o permanenti, reversibili o irreversibili, progressivi o regressivi. Le disabilità possono insorgere come diretta conseguenza di menomazioni o come risposte dell'individuo, particolarmente di tipo psicologico, ad una menomazione fisica, sensoriale o di altra natura. La disabilità riguarda le capacità, intese come attività e comportamenti compositi, che sono generalmente accettate come componenti essenziali della vita quotidiana. La disabilità rappresenta la oggettivazione di una menomazione e come tale riflette disturbi a livello della persona.

Dismaturo

Nato con peso sotto al 10° percentile e lunghezza quasi nella norma, maturo sul piano dello sviluppo neurologico.

Età del concepimento

Età gestazionale più età della vita extrauterica.

Età della mestruazione

Dal primo giorno dell'ultima mestruazione fino alla nascita.

Età gestionale
Dal 14° giorno successivo alla mestruazione fino alla nascita.

Filogenesi
Sviluppo della specie.

Funzione
In pedagogia l'insieme dei compiti professionali corrispondenti allo stesso scopo.
Unità integrativa centro periferia strutturata per soddisfare determinati bisogni (Anokin citato da Perfetti).

Funzione adattiva
Soluzione a compiti biologicamente significativi costituiti da complesse equazioni di vincolo coordinativo intergiunture tra variazioni ambientali e compensazioni del corpo (Pierro).

Gesto
Atto motorio che implica uno spostamento nello spazio di singoli segmenti del corpo.
I gesti servono per passare da una postura ad un'altra. Assieme alle posture i gesti fanno parte del movimento.

Gioco
È l'impegno appassionato e spontaneo in una piacevole attività fisica o mentale volta a conseguire una soddisfazione emozionale.

Immaturo
considerato rispetto ai sintomi non al peso e all'età gestazionale.

Imprinting
Posture e movimenti acquisiti, perlopiù nel periodo infantile e della pubertà, a seguito di processi di imitazione inconscia di modelli presenti nell'ambiente di vita.

Intenzionale
Atto motorio in cui vi è una rappresentazione mentale del fine del movimento (Milani).

Interazione
È la capacità di cercare e trovare affinità e sintonia, alleanza e sostegno, comprensione ed empatia, apertura e conforto, dialogo e propositività; è la capacità di coinvolgere il bambino nella proposta terapeutica per indurlo a modificarsi.
L'interazione è uno spazio interiore in cui accogliere, contenere, sostenere e restituire i reciproci sentimenti positivi. Essa è resa possibile dalla capacità di ascolto e dalla disponibilità del terapista a modificare se stesso per potersi comprendere (sia nel senso di capirsi che in quelli di prendersi insieme) con il bambino.
A. Ferrari – Proposte riabilitative nelle Paralisi Cerebrali Infantili – Ed. Del Cerro pag. 88.

Individuare le condizioni per attivare e mantenere la reazione (come rapportarsi con il bambino, come sostenere i genitori, come incrementare il dialogo, ecc.) (Bellani).

Interazione competitiva
Conflitto fra patterns motori, fra normalità e patologia.
Vedi diadicasia di Milani Comparetti.

Item
Cosa analoga.

Lateralizzazione
Processo che porta a differenziare i due emisferi cerebrali facendo sì che uno divenga dominante.
Non compare prima del 5° anno di vita.

Maturo
Nato a termine (38-42 settimane).

Menomazione
Nell'ambito delle evenienze inerenti alla salute costituisce una menomazione qualsiasi "perdita o anormalità di una struttura o di una funzione, sul piano anatomico, fisiologico o psicologico". (Classificazione Internazionale del Funzionamento, della Disabilità e della Salute dell'O.M.S.).
La menomazione è caratterizzata dall'esistenza o dall'occorrenza di un'anomalia, di un difetto o di una perdita (che può essere temporanea o permanente) di un arto, di un organo, di un tessuto o di altra struttura del corpo, o di un difetto di un sistema, funzione o meccanismo del corpo, compreso il sistema delle funzioni mentali.
La menomazione costituisce una deviazione dalla norma sul piano biologico dell'individuo e rappresenta l'esteriorizzazione di una condizione patologica.

Mobilità
Capacità di muoversi liberamente.
Disponibilità al movimento e alla mobilizzazione in rapporto al tono.

Modulo
In termini *modulari* ciascuna funzione adattiva che il bambino va costruendo è costituita da sottofunzioni o sottosistemi o moduli (Fodor 1983, Shallice 1981 e 1988, Marr 1976 e 1982, Sabbadini 1993). Collezione di piccole subparti (Marr 1976). Sottofunzioni che vengono assemblate usando strategie cognitive (Sabbadini 1993).

Motilità
Insieme dei singoli movimenti.
Adattamento comportamentale agli stimoli interni ed esterni (Morosini).
Indica le singole componenti motorie, o moduli, le loro aggregazioni spaziali, o sequenze, e temporali, o combinazioni. Analisi dei pattern sia posturali che del gesto.

Motricità

Insieme delle funzioni motorie.

Può consentire giudizi quantitativi: repertorio (ricco, scarso, povero, stereo-tipo, ipercinetico, ipocinetico, ecc.) e qualitativi: utilizzo, strategie, ecc. (abilità, economia, libertà di scelta, ecc.).

Movimento

Secondo Dennis Brown il movimento è il passaggio da una postura ad un'altra.

Secondo Boccardi il movimento è il risultato di una complessa interazione di forze tra le quali primeggiano quella muscolare e la forza di gravità.

Il movimento è lo spostamento di un corpo nello spazio e nel tempo rispetto ad un osservatore.

Secondo Perfetti il movimento è una interazione finalizzata con il mondo allo scopo di estrarre le informazioni di cui il SNC necessita.

Il movimento rappresenta il primo e più importante strumento posseduto dall'uomo per adattare l'ambiente in cui vive e contemporaneamente per adattarsi (ovvero divenire adatto) ad esso.

Secondo I. Colombo il movimento è un mezzo che l'uomo utilizza per amplificare ed esprimere il suo mondo interiore (M.R. 12 n° 13 – 4 1998).

Movimento fine: per definirlo occorre pensare al concetto meccanico di tolleranza fra progetto e risultato conseguito. Tutti i muscoli possono effettuare un movimento fine, che comporta naturalmente maggior fatica rispetto ad un movimento grossolano. Un movimento fine non è un movimento piccolo, ma un movimento altamente controllato a feed back.

L'esempio più tipico è offerto dal lavoro dei muscoli oculari. Rapporto con le dimensioni della Unità motoria.

Movimento spontaneo: movimento che prende origine dallo stesso organismo, in ogni caso senza provocazione intenzionale proveniente dall'esterno, non orientato verso una meta esterna, cioè senza alcuna apparente funzione esterocettrice. Dal quarto mese in poi i movimenti spontanei decrescono bruscamente di intensità e di frequenza, più rapidamente nelle femmine che nei maschi.

Movimento lento: un movimento può essere definito lento quando viene eseguito ad una velocità tale da lasciare il tempo per correggere la traiettoria usando le afferenze visive e cinestesiche. Si dice in questo caso che il movimento è sotto il controllo retroattivo (feed-back).

Movimenti anticipatori: movimenti che si presenterebbero prima dell'azione volontaria. Si tratta di movimenti associati al movimento volontario esprimenti una programmazione posturale che precede o si associa al movimento intenzionale.

Movimenti automatici: fanno parte delle acquisizioni motorie che si realizzano nel periodo di maturazione del SNC (da 0 a 3 anni). Costituiscono il patrimonio motorio di base della specie umana.

Movimenti automatizzati: sono così definiti per distinguerli da quelli automatici. Sono movimenti acquisiti dopo la maturazione del SNC a seguito di esercizi di addestramento.

Movimenti patologici: movimenti non appartenenti al repertorio della normalità. In genere non sono adeguati a soddisfare il compito per cui vengono prodotti.

Movimenti primitivi: risultano errati solo in relazione all'età del soggetto in quanto sono pertinenti le prime fasi di sviluppo.

Movimenti volontari: movimenti di cui si presuppone una intenzione ed una coscienza in relazione allo scopo per cui vengono attivati.

Nursing
L'insieme delle cure all'interno della relazione privilegiata in grado di garantire qualità e continuità alla lettura dei bisogni, delle competenze, della predisposizione degli interventi.

Olistico
In riabilitazione descrive un approccio alla persona nella sua globalità, considerando le dimensioni biologica, psicologica e sociale e le loro reciproche interrelazioni, attraverso un intervento multidisciplinare.

Ontogenesi
Sviluppo di un individuo o di un organo.

Orientamento spaziale
Va rilevato negli aspetti inerenti l'acquisizione delle nozioni topologiche dalle più semplici, per esempio sopra/sotto, vicino/lontano, alle più complesse per esempio le coordinate spaziali e la padronanza dei punti cardinali.

Orientamento temporale
Può essere rilevato a partire dai suoi aspetti elementari come acquisizione e padronanza delle nozioni di base, passato presente e futuro, fino agli aspetti più complessi, quali per esempio la durata, tempo lineare-circolare, soggettivo-oggettivo come intervalli regolari e misurabili e comprensione della relatività dei concetti di passato, presente e futuro.

Ortesi
Dispositivi esoscheletrici che non solo mantengono passivamente determinati rapporti articolari, ma in più facilitano, migliorano e controllano il funzionamento delle parti del corpo menomate.

Presidio ortopedico applicato direttamente sulla parte del corpo del paziente che si intende aiutare.

Partecipazione
La natura e l'estensione del coinvolgimento nelle varie situazioni di vita in relazione alla menomazione, all'attività, alle condizioni di salute e a fattori contestuali.

La partecipazione può venire limitata in natura, durata e qualità. (Classificazione Internazionale del Funzionamento, della Disabilità e della Salute dell'O.M.S.).

Pattern
Engramma. Configurazione spazio-temporale del movimento. Formula della reattività motoria in risposta a stimoli specifici.

Schema ordinato ed organizzato ad un elevato livello di coordinazione, non caotico né randomizzato.

Somma di combinazioni (configurazioni spaziali) e sequenze (combinazioni temporali) posturali e motorie.

Percetto
Ogni percezione che diviene gnosia.

Secondo Sabbadini è la percezione cosciente.

La percezione è il processo per cui la stimolazione sensoriale viene trasformata in esperienza organizzata. Tale esperienza, o percetto, è il prodotto congiunto della stimolazione e del processo stesso, particolarmente nel caso della percezione e rappresentazione dello spazio (Morasso).

Percezione
È un giudizio sensoriale o una impressione dell'individuo sulle informazioni ricevute dal sistema, ed insieme l'adattamento del sistema ad esso. Il processo percettivo funziona per distinguere automaticamente le selezioni dei patterns motori per attività specifiche e riveste un ruolo importante nella programmazione degli schemi evolutivi per scopi specifici e specializzati (Gilfoyle, Grady e Moore).

La percezione è il processo per cui la stimolazione sensoriale è trasformata in esperienza organizzata. Tale esperienza, o percetto, è il prodotto congiunto della stimolazione e del processo stesso, particolarmente nel caso della percezione e rappresentazione dello spazio (Morasso, 2000).

Insieme complesso di strutture organizzato in modo tale da poter selezionare dalla globalità degli stimoli in arrivo un numero limitato di essi, di conoscerli e di integrarli.

Costanza percettiva: possibilità che ha un determinato stimolo di riverberare a livello cerebrale. Permette un'esatta conoscenza della realtà, provocando l'annullamento degli aspetti illusori.

Periodo neonatale
Prime due settimane di vita.

Plasticità
È la possibilità di essere modificato dall'esperienza (Perfetti).

È un processo le cui modalità variano secondo l'età che però tende sempre ad un miglior adattamento dell'organismo al suo ambiente (Vitel Durad 1978).

È la presenza di un lavoro costante, realizzato attraverso meccanismi variabili, che portano il processo ad un risultato costante (Luria).

Posizione
Per Boccardi sinonimo di postura. Per altri nell'ambito delle infinite posture che un individuo può assumere, le posizioni sono quelle compatibili con il campo gravitazionale. È la capacità di mantenere una determinata postura nel campo gravitazionale tramite contrazioni muscolari volontarie o involontarie. I meccanismi che presiedono al suo controllo si riassumono nel concetto di equilibrio.

Prova di posizione: viene eseguita portando le due braccia in posizione di supinazione ed estendendole in avanti orizzontalmente ad occhi chiusi.

Postmaturo

Nato dopo il termine.

Postura

Atteggiamento individuale assunto dal singolo soggetto, definito dai rapporti che si stabiliscono tra i vari segmenti corporei inseriti nello spazio e quindi corredati delle forze relative, in particolare dei muscoli, cui presiede l'attività di controllo del SNC (Boccardi).

La maggior parte delle posture sono in realtà piccoli aggiustamenti attorno alla posizione prescelta e quindi veri movimenti. Fra le forze utilizzabili per la conservazione di una postura abbiamo la contrazione muscolare, il peso, i vincoli, ma non l'inerzia (Boccardi).

Secondo Morosini la postura è un pattern tridimensionale o sistema di lunghezza che mantiene in una data posizione le diverse parti del corpo. È un pattern di fissazione del corpo su cui si struttura il movimento. Quest'ultimo è un pattern tetradimensionale o variazione di posture, alla cui tridimensionalità spaziale si aggiunge il tempo.

Secondo Dennis Brown la postura è un movimento arrestato (congelato).

Secondo Scott le posture sono posizioni statiche in cui le forze muscolari controllabili dal SNC sono in grado di opporsi alle modificazioni dei rapporti tra i segmenti che le forze esterne tentano di generare.

Per ogni individuo la postura migliore è quella nella quale i segmenti sono equilibrati nella posizione di minimo impegno e di massima stabilità (Boccardi).

Atteggiamento corporeo caratterizzato da una definita relazione reciproca fra i segmenti che lo compongono in relazione allo spazio circostante, in un dato momento, senza tenere conto della forza di gravità (DD con posizione).

Secondo Jackson il movimento può essere considerato come una successione di posture. Si potrebbe realizzare soltanto sulla base di un aggiustamento posturale a breve o a lungo termine prima e durante la sua esecuzione.

Secondo Nashner (*1976) è la capacità di mantenere una data stazione in risposta a perturbazioni.

Per Bobath postura è un pattern a riposo.

Per Ghirarducci la postura è l'assetto del corpo in relazione allo spazio circostante (1997).

La postura segue il movimento come un ombra: ogni movimento inizia da una postura e termina con una postura (Sherrington).

Prassia

Somma delle istruzioni necessarie per passare da un progetto ad un prodotto.

Organizzazione sequenziale di atti motori (Sabbadini). Si può definire anche attività o competenza. È fondata sulla nascita dell'intenzione ed è realizzata ad opera del feed-forward (cronologicamente coincidente con l'intenzione e l'organizzazione sequenziale) e della verifica del risultato conseguito (Sabbadini).

Capacità di eseguire movimenti e sequenze di movimenti intenzionali.

Prematuro
Nato prima del termine fisiologico della gravidanza.

Primitivo
Schema di movimento del neonato o del bambino nei primi mesi di vita che non ha né scopo né meta e non sembra soggiacere al controllo del SNC. Gli schemi primitivi scompaiono fisiologicamente entro i sei mesi di vita. Dipendono dalla posizione del bambino e specialmente dalle variazioni della posizione del capo e degli arti. Si tratta sempre di movimenti globali.

Problem solving
L'attività presuppone la capacità di riconoscere l'esistenza di un problema, di definirne le parti costituenti ed esaminarle in modo critico, prendendo decisioni ed attuandole, valutando i risultati e le conseguenze delle azioni.

Significa *focalizzare l'attenzione* (mantenere e selezionare, *astrarre* (per esempio classificare oggetti rispetto a diverse qualità), utilizzare *strategie* semplici (ovvero che richiedono una *elaborazione anticipatoria*), essere *flessibili* (per esempio cambiare con una certa rapidità da una prospettiva all'altra oppure da un tipo di classificazione ad un altro e saper valutare il risultato (tenendo conto per esempio di errori, evitando la perseverazione, essendo capaci di seguire le regole). La pianificazione, la programmazione, l'eventuale riprogrammazione, la modulazione degli stati di vigilanza e o del livello di attivazione, in altre parole i processi relativi al problem solving hanno una sede frontale (Luria 1966) ovvero un livello equivalente a quello dei lobi frontali (Shallice 1988). (Sabbadini 1993).

Relazione
L'insieme complesso ed articolato di atti, emozioni e fantasie che sostengono i legami tra gli essere umani (Maestro 1993).

Ridondanza
Etimologicamente sovrabbondanza. Acquista il significato di ricchezza di soluzioni alternative per uno stesso compito motorio.

Saccadi
Vengono così definiti i movimenti rapidi dei globi oculari che possono insorgere a seguito di stimoli visivi o non visivi (esempio nistagmo otocinetico e nistagmo ottocinetico).

Movimenti rapidi interrotti da pause. Movimenti a scatto dello sguardo, caratterizzati dall'alta velocità, la cui funzione è quella di portare sulla fovea immagini di oggetti che compaiono sulla periferia della retina.

Movimenti balistici, fasici, senza feed-back nel corso dell'azione, pre-programmati, con latenza brevissima, con velocità notevole e con accelerazione (aumenta la velocità nel corso dell'azione).

Saccadi ipometrici: sono movimenti di inseguimento a ruota dentata.

Schema

Secondo Barlett (1932) struttura operativa in evoluzione avente la capacità attraverso le sue regole di rendere significative le informazioni in arrivo.

Secondo Schmidt schema applicato al movimento è un insieme strutturato di regole che permette di svolgere delle sequenze comportamentali aventi la stessa funzione.

Schema primitivo: nel neonato e nel lattante sono schemi di movimento senza scopo che non soggiacciono ad alcun controllo del SNC. Scompaiono fisiologicamente entro i primi 6 mesi di vita. Dipendono dalla postura del bambino e specialmente dalla posizione del capo e degli arti. Si tratta sempre di movimenti globali.

Schema flessorio (Flexor tonus)

Muscolatura in stato di tensione nella posizione di flessione.

Schema estensorio (Extensor tonus)

Muscoli in stato di tensione nella posizione di estensione dell'articolazione.

Scopo

Specificazione dell'uso delle funzioni ai bisogni (Pierro, 1999).

Obiettivo esplicito perseguito dal soggetto (Stella, 1999).

Sé

Immagine del sé: rappresentazione mentale degli aspetti più significativi della propria identità. Si costruisce attraverso l'elaborazione e la successiva integrazione di vissuti e fantasie legati al corpo (Maestro 1993).

Sensibilità

Processo di raccolta di informazioni tramite organi o apparati dedicati.

Rispetto ad una indagine diagnostica è indice di outome patologico. Più è alta meno falsi negativi abbiamo.

Setting terapeutico

Letteralmente scenario, ambientazione, messa in opera, arrangiamento (musicale).

Indipendentemente dal modello teorico adottato e dalla prassi seguita, si deve ammettere l'esistenza di precise condizioni generali quali prerequisiti perché possa essere riconosciuta all'azione del terapista il valore di terapia. Nella riabilitazione infantile fanno parte di questi prerequisiti il luogo del trattamento, il ruolo assunto dal terapista, quello affidato al bambino e quello conferito ai genitori, i giochi ed i giocattoli utilizzati (come ogni altro strumento introdotto nella attività terapeutica capace di influenzarla), la situazione costruita, il clima creato, l'azione proposta, la prestazione cercata, la modalità di interazione adottata (accoglienza, commiato, seduzione, distacco, complicità, rivalità, adozione, abbandono, ecc.), infine il ritmo e la durata delle sedute. L'insieme di queste condizioni costituisce il setting in riabilitazione, struttura attraverso la quale si realizza il processo terapeutico. A. Ferrari – Proposte riabilitative nelle paralisi cerebrali infantili – Ed. Del Cerro pag. 79.

Sinergia

Secondo Milani è la situazione in cui introducendo alcuni elementi si stimola una risposta globale (ad esempio con la flessione o l'estensione del capo nel neonato si produce estensione o flessione globale).

Sistema

Si intende come sistema un insieme strutturato di reazioni che regolano l'interazione tra i diversi elementi. Per Hall e Fagen è un insieme di oggetti e di relazioni fra gli oggetti ed i loro attributi (dove gli oggetti sono i componenti o le parti del sistema e gli attributi le proprietà degli oggetti).

Stazioni

Sono le categorie alle quali si possono riportare le singole posture individuali. Comprendono le stazioni in decubito (prono, supino, sul fianco), in ginocchio, seduta. eretta e loro derivate.

Stimolo

Dal greco stumolos = il tafano. È la minima quantità di energia in grado di modificare un recettore. Mentre solo alcune reazioni elementari e pattern motori molto patologici dipendono da stimoli, il comportamento motorio umano non si organizza in base a stimoli ma a segnali.

Strategia

Modo di condurre una determinata azione.

Predisposizione e coordinamento dei mezzi necessari per raggiungere un determinato obiettivo.

Stress

Il termine stress fu introdotto in medicina per definire la reazione biologica caratterizzata dal comune stato di attivazione dell'asse ipotalamo-corticosurrene. Tale reazione è indipendente dalla natura dello stimolo fisico.

Sviluppo

Secondo Gidoni la parola che in spagnolo significa srotolamento indica in riabilitazione qualche cosa di aggrovigliato che poi si svolge, ossia un nucleo di potenzialità che nel tempo si distende mutando.

Nella letteratura psicologica classica, lo sviluppo viene definito come un processo di adattamento che deriva dall'interazione tra la maturazione fisiologica del sistema nervoso centrale e l'apprendimento che si realizza nel contesto ambientale in cui il bambino è inserito.

Valutazione

Esplorazione sistematica ma circoscritta destinata a dare valore (valore = insieme di qualità positive) ad un dato fenomeno. Processo di parte, analitico, induttivo, mirato ad uno scopo, condotto secondo criteri predefiniti assunti arbitrariamente come postulato di idee (pregiudizio). La presenza dell'osservatore è dominante ed il contesto utilizzato deve essere specifico.

Elaborazione dei dati in aggregazioni di entità coerenti con una data interpretazione (Pierro).

Azione esplorativa diretta ad uno scopo (Pierro, 2000).

La valutazione è di per sé la proposta al/del bambino di compiti adattivi provocanti la capacità di produzione/invenzione di set di soluzioni adattive e del loro adattamento/ristrutturazione: essa è un momento di vincolamento all'autorganizzazione del sistema tramite la scomposizione e ricombinazione sequenziale dei sottosistemi componenti (Pierro, 2000).

Vita embrionale
Dal concepimento al 3° mese compiuto.

Vita fetale
Dal 4° mese alla nascita.

Vita germinale
Corrisponde al primo mese di vita concezionale.

Volontario
Atto motorio rappresentato mentalmente (Milani Comparetti).

BIBLIOGRAFIA GENERALE

Sezione I
Lo sviluppo motorio secondo le varie scuole di pensiero (capitoli 1, 2, 3, 4)

Aceto G, Zacchino M (1996) La medicina infantile nelle pratiche mediche e di culto dell'italia meridionale e Pugliese tra fine '700 e '800. Rivista di Storia della Medicina. Anno VI NS (XXVII) fasc. 1-2

Agamben G (1978) Infanzia e storia: distruzione dell'esperienza e origine della storia. Einaudi, Torino

Ago R (2000) Dall'antichità all'età moderna. Laterza, Roma

Anokin PK, Bernstein N, Sokolov EN (1973) Neurofisiologia e cibernetica (Mecacci L Eds). Ubaldini, Roma

Aspesi N (1987) Quei bambini sono finti. In: La Repubblica

Becchi E (1979) Il bambino sociale: privatizzazione e deprivatizzazione dell'infanzia. (a cura di) Feltrinelli, Milano

Becchi E, Julia D (1996) Storia dell'infanzia. (a cura di) Laterza, Roma

Berthoz A (1998) Il senso del movimento. Mc Graw-Hill, Milano

Beseghi E (1990) Lo specchio di Biancaneve: i bambini nei media alle soglie del duemila. (a cura di) EIT, Teramo

Boas G, Arnaud E (1973) Il culto della fanciullezza. La nuova Italia, Firenze

Bobath B, Bobath K (1977) Lo sviluppo motorio nei diversi tipi di paralisi cerebrale. Ghedini, Milano

Bollea G (1995) Le madri non sbagliano mai. Feltrinelli, Milano

Brazelton TB Nugent JK (1997) La scala di valutazione del comportamento del neonato. Ed. Italiana Rapisardi G (a cura di) Masson, Milano

Carpaneto G M (1998) Il comportamento animale. Idealibri, Rimini

Casu A Morelli B (1980) Mamma, me lo compri? come orientarsi tra i prodotti per bambini. Feltrinelli, Milano

Censi A (1996) La costruzione sociale dell'infanzia. F. Angeli, Milano

Cola S (1961) Girolamo Lettera a Furia. LIV, 12, in Le Lettere. (a cura di) Città Nova, Roma

Cinotti M (1952) Il fanciullo nell'arte. De Agostini, Novara

Cunningham H (1997) Storia dell'infanzia: 16°- 20° secolo. Il mulino, Bologna

Dargassies S S A (1979) Lo sviluppo neurologico del neonato a termine e del prematuro. Masson, Milano

Dessì F (1981) Introduzione all'etologia. Le Monnier, Firenze

Doman G (1975) Che cosa fare per il vostro bambino cerebroleso. Armando Editore, Roma

Eibl Eibesfeldt I (1995) I fondamenti dell'etologia. Gli Adelphi, Milano

Favaro G, Colombo T (1993) I bambini della nostalgia. A. Mondatori, Milano

Ferrari A (1996) I disturbi neuromotori nei primi tre anni di vita: criteri per una valutazione funzionale. In: Brunati E, Fazzi E, Ioghà D, Piazza F Lo sviluppo neuropsichico nei primi tre anni di vita. Strategie di osservazione ed intervento. Pag. 183-193 Armando, Roma

Gesell A (1950) I primi cinque anni della vita. Astrolabio, Roma

Illingworth RS (1986) Normalità e patologia dello sviluppo infantile. Masson, Milano

Lorenz K (1991) L'altra faccia dello specchio. Gli Adelphi, Milano

Lorenz K (1989) L'anello di Re Salomone. Gli Adelphi, Milano

Lorenz K (1988) Io sono qui tu dove sei. A. Mondatori, Milano

Levitt S (1977) Treatment of cerebral palsy and motor delay. Blackwell Scientific Publications

Lodi D, Micali Baratelli C (1997) Una cultura dell'infanzia: contributi per la società di domani. (a cura di) NIS. Comitato italiano Unicef, Roma

Niccoli O (1993) Infanzie: funzioni di un gruppo liminale dal mondo classico all'età moderna. (a cura di) Ponte alle Grazie, Firenze

Pennac D (1998) Signori bambini. Canguri/Feltrinelli, Milano

Mainardi D, Mainardi M (1970) Il comportamento animale - introduzione all'etologia. Zanichelli, Bologna

Mazza D (1995) I virgulti dell'Eden: l'immagine del bambino nella letteratura tedesca del romanticismo. La nuova Italia, Firenze

Milani Comparetti A (1982) Semeiotica neuroevolutiva. Prospettive in Pediatria, 48: 305-314

Milani Comparetti A, Gidoni EA (1976) Dalla parte del neonato, proposte per una competenza prognostica. Neuropsichiatria infantile 75: 5-18

Montagu A (1975) Il tatto. Garzanti, Milano

Morales RC (1976) Trattamento precoce delle lesioni neurologiche con stimolazioni riflesse e punti motori. Verduci, Roma

Morosini C (1978) Neurolesioni dell'età evolutiva. Piccin, Padova

Muller P (1968) Il bambino e la società. Il saggiatore, Milano

Postman N (1984) La scomparsa dell'infanzia (Ecologia delle età della vita). Armando, Roma

Prechtl H Beintema D (1977) L'esame neurologico del neonato a termine. Casa Editrice Ambrosiana, Milano

Regni R (1997) Il bambino padre dell'uomo: infanzia e società in Maria Montessori. Armando, Roma

Resta E (1998) L' infanzia ferita. Laterza, Roma

Richter D (1992) Il bambino estraneo: la nascita dell'immagine dell'infanzia nel mondo borghese. La nuova Italia, Scandicci

Sabbadini G, Bovini P, Pezzarossa B, Pierro MM (1978) Paralisi cerebrale e condizioni affini. Il Pensiero Scientifico, Roma

Sabbadini G, Pierro MM, Ferrari A (1982) La riabilitazione in età evolutiva. Bulzoni, Roma

Scaraffia G (1987) Infanzia. Sellerio, Palermo

Stonehouse B (1975) L'infanzia degli animali. A. Mondatori, Milano

Trisciuzzi L, Cambi F (1989) L'infanzia nella società moderna. Editori Riuniti, Roma

Vojta V (1980) I disturbi motori di origine cerebrale nella prima infanzia. Diagnosi e terapia precoci. Piccin, Padova

Wollacott MH, Shumway-Cook A (1995) Motor Learning and Recovery of Function in Motor control. William & Wilkins, Baltimore

Sezione II
Esigenza e funzione (capitoli 5, 6, 7)

Anochin PK (1949) Problems in higer nervous activity. URSS Academy of Sciences press, Moskow

Anochin PK (1974) Biology and neurophysiology of conditioned reflexes and their role in adaptive behavior. Pergamon Press

Canestrari R (1984) Psicologia generale e dello sviluppo. Clueb, Bologna

Cerulli E (1977) Tradizione e etnocidio. Utet, Torino

Clarke E, O'Malley C D (1968) The human brain and spinal cord. University of California press, Berkley and Los Angeles

Ferrari A, Cioni G (1993) Paralisi cerebrali infantili. Storia naturale e orientamenti riabilitativi. Del Cerro, Tirrenia (PI)

Ferrari A (1997) Proposte riabilitative nelle paralisi cerebrali infantili. Del Cerro, Tirrenia (PI)

Finger S (1978) Recovery from brain damage. Plenum Press, New York and London

Illich I (1981) Per una storia dei bisogni. Arnoldo Mondatori Editore, Cles (TN)

Lewin R (1996) Le origini dell'uomo moderno. Zanichelli, Bologna

Lewontin R (1991) La diversità umana. Zanichelli, Bologna

Luria AR (1948) Restoration of brain function after war injuries. Izd, Acad. Med; Nauk. SSSR, Moskow

Luria AR (1977) Come lavora il cervello, Bologna, Ed Il Mulino

Milani-Comparetti A, Gidoni A (1971) Significato della semeiotica reflessologica per la diagnosi neuroevolutiva. Neuropsichiatria Infantile.Fasc. 121

Milani-Comparetti A, Gidoni A (1976) Dalla parte del neonato: proposte per una competenza prognostica. Neuropsichiatria Infantile. Fasc. 175

Milani-Comparetti A, Gidoni A (1978) Diagnosi precoce delle anomalie dello sviluppo psicomotorio. Atti della riunione della sezione Toscana della Società Italiana di N.P.I.

Milani-Comparetti A (1984) Appunti dal seminario di semeiotica neuroevolutiva. Firenze

Milani-Comparetti A(1985) Terapia delle affezioni neuromotorie infantili. In: Bonavita V, Quattrone A Terapia medica delle malattie del sistema nervoso. (a cura di) Piccin Editore, Padova

Milner AD, Goodale MA (1993) The visual brain in action. Oxford-New York, Oxford University Press

Morabito C (1996) La cartografia del cervello, F. Angeli, Milano

Nigris E (2000) Ecologia della differenza. (a cura di) Junior, Tavernerio (Co)

Pinelli CA, Quilici F (1974) L'alba dell'uomo. De Donato, Bari

Salza A (1997) Atlante delle popolazioni. Utet, Torino

Regione Emilia Romagna. Assessorato alle Politiche Sociali. (2000) CD Rom. A partire dai figli. HR S.n.C. Brugnoli E e C, Bologna

Rosner BS (1970) Brain Functions. Annual Review of Psychology. 21: 555-594

Sezione III
Sviluppo delle esigenze nel bambino che cresce (capitoli 8, 9, 10, 11, 12, 13, 14)

Als H, Lawhon G, Duffy FH, McAnulty GB, Gibes Grossman R, Blickman IG (1994) Individualized developmental care for very low birth weigth preterm. Jama 272:853-8

Als H et al (1999) La teoria sinattiva dell'organizzazione comportamentale neonatale: un modello di valutazione dello sviluppo neurocomportamentale del neonato pretermine e per l'assistenza al bambino e ai genitori in terapia intensiva neonatale. Ed. Italiana Davidson A, Rapisardi G (a cura di) Sala

Amadei A, Bertolini, Neri (1981) Elementi di continuità e discontinuità tra motricità fetale e neonatale. Congresso di Ultrasonografia fetale, Chiet

Bear MF, Connors BW, Paradiso MA (1996) Neuroscienze: esplorando il cervello. Tr. it. (1999) Masson, Milano

Bevolo P, Fagandini P et al (2000) Viaggi di andata e ritorno zero-tre anni. Quattroventi, Urbino

Bianchi PE, Fazzi E (1999) Attualità in neuroftalmologia dell'età evolutiva. (a cura di) F. Angeli, Milano

Bick E (1984)L'osservazione diretta del bambino. Boringhieri, Torino

Bovini P, Sabbadini G (1982) Movimenti oculari percezione visiva apprendimento. Bulzoni, Roma

Bonnier P (1905) L'aschématie, revue Neurologique. 13:605-609

Camaioni L (1997) La prima infanzia. Il Mulino, Bologna

Caplan F (1991) I primi dodici mesi di vita. Sperling Paperback, Cuneo

Cioni G (1991) Il bambino impara a muoversi. Pacini, Pisa

Cioni G, Ferrari A (1997) Le forme discinetiche nelle paralisi cerebrali infantili. Del Cerro, Tirrenia (PI)

Davidson A (1997) L'accudimento abilitativi del microneonato. Atti del Convegno. Ai confini della sopravvivenza. Varese

De Ajuriaguerra J, Marcelli D (1992) Psicopatologia del bambino. Masson, Milano

Dolto F (1992) Le parole dei bambini e l'adulto sordo. Mondadori, Milano

Federn P (1953) Ego Psychology and the Psychoses. Basic Books, New York

Fedrizzi E (2000) La valutazione delle funzioni adattive nel bambino con paralisi cerebrale infantile. (a cura di) F. Angeli, Milano

Ferrari A, Cioni G (1993) Paralisi cerebrali infantili: storia naturale e orientamenti riabilitativi. Del Cerro, Tirrenia (PI)

Ferrari A (1997) Proposte riabilitative nelle paralisi cerebrali infantili. Del Cerro, Tirrenia (PI)

Ferrari A, Cioni G (1998) Le atassie non progressive del bambino. Quadri clinici e orientamenti riabilitativi. Del Cerro, Tirrenia (PI)

Ferrari A (1999) Il contesto in riabilitazione: Gioco, giocattoli e dintorni. Idee esperienze, prodotti. (a cura di) Officine Rizzoli, Bologna

Fleischer B (1994) Individualized developmental care for very low birth weigth premature improves medical outcome in the neonatal intensive care unit. Pediatr. Res. 35:20

Gregory RL(1991) Occhio e cervello. R. Cortina, Milano

Harris M (1986) Capire i bambini. Armando, Roma

Head H (1920) Studies in Neurology. Vol II. Oxford Med. Publ., London

Illingworth R S (1993) Il bambino normale. Ed. Italiana Principi N (a cura di) Masson, Milano

Imbasciati A (1983) Sviluppo psicosessuale e sviluppo cognitivo. Il pensiero scientifico, Roma

Javurek J (1981) Prevenzione, diagnosi precoce riabilitazione dei disturbi neuromotori e relazionali dell'infanzia. Atti del convegno. Reggo Emilia

Latmiral S, Lombardo C (2001) Pensieri Prematuri Borla, Roma

Maier H W (1983) L'età infantile. F. Angeli, Milano

Mancuso S, Arduini D (1987) Maturazione comportamentale del feto e suoi riflessi clinico semeiologici. Prospettive in pediatria

Milani Comparetti A, Gidoni A (1976) Dalla parte del neonato: proposte per una competenza prognostica. In: Neurops. Inf. Gennaio

Milani Comparetti A, Gidoni A (1979) Interpretazione funzionale dei movimenti fetali. Congresso SINPI Toscana, Firenze

Milani Comparetti A (1982) Implicazioni neurofisiologiche e cliniche degli studi sui movimenti fetali. Atti del Seminario. La nascita: relazione madre, padre bambino. Parma

Milani Comparetti A (1982) Protagonismo e identità dell'essere umano nel processo ontogenetico. Giornate italo-americane di ultrasonografia. Assisi

Milani Comparetti A (1982) The neurophisiologic and clinical implications of stude on fetal motor behavior. Atti del Seminario. La nascita: relazione madre, padre bambino. Parma

Milani Comparetti A (1984) Appunti dal seminario di semeiotica neuroevolutiva. Firenze

Miller L, Steiner D, Reid S, Trowell I, Holditch L (2001) Comprendere il vostro bambino dalla nascita ai sei anni. Red, Milano

Montagu A (1981) Il linguaggio della pelle. Vallardi, Milano

Monti F et al (2000) Viaggi di andata e ritorno zero – tre anni. Quattroventi, Urbino

Moser T (1991) Grammatica dei sentimenti. R. Cortina, Milano

Muzzini S, Montanari L, Ovi A, Bassi B (1998) I sistemi di postura nella paralisi cerebrale infantile. In Seating clinic: linee guida per la valutazione della postura seduta nelle disabilità motorie a cura di Caracciolo A, Ferrario M. Fondazione Pro Juventute Don Carlo Gnocchi IRCCS Siva, Milano

Negri R (1994) Il neonato in terapia intensiva. R. Cortina, Milano

Perfetti C, Puccini P (1992) L'intervento riabilitativo nel bambino affetto da Paralisi Cerebrale Infantile. sbm, Rastiniano (Bo)

Pignotti MS (2000) Nato piccino picciò. Le Lettere, Firenze

Pontiggia G (2000) Nati due volte. A. Mondadori, Milano

Rapisardi G, Davidson A, Donzelli, Scarano, Vecchi (1993) L'assistenza personalizzata allo sviluppo del neonato pretermine in un reparto di terapia intensiva neonatale. Riv. Ped. Prev. Soc. 43

Sabbadini G (1980) Dialogo con il neonato al terzo mese di vita. Bulzoni, Roma

Sabbadini G, Bonini P, Pezzarossa B, Pierro M (1978) Paralisi Cerebrale e condizioni affini. Il Pensiero Scientifico, Roma

Sabbadini G, Bonini P (1986) La riabilitazione dei disturbi visivi ed oculomotori in età evolutiva. Marrapese, Roma

Sabbadini G, Bianchi PE, Fazzi E, Sabbadini M (2000) Manuale di neuroftalmologia dell'età evolutiva. F. Angeli, Milano

Schilder P (1984) Immagine di sé e Schema Corporeo. F. Angeli, Milano

Stern DN (1987) Il mondo interpersonale del bambino. Bollati Boringhieri, Torino

Stern D (1996) Diario di un bambino. A. Mondadori, Milano

Stern DN (1998) Le interazioni madre-bambino. R. Cortina Editore, Milano

Sturiale A (1996) Il libro di Alice. Polistampa, Firenze

Tajani E, Jannniruberto A (1982) I movimenti fetali e lo sviluppo del feto. Atti del Seminario. La nascita: relazione madre, padre, bambino. Parma

Tajani E, Jannniruberto A (1982) Fattori rischio e la motricità fetale. Atti del Seminario. La nascita: relazione madre, padre bambino. Parma

Tajani E (1981) Ultrasonographic study of fetal movement. Seminars in peninat

Tajani E, Jannniruberto A, Iaccarino M (1979) L'esame neuromuscolare del feto umano mediante ultrasonografia a tempo reale. Atti IV Congresso Nazionale SISUM. Modena

Tavistock Centro (2000) Comprendere il vostro bambino. Red, Milano

Winnicott DW (1987) I bambini e le loro madri. R. Cortina Editore, Milano

Winnicott DW (1993) Colloqui con i genitori. R. Cortina Editore, Milano

Sezione IV

Luogo, gioco e ausili: elementi importanti nello sviluppo del bambino (capitoli 15, 16, 17)

Aly M (1999) Mein Kind im ersten Lebensjahr. Frühgeboren, entwiklungsverzögert, behindert oder einfach anders? Springer Verlag, Heidelberg

Aly M (2002) Mon bébè. Que faire lorsque son dèveloppement pose problème durant la première année. Springer, France

Armstrong T (1999) A modo loro. La Meridiana Partenze, Molfetta

Bunuel L (film) Il fantasma della libertà

Calvino I (1972) Le città invisibili. Einaudi, Torino

Cavalletti S (1979) Il potenziale religioso del bambino dai tre ai sei anni. Città Nuova, Roma

Domus Academy Research Center (1998) Bambini, spazi, relazioni. Metaprogetto di ambiente per l'infanzia. Reggio Children, Reggio Emilia

Dossetti G (1994) Il Concilio Ecumenico Vaticano II. S.Lorenzo, Reggio Emilia

Gardner H (1987) Formae mentis, saggio sulla pluralità delle intelligenze. Feltrinelli, Milano

Illich I (1973) Descolarizzare la società. Mondadori, Milano

Lurcat L (1980) Il bambino e lo spazio. Il ruolo del corpo: La Nuova Italia, Firenze

Malaguzzi L (1996) I cento linguaggi dei bambini. Reggio Children, Reggio Emilia

Malaguzzi L (1975) Il ruolo dell'ambiente nel processo educativo. In: Arredo Scuola 75. Per la scuola che cambia, L. Massoni Editore, Como

Milani L (1957) Esperienze Pastorali. LEF, Firenze

Montessori M(1992) Segreto dell'infanzia. Garzanti, Milano

Novara D (1999) Ricominciare da un libro. Percorsi bibliografici per l'educazione alla pace. La meridiana Partenze, Molfetta

Piaget J Inhelder B (1971) Psicologia del bambino. Einaudi, Torino

Picouly D (1998) Il campo di nessuno. Universale Economica Feltrinelli, Milano

Pikler E (1999) Datemi tempo. Red, Milano

Pikler E (1998) Zufriedene Babys zufriedene Mütter. Herder Taschenbuch, Freiburg

Pikler E (1997) Laß mir Zeit. Die selbständige Bewegungsentwiklung bis zum ferien Gehen. Richard Pflaum Verlag

Tonucci F (1996) La città dei bambini. Laterza, Roma

Trinci M (1993) Il bambino che gioca. (a cura di) Bollati Boringhieri, Torino

Varin D (1985) Ecologia psicologica e organizzazione dell'ambiente nelle scuole materne. F. Angeli, Milano

Wickes FG (1990) Mondo psichico dell'infanzia. Astrolabio, Roma

Wright R (1974) Ragazzo negro. Einaudi, Torino.

INDICE ANALITICO